意識をめぐる冒険

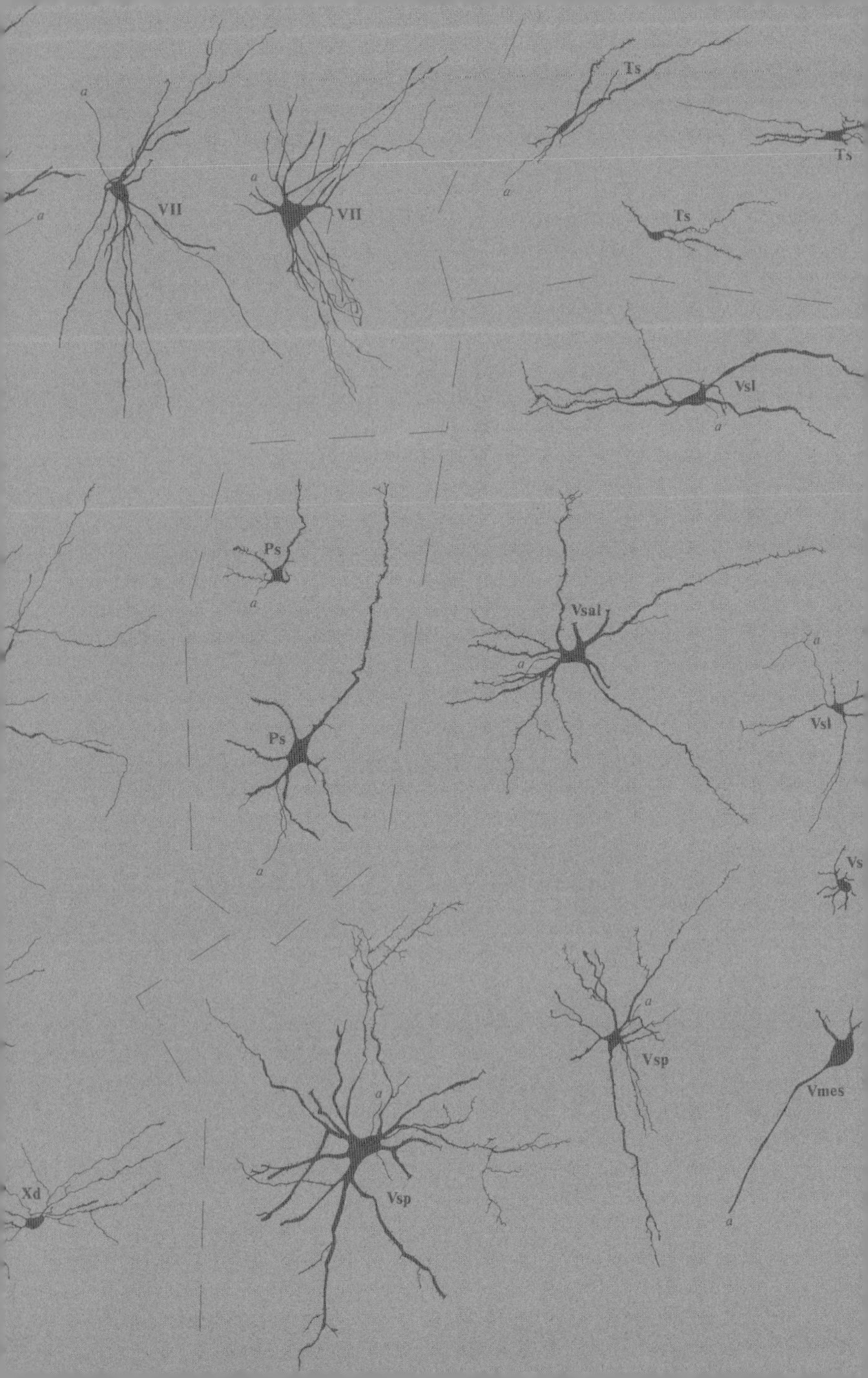
a
VII
a
a
VII
Ts
Ts
a
Ts
Vsl
a
Ps
a
Vsal
a
a
Vsl
Ps
a
Vs
a
Vsp
a
Vmes
Xd
Vsp
a

CONSCIOUSNESS
Confessions of a
Romantic Reductionist

意識をめぐる冒険

クリストフ・コッホ
土谷尚嗣
小畑史哉 ㊮

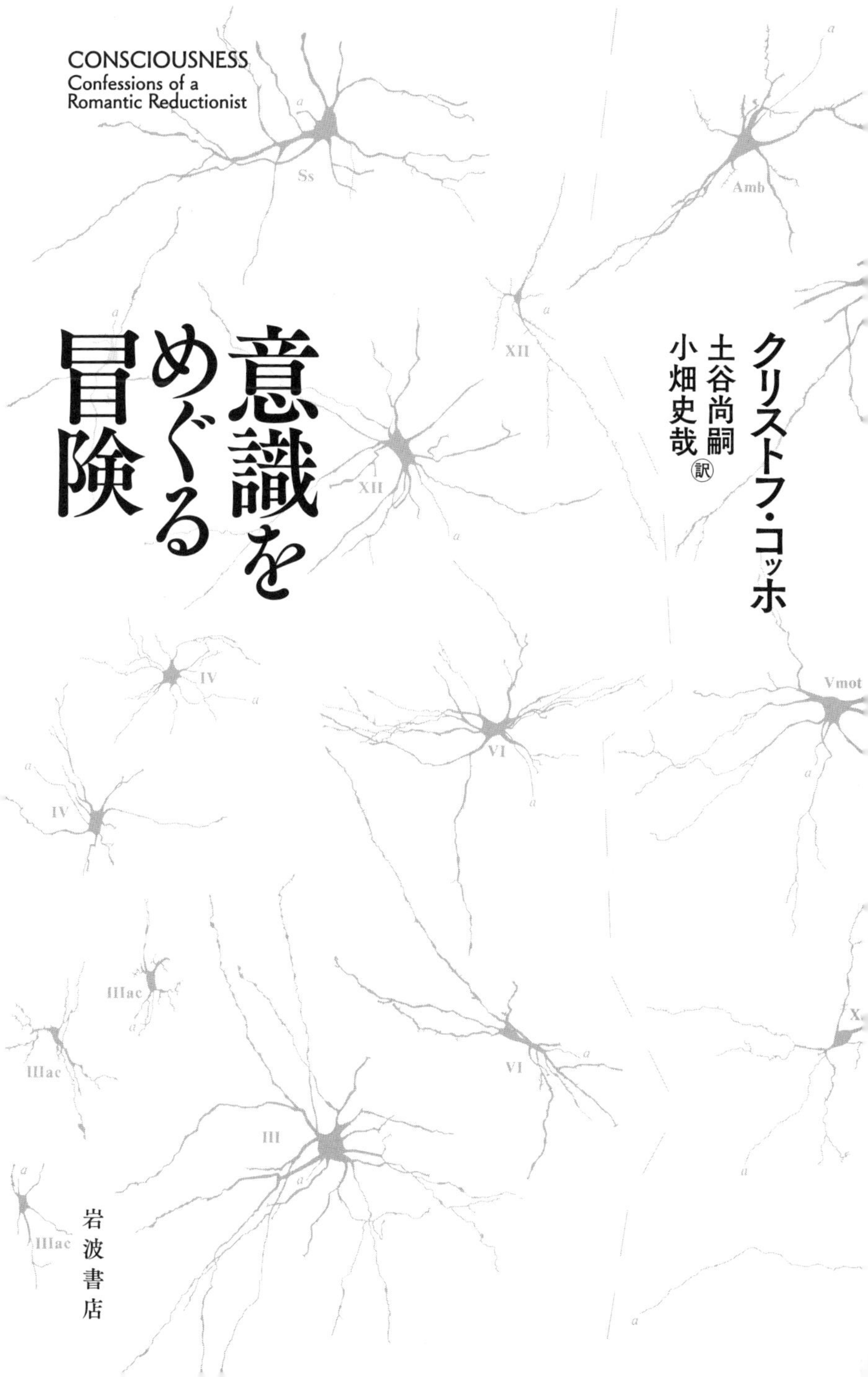

岩波書店

CONSCIOUSNESS
Confessions of a Romantic Reductionist

by Christof Koch

First published 2012 by The MIT Press, Cambridge, MA
This Japanese edition published 2014
by Iwanami Shoten, Publishers, Tokyo
by arrangement with The MIT Press, Cambridge, MA
through The English Agency (Japan) Ltd., Tokyo

序

今あなたが読もうとしているこの本には、意識の脳科学研究における最先端の成果と、今後の意識研究の方向性がコンパクトに書かれている。数時間もかけて読めば、「主観的な感覚や意識がどこから生じてくるのか？」という、私たち人間の存在をめぐる最も重要な問いに対して、我々科学者がどのようなアプローチで研究をしているのかがわかるだろう。この問いに対する答えが、「脳から」であることは明らかであるが、その答えではもの足りない。私たちが、色の違い、痛みや喜び、過去や未来の出来事、自分自身や他者のことを感じ、考え、意識できるようにしているのは、頭のなかにある脳の何なのだろうか？　私たちが感じるような意識は、あらゆる脳が同じように生み出しているのだろうか？　昏睡状態にある人の脳はどうなのか？　生まれる前の胎児の脳、イヌの脳、マウスの脳、ハエの脳はどうなのか？　コンピューターの「脳」というものがありうるなら、それはどういうものであり、そこに意識は宿りうるのだろうか？　本書のなかで私はこうした疑問の説明を試みた。さらには、自由意志や意識の理論、そして意識研究の鬼門とも言える「意識現象を理解するうえで量子力学はどの程度重要なのか？」といった問題についても考えた。

ただし、この本は一般的な科学書とは言えない。告白の書でもあり、自叙伝でもある。私は、冷静な物理学者であり生物学者であるだけでなく、人間の存在意義や人生の意味などの哲学的な問いについて何年間も考え続けることを好む一人の人間でもある。この数年間に私は、自分の性格、育った環境、そして信仰などが、どれだけ私の人生に、私が知らないうちに強く影響を及ぼしているかということに気がついた。以下に紹介する言葉は、あるインタビューでの村上春樹の発言だが、非常に印象的であり、私自身が現実に経験したことにとても近い。「私たちのなかには、空っぽの部屋がいくつかある。そのほとんどは一度も足を踏み入れたことのない部屋だ。忘れられた部屋とも言える。ときに私たちは、部屋へと通じる廊下を見つけることがある。部屋のなかに入ると、奇妙なものが目に入る。古い蓄音機が置いてあったり、壁には絵が掛かっていたり、本が並んでいたりする。どれも自分のものだが、目にするのは初めてだ」。私のなかにも、忘れられていた部屋がいくつかある。意識がどのようにして脳から生じてくるのかを明らかにしたいという私の意識をめぐる探求に、そのいくつかが関係していることが、本書を読むとわかってもらえるかもしれない。

二〇一一年五月　カリフォルニア州パサデナにて

謝　辞

一冊の本が書かれ、編まれ、世に出るためには、多くの人々の献身的な協力が必要だ。書籍というものは、人間の良心の証しでもある。遠い目標に向かって努力することは喜びであり、ひと仕事をきちんと終えたと感じることが最大の報酬となる。

ブレア・ポッターは、初稿を読み込んで編み直してくれた。私の書いた草稿のなかにあった三本の鎖を見つけて再び寄りあわせ、磨きをかけてくれた。本書がまとまっていて読みやすいという印象を読者に与えるとすれば、それは彼女のおかげにほかならない。ジョン・マーゼックとキャスリン・アルメイダは、すべての行を詳細に、このうえない注意深さで校正してくれた。サラ・ボール、エイミー・チャンユー・チョウ、ケリー・オバーリーからは、いくつもの編集上の助言をもらった。

アメリカのナッシュビルにあるバンダービルト大学の精神医学および宗教学の教授であるボルネイ・ゲイは、二〇〇七年の春に、『哲学、宗教、科学における意識の問題』と題する全三回の「テンプルトン研究講義」の機会を私に与えてくれた。本書の出発点は、まさにその講義にあった。連続公開講義の実施に寛大な財政的支援をしてくれたジョン・テンプルトン財団に感謝したい。

加えて、多くの学生、友人、同僚たちにも感謝する。ラルフ・エイドルフス、ネッド・ブロック、ブルース・ブリッジマン、ミケル・ロナルド・カーター、モラン・サーフ、デービッド・チャルマース、マイケル・ホーリリッツ、コンスタンツェ・ヒップ、ファトゥマ・イマモグル、マイケル・コッホ、ガブリエル・クレイマン、ウリ・マオズ、レオナルド・ムロディナウ、ジョエル・パドヴィッツ、アニル・セス、アダム・シャイ、ジュリオ・トノーニ、ギデオン・ヤフェは、本書の草稿の一部を読んで、あやふやな部分や矛盾点を見つけてくれた。ヘザー・ベルリンは、本書のタイトルについて示唆を与えてくれた。特に、ブルース・ブリッジマン、ミケル・ロナルド・カーター、ジュリオ・トノーニは、草稿の全体を詳細に読み込んで校正するための時間を割いてくれた。彼らの努力、そして直截的でときに穏やかな批評のことばのおかげで、本書は格段に滑らかになり、読みにくさを極限まで減らすことができた。

また、執筆のための静かな環境を提供してくれた多くの研究機関にも感謝したい。特に、四半世紀にわたる私の「知の家」であるカリフォルニア工科大学(通称カルテク)には心から感謝する。人生の途上で厳しい時期であったこの数年間、カルテクとそこに集う人々は、ゆるぎない重しの石となってくれた。諸事にわたる惜しみない協力に感謝したい。ソウルにある高麗大学は、極東の地における隠れ家となり、本書で取りあげたあらゆることについて私が執筆し、思考し、内省するための空間を提供してくれた。シアトルにあるアレン脳科学研究所は、本書を仕上げるための時間を与えてくれた。

私の研究室における活動は、全米科学財団、米国立衛生研究所、海軍研究所、国防高等研究計画局、G・ハロルド&ライラ・Y・マザーズ財団、シュワルツ財団、ポール・G・アレン・ファミリー財団、韓国研究財団ワールドクラス・ユニヴァーシティ・プロジェクトからの支援を受けている。関係者の皆さんに心から感謝したい。

訳者まえがき

本書『意識をめぐる冒険』は私の大学院時代の師匠であったクリストフ・コッホ氏が書いた意識についての著書第二弾“Consciousness: confessions of a romantic reductionist”の翻訳本である。第一弾“Quest for consciousness”は岩波書店から二〇〇六年に『意識の探求』として出版された。『意識の探求』は高校・大学生向けの教科書になるように書かれていたが、『意識をめぐる冒険』は一般読者にも軽快に読めるように書かれている。

この八年の間に、私とクリストフとは共著の研究論文を数報書いてきたし、今でもコミュニケーションは続いている。我々の関係はクリストフとフランシス・クリック、またはクリストフとトミー・ポッジョの関係のように良好である(研究者の私としての目標は彼らのような重要な仕事をこれからしていくことだ!)。私としては、二冊両方の翻訳に関われたことを非常に嬉しく思っている。私事ではあるが、ここ数年間、カリフォルニアから日本、そしてオーストラリアへと研究の場所を移したこともあり、翻訳作業が遅れてしまったことを、この場を借りて関係者には謝りたい。

前書の翻訳時に最も気をつけたのは、英語の文章をそのまま訳すのではなく、背後にあるクリストフが伝えたかった意味・意図を日本人読者に最もわかりやすい形で伝えるということだった。前書のこの方針は、読者の方から非常に好評だったこともあり、今回の翻訳でも同じ精神で「超訳」をするよう気をつけた。そのため、原書と比べていただくとわかるが、趣旨を損なわない形で表現の大幅な書き換え、説明のつけ加え、多少の割愛などがあることをご了承いただきたい。共訳者の小畑さんには、一般読者としての目線から、わかりにくい箇所にズバズバと鋭いツッコミを入れていただいた。小畑さんが納得するまで私が改訂を加えることで、我々の超訳は完成した。原書から離れた記述があれば、その責任はすべて私にある。各章で引用されている引用文については、日本語にすでに訳されている文章も多々あり参考にさせていただいた。とくに出典を明記していないものは、訳者らの手に依る。

本書『意識をめぐる冒険』は、意識についての神経科学にとどまらず、宇宙論、量子力学、西洋哲学、西洋史、宗教、オペラ、ロッククライミング、などなど多彩なトピックが散りばめられた非常にユニークな書だ。クリストフの幅広い知識には驚かされる。私の専門は、意識の神経基盤研究なので、これらの分野外の部分の翻訳には相当骨が折れたが、関連の参考書やインターネットなどと格闘したおかげで私の知識の裾野は大分広がった。もちろん、訳文の作成には慎重にも慎重を重ねた。

クリストフの伝記的な部分は暗い調子で書かれている部分も多いが、心配はご無用。彼は、現在、新しいパートナー(犬と人間両方)とシアトルでずいぶん幸せに暮らしているようだ。

ある大学生は、『意識の探求』を読んで「人生で最も衝撃を受けた」らしい。その後、彼女は大学院で意識の研究をおこなう道を選択した。『意識をめぐる冒険』も同じように、将来の若手意識研究者を目覚めさせるきっかけとなって欲しい、というのが今の私にとっての一番の願いだ。

最後に編集部の吉田宇一さんをはじめとした岩波書店の皆さんと、普段の生活を支えてくれている家族にこの場を借りてお礼を申し上げたい。

土谷尚嗣

「意識」という現象。この本を読もうという人なら誰もがその存在を知っている。でも、よく考えてみるとわからないことだらけ。たとえば、そもそも「意識とは何か?」という定義さえはっきりしていないと著者も言う。そんな、少し前ならキワモノ扱いされていた意識研究の状況を、一般の人々に向けて、長年意識を研究してきた著者が語る報告が、この『意識をめぐる冒険』だ。

取りあげられる主なキーワードをひろってみよう。意識の「ハード・プロブレム」(1章)、クオリア(3章)、意識の神経相関(NCC)(4章)、無意識(6章)、自由意志(7章)、意識の理論(8章)と実にさまざまだ。

脳科学を専攻する学生向けの教科書などでは、意識に関する記述はだいたい本の最終章が定位置であり、割り当てられるページ数も少なく、しかも他の章の書かれ方とは明らかにトーンがちがうのが普通だったりする。この分野が、わからないことだらけの証拠だ。意識の研究はまさに手さぐり状態の、脳科学研究のフロンティアなのだ。

さて、本書をどう読んでいくのがよいだろうか。もちろん最初のページから読むのも王道。でも、そもそも多岐に関係する研究分野なのだから、関心のあるところからつまみ読みするフリースタイルで読むのもいいかもしれない。

意識研究の基本から押さえたい向きには、地ならし的な第3章から読むのもおすすめ。自由意志の問題に興味があれば、第7章から読むのもいいかも。そして、著者の最も力の入った章が第8章だ。ここでは、意識の理論——統合情報理論——が紹介される。日本語で一般向けに説明されるのは初めてではないだろうか。定義さえおぼつかない主観的現象としての意識をどうやって理論化するのか？　かなりスリリング。そして、提案されるモデルから見える新たなセカイに、「そんなバカな」とツッコミを入れつつ、あれこれ考えながら読むのはどうだろうか。

本書はあくまで、一般向けの書物だ。意識が科学の対象になるなんて今まで考えたこともなかったという多くの読み手のための本だ。さらに加えるならば、本書は、これまでの科学書からも「冒険」している。ふつう科学書といえば、無味乾燥な事実をテキパキと無機質に伝えていくような文体で書かれている。この本では、おりおりに著者の研究者としての、いや一人の人間としての世界観・人生観が語られる。

いやもう、フロンティアなんだから、その報告も、自由に読み散らせばいいのだ。

もちろん、科学の世界は日進月歩。今日の理論・仮説が、明日にはひっくり返されるかもしれない(それもまた痛快だ)。でも、現時点でのサイエンスの〈スナップショット〉を、ライブ感を感じつつ眺めるのは得がたい経験だと（素人である）訳者も思う。意識研究の「とりあえずいまわかっているすべて」に触れてみるのはどうだろうか。自分たちがもつ意識が、果たしてどんなふうに科学の俎上に載るのか考えてみようではないか。

そして、本書を手にして、読もうかどうか迷っている、考えることの好きな中学生・高校生のみなさん、少し背伸びして読んでみませんか？　教科書に載るはるか前の科学の現場を少しのぞいてみませんか？　「わからない」ことだらけのサイエンスの世界って、その最先端って、実はとてもおもしろいのです。

小 畑 史 哉

意識をめぐる冒険

目次

序　v

訳者まえがき　xi

第1章　マインド・ボディ・プロブレム（意識と脳の問題）。どうしてこの大問題が論理と実験の積み重ねによって解決されるべきなのか。フランシス・クリックとの出会いと、彼の意識問題に対する考え方。個人的な告白と人生の悲しみ。　1

第2章　宗教と合理的科学をめぐる個人的な葛藤の源について。科学者を夢見る少年時代。ビーカー教授のピンバッジ。二人目のメンターとの出会い。　21

目　次

第3章
意識と脳の問題はなぜ現代科学の世界観に問題を突きつけるのか？　どのような手法を使えば、意識というとらえどころのなさそうなものを実証的に手堅く科学で研究できるか？　自意識は意識と脳の謎を解くためにはそれほど重要ではない。自意識をもたないような動物も意識をもつ。 43

第4章
手品師と科学者は似たものどうし。目で見ているものが意識にのぼるとはかぎらない。意識にのぼらない情報が脳内に残す足跡。注意と意識は異なる情報処理プロセス。 81

第5章
神経内科医と神経外科医から学べる四つのこと。1．脳には有名人に反応するニューロンがある。2．大脳皮質を二つに割っても意識が半分に減るわけではない。3．皮質のある部分が損なわれると世界から色が消える。4．脳幹や視床組織がわずかに損なわれるだけで意識が永久に失われる。 115

第6章
若いころの自分にはバカバカしく思えた無意識についての二つの事実。1．ほとんどが意識にのぼらない脳内プロセス。2．自分の行動のほとんどをコントロールしているのは、自分の意志ではなくゾンビ・システム。 147

第7章 自由意志、ニーベルングの指輪、そして決定論について物理学が言えること。自分が思っているほどには、私たちは自由な意志決定ができない。脳内の意志決定に関わる処理と、それが意識にのぼるまでの時間の遅れ。自由意志も一種の主観的な感覚である。 185

第8章 いくつかの条件を満たすネットワークの基本特性としての意識。意識にまつわる多くの謎を説明する統合情報理論。統合情報理論に基づく、意識をもつ機械の設計図。 229

第9章 意識メーターの開発。ゲノム技術を利用してマウスの意識を追え。私の「脳」観測所。 283

第10章 科学者が立ち入るべきでないとみなされている領域にあえて踏み込む。科学と宗教の関係。神の存在。神が世界に介入する? フランシス・クリックの死。個人的な試練。 307

註

参考図書

［表紙・本扉図版］萬年甫『猫脳ゴルジ染色図譜』(岩波書店、一九八八年)より

第1章

マインド・ボディ・プロブレム（意識と脳の問題）。どうしてこの大問題が論理と実験の積み重ねによって解決されるべきなのか。フランシス・クリックとの出会いと、彼の意識問題に対する考え方。個人的な告白と人生の悲しみ。

実際どうなってんのかなんてわからねぇ。俺には俺の気持ちしかわかんねぇ。

——エミネム「ラヴ・ザ・ウェイ・ユー・ライ」（二〇一〇年）

私の研究者としてのテーマは、ひょんなことから大きく方向が変わった。その日、痛み止めを飲んでも歯の痛みがなかなか治まらなかった。ベッドに横になっても、下の奥歯がズキズキ疼いて眠れない。

なんとかしてこの痛みから気をそらそうと、そもそもなぜ歯が痛むのかについてじっくり考えてみた。歯髄が炎症を起こして、その部分から神経電気活動が三叉神経を通して脳幹に送られるというのは知っていた。そこからいろいろな脳部位を経て、頭蓋骨のなかに収まる大脳皮質に電気活動が伝わる。そこで、ある特定の脳部位にある神経細胞(ニューロン)の集団が電気的な活動を引き起こす。この一連の脳内の電気活動こそが、あの嫌な、ズキズキする痛みの感覚を生み出す。

だが、今の説明で納得がいくだろうか？ もう少し深く考えてみよう。脳内の電気活動が、そもそも、なぜ感覚意識を生み出すことにつながるのだろう？ この説明は、説明として成り立っているだろうか？ そもそも脳なんて、他の臓器と同じように体内の器官のひとつに過ぎないではないか。単なる有機物の塊が、どのようにして感覚を生み出すというのか？ 別の言葉で言い直すなら、「単なる物質が、いかにして物質ではないもの、すなわち主観的な感覚を生み出すのか？」ということだ。大西洋に面した砂浜でぼんやり過ごす夏の日に私が感じた歯の痛みであれ、娘や息子の顔を見たときに感じる嬉しさであれ、スパークリングワイン「ヴーヴレイ」を口に含んだときに感じる味であれ、いずれも神経活動が生み出した意識感覚であることに変わりはない。果たして、どのようなニューロンの活動が、これらの主観的経験を生み出しているのだろうか？

意識と脳の関係性は、「マインド・ボディ・プロブレム」と呼ばれる非常にやっかいな問題だ。今のところ、我々科学者には、物理化学的な神経系のはたらきと、主観的な私たちの意識感覚とのあいだをうまくつなぐような科学的な理論はない。意識の精神世界と、脳の物質世界とのあいだには、越えることのできそうにない巨大な谷がある。谷のこちら側の世界には、物理の法則に従う、この宇宙で知られるかぎり最も複雑な器官である脳が存在する。そして谷のあちら側には、我々の経験、つまり、日々の生活で我々が見たり聞いたりするといった感覚や、恐怖や不安、欲望や愛、退屈さといった感情、つまり主観的な意識の世界がある。

ただし、あいだに谷をはさんでいるとはいえ、二つの世界が密接に関係しているのは明らかだ。脳卒中などで脳が傷つくと、意識の内容に劇的な変化が現れることからも、脳が意識を生み出していることがわかる。作家オスカー・ワイルドは、「脳のなかでこそ、ケシの花は赤く、林檎は香ばしく、ひばりは歌う」と、これを詩的に表現している。とはいえ、物質的な脳から非物質的な感覚への変換は、一体どのようにしてなされるのだろうか？　いかにして脳は意識経験を生み出すのか？　脳の形、大きさ、活動、複雑さが重要なのだろうか？

意識の謎は、物理法則で説明ができないし、化学の元素の周期表上にも載っていないし、生物の根本であるＤＮＡを解読しようとも解ける類の謎ではない。でも、この本を書いている私にも、それを読んでいるあなたにも意識がある。私たちが生きているのは、まさに意識の世界なのだ。脳のなかで複雑に絡み合ったニューロン群が何らかの活動パターンを示したときに、ある知覚が意識にのぼってくる。脳から意識が生じる過程は、まるで魔法のランプからアラジンが出てくるのと同じくらい不思議だ。私たちには、途中の経過がどうなっているのかまったくわからない。

私はいわゆる技術系のオタクだ。幼いころは、論理演算をこなせるコンピューターを自作したり、ベッドに寝転がりながら、トンネルを掘る機械を頭のなかで設計したりすることもあった。そのような少年時代を過ごした私だから、大人になって歯が痛くなったときに、コンピューターが痛みを感じる可能性があるかどうかを考えるようになったのは、自然の成りゆきだったと言える。ノートパソコンに温度計を取り付け、部屋の温度が上がり過ぎるとディスプレイに大きな赤い文字で「苦しい！」と表示されるようにプログラムしたとする。しかし、私のマッキントッシュのノートパソコンが「苦しい!」と表示したからといって、マック自身は苦しさを感じているだろうか? 私はアップル社の製品の大ファンなので、この会社の製品ならいろいろなクールな機能があってほしいとは思うけれども、いくらマックとはいえ、意識があるとは思えない。

でも、マックやそれ以外のコンピューターには意識知覚が生じない、と言い切れるだろうか? パソコンと脳は、別の原理で動いているからだろうか? 脳のなかでは、ナトリウムやカリウムやカルシウムや塩化物などの正や負に帯電したイオンが神経細胞を出たり入ったりしているのに対し、パソコンのなかでは、数多くのトランジスターの間を電子が移動してミクロのスイッチをオン・オフしている。これが意識を生み出すかどうかの決定的な違いなのだろうか? 私はそうは思わない。究極的には、脳のさまざまな部位で働くニューロンが、お互いにどのような影響を与えあうかが意識には重要なのだ、と私は考えている。そして、ニューロンがお互いに与えあっている影響は、少なくとも原理的にはコンピューターで再現できるはずだ。ならば、意識を生み出すかどうかの決定的な違いは、人間は有機体で、コンピューターは人工物であるというところにあるのだろうか? 人間が骨や筋肉や神経からできているのに対し、コンピューターはチタンや銅線やシリコンからつくられているから、意識は前者にだけ宿るのだろうか? この差も本質的とは言いがたい。あるいは、人間は偶然と必然によって進化してきたのに対し、機械は人間による明確な設計のもとで作られた、という差が重要なのだろうか? 確かに、動物の進化の歴史はデジタル機器の歴史とはまったく異なるし、採用されている設計原理がそもそも異なる。しかし、設計のされ方が違うというだけで、人間には意識があり、コンピューターには意識がないということになるのだろうか? 人間であれ機械であれ、あるシステムが意識をもつかどうかの違いを生み出すのは、今現在におけるそのシステムの物理的な状態こそが重要であって、どのようにそのシステムが進化してきたかということとは関係がないと私は考えている。

意識のある・なしの違いを生み出す差とは、いったい何なのだろうか？

哲学の世界では、我々に主観的な意識があるのはなぜか、それを説明できないことを指して、「ハード・プロブレム(Hard Problem)」と呼んでいる。この言葉は、哲学者デービッド・チャルマースが提唱したものだ。彼は、哲学的な推論をもとに、意識経験は、宇宙を支配する物理法則に従わないという結論を導きだし、一九九〇年代の初めに注目を浴びた。デービッドは、この世界の物理法則は、「意識が存在しない」という想像上の世界があったとして、その世界の物理法則と矛盾しないと論じた。さらに、意識の内容がこの世界とは入れ替わってしまったような世界、たとえば、赤い色を見たときの感じが、青い色を見たときのものとそっくりそのまま入れ替わって感じられる、というような想像上の世界の物理法則ともまったく矛盾しないとも主張した。最終的には、客観的な物質世界が主観的な精神世界とどのようにして結びついているかを科学の言葉で説明することはできない、というのが彼の主張だ。英語表記が大文字のHで始まる「ハード(Hard)」という形容詞には、ただ「難しい」というのではなく、「解決不可能なレベルの難しさ」という意味が込められている。このハード・プロブレムという言葉は、意識と脳の問題の難しさを表すのに都合がよく、あっという間に世界中に広まった。脳のなかにおける物理現象が、地球上の人間の主観的経験の世界を生み出していることは疑いようがない。しかし、どのようにして物理現象から主観的経験が生み出されるかは、今のところ見当もつかない。

私はデービッドから、哲学者について貴重な教訓を得た。彼を私の大学のセミナーに招き、神経生物学や工学を専門とする聴衆の前でハード・プロブレムについて講義をしてもらったことがある。講義の後に一緒にワインを飲んでいたときのことだ。デービッドが「どんな事実が実験で明らかになろうと、意識と物質という二つの世界を説明しきることはできない。たとえ生物学上の大きな新発見があろうと、数学でとんでもないブレークスルーが起ころうと、この二つの世界をつなぐことは不可能だ」と言ったときには、私は心の底から驚いた。いくら科学が進歩しようとハード・プロブレムは解けない、と彼は断言したのだ。確かに、デービッドの哲学的な論考は非常に優れたものであることは認めるけれども、それは厳密な証拠に基づいているわけではない。言葉のうえでどれだけ推論を積み重ねても、どこかで論理的な破綻が生じる可能性は常にある。数学の枠組みと生物学からの検討なしには、意識と物質の謎について、哲学的な考察が何か決定的な貢献をすることはできないだろう。

デービッドのほかにも、自分の考えに一点のくもりもない、と確信している哲学者は数多くいる。彼らと話してみると、自説と矛盾するような他の考えに出会っても、彼らの自信が揺らぐことはないことがわかる。どの考えも正しい、なんてことはありえないのに。こんなバカげた状況は、自然科学を研究する我々には信じられない。非常に複雑怪奇な自然現象を相手にしていると、その原理を真に理解するのは極めて難しいことだと身にしみてわかる。自分の仮説が実験によってひっくり返されることなど日常茶飯事だ。いかに素晴らしく美しい理論であろうと、我々は、どんな学説にも過大な信頼を置いてはならない。これは、科学の歴史から我々が痛切に学んできたことだ。疑問の余地がなくなるまで理論の検証を繰り返すのが科学者の使命なのだ。

私自身、頭では哲学者たちのこうした議論が不毛なものだと考えているのだが、彼らとの議論が、無意識のうちに私の考えに強く影響を及ぼしているのは間違いない。哲学者のなかには、科学的なアプローチでは意識の世界を理解できないと論じている人がいる。意識の問題は、実験による実証は不可能なため、科学がそれを取り扱うことはできず、合理的な説明は不可能だ、というのだ。もしこの考えが正しいのであれば、科学以外の方法で意識の問題を扱うことができるのか、という話になる。その一つの可能性は、「宗教」だろう［訳者注：本書では特に断りがない限り、「宗教」とは西洋における一神教（キリスト教・ユダヤ教・イスラム教）のことを指す。日本で親しまれている神道や仏教とは相容れない部分が多々あることをご了承いただきたい］。宗教は、精神と物質がどのようにつながっているのかを、直観的に納得できるように説明してくれる。私たちに意識があるのは、我々の肉体には魂が宿っているからだ、と宗教は説明する。魂は、物質世界のモノではなく、空間や時間を超越し、この世界のさまざまな物理法則に縛られない。魂は、我々が死ぬとき、つまり、肉体が滅びるときに、神と一体化することになっている。これが、厳格なカトリックの家庭で育った私が与えられた昔ながらの説明だ。

宗教と科学という二つの方法を用いて、我々は、世界がどのような仕組みで動いているのか、宇宙の起源とは一体なんなのか、宇宙は何らかの意図や意味があって存在しているのか、といった大きな問いに立ち向かってきた。宗教と科学は、同じ目的を達するための方法ではあるが、その反目の歴史は長い。一七世紀後半に西洋では啓蒙主義の時代が始まり、宗教という権威と伝統で縛られた社会を、合理的な知をもって変革しようという動きが高まった。その過程で、科学的な手法によって得られた知見はめざましかった。それ以降、科学との戦いで宗教は負け続けてきた。特に、コペルニクスによる革命が大きかった。地球という我々の住むこの星は、宗教がそれまで我々に教えていたのとは異なり、宇宙の中心にあるのではなく、一千億を超える星々からなる銀河の惑星の一つに過ぎない、ということを科学が証明してしまったのだ。しかし、なんといっても最大の敗北はダーウィンの進化説によってもたらされた。聖書によると、地球とそこに住まう生き物を支配する役割を、神が人間に与えたことになっている。さらに創世記では、「一週間で全宇宙が作られ、人は六日目につくられた」と書かれている。これらすべての壮大なお話しは、地球ができて、そこから長い年月を経てやっと単純な生物が生まれ、さらに数十億年という年月の果てに、やっと現在の人間にまで進化してきた、という進化論の説明にとって代わられた。このとてつもなく長い過程では、隕石の落下や火山の噴火、地震、津波などの巨大な自然現象が繰り返し起こってきた。しかし、聖書に書かれているような神の意図や何らかの意味がある出来事があったわけではない。自然選択による進化理論によって、人間は多様な生物の一種に過ぎず、神から特別な役割をもたらされた特別な存在であるわけではないことになった。人間の遺伝子の特性を分子レベルで調べれば、霊長類の一種である人間は、他のサルや類人猿と共通の祖先から進化してきたことがわかる。さらに時間をさかのぼれば、水たまりに生息する微生物へとたどることとさえできる。

このように、宗教の教えのほとんどは現代の世界観と合わなくなっているが、それも当たり前のことだ。一神教の土台になった神話や教義がつくられたのは、科学的な知見が得られるずっと前のことだ。この地球上に、かつてどれほどの生物が住んでいたのか、そしてその生物がどんな時代に生息し、どのような進化の道筋をたどったのかが明らかになってきたのは、聖書が書かれてからずっと後のことだ。

科学の発展が、人から生きる意味、夢や希望を奪い、後には虚しさしか残らなくなってしまうのではないかと不安に思う人は多い。そうした悲観的な考えを見越して、分子生物学のパイオニアであった故ジャック・モノーは、これからの人類が歩むべき道筋について冷ややかに次のようなことを述べている。

我々人類は、そろそろ数千年間見続けた夢から目ざめなければならない。神の教えから距離を置いて、人類が人類として独立すべきときがきた。我々の住む地球は宇宙の中心ではなく端っこにある。どんな願いごとも、それをかなえるのは我々自身だ。我々がどんな苦悩を抱え、とてつもない罪を犯したとしても、我々は自分自身でそれを解決しなければならない。

私は大学生のころ、こういったモノーの文章や、哲学者フリードリヒ・ニーチェの似たような格言を、寮の自室の壁に貼り付けていた。理性・合理的思考を重んじた啓蒙主義・科学主義が見事に表されている格言だ。このような考えにたどり着いた多くの哲学者や科学者は、宇宙の起源や人類の存在の意味などの大きな問題は科学では扱えないがために、完全に無視を決め込む。しかし後で述べるように、私はその後、そのような態度とも決別することになった。

つまり、これが本書のタイトルである「告白」の一つだ［訳者注：原書の英語での副題は「confessions of a romantic reductionist（ロマンティックな還元主義科学者の告白）」である］。そのころ、私自身の奥深くで無意識のうちに抑制されていた自己は、人生は意味に満ちあふれていて素晴らしいものだ、と強く直感的に信じていた。この強い思いこそが、私を意識をめぐる冒険へと導いた。この私の秘められた動機は、大学を卒業してずっと後になって気づいたことだ。かつての私は、どうして我々には主観的な意識があるのかについて科学は何も説明できないと考えていた。ある時期には、私が持てるすべての力を出し切っても、どうにも意識の謎を解く鍵すら見つからないことに嫌気がさしていたこともある。意識がなぜ現象として経験されなければならないのか？　我々とまったく同じ機能をもちながらも意識のない、デービッド・チャルマースの言う「ゾンビ」はなぜ、現実の世界には存在しないのか？　これらの科学では研究できないことを、自分で納得のいくまで論理的に証明しようと考えたこともある。そうすることで、ジャック・モノーの考えに誤りがあることを証明できると思ったのだ。だが、私がそういう哲学的な方法による研究に走ることはなかった。結局は、この章の冒頭で紹介したように、あの歯の激痛が、海のように深い意識への探求へと私を向かわせ、ハード・プロブレムは研究上の道標となった。

意識研究という私の航海は、故フランシス・クリックとの出会いとともに始まった。物理化学者であったフランシスは、一九五三年にジェームス・ワトソンとともに、遺伝子の本体であるＤＮＡの二重らせん構造を発見した。この二〇世紀最大の革命的な発見によって、一九六二年に二人はノーベル賞を受賞し、後に分子生物学が大きく発展することになった。

ＤＮＡの二重らせん構造の発見後、フランシスはこの分野の御意見番として活躍した(詳しくはフリーランド・Ｆ・ジャドソン『分子生物学の夜明け』を参照)。生命の秘密がどのように暗号化されているのか、その謎を我先に解こうと激しく競い合っていた当時の分子生物学研究者たちは、こぞってフランシスに理論的な観点からの助言を求めた。そして、生命原理の謎が、ＤＮＡという巨大分子の自己複製という仕組みによってある程度明らかになると、フランシスの関心は、分子生物学から神経生物学へと移っていった。一九七六年に六〇歳となっていたフランシスは、果敢にもこの新しい研究領域に飛び込み、同時期に研究の拠点も、旧世界のケンブリッジから新世界のカリフォルニアへと移した。

一六年以上にわたってフランシスと私は、二〇報を上回る論文や雑誌記事を共同で執筆してきた。いずれも、霊長類の脳の解剖学や生理学からの知見をもとに、脳と意識の関係を明らかにしようとして書いたものだ。一九八〇年代の後半に我々が興味の赴くままに研究を始めたころは、意識について論文を書くことは、まともな頭脳をもった研究者のやることではないと見なされていた。意識研究は、神秘主義者や哲学者、引退したノーベル賞受賞者が、自分たちのアイデアをちょっと発表する程度なら問題はないが、現役の真剣な科学研究者がやってよいこととは考えられていなかった。若手の教授、特に終身在職権(テニュア)を未だ手にしていない教授にとっては、意識と脳の問題に興味を持っていることがバレたらとんでもないことだったのだ。意識の問題は当時、キワモノ扱いされていたと言っていい。たとえば、先輩研究者を見習う大学院生が意識に関する話題を聞かされると、目を丸くして、どう反応したらいいのかわからないと当惑するのが常だった。

しかし、そうした態度は過去のものとなった。ベルナルド・バース、ネッド・ブロック、デービッド・チャルマース、ジャン・ピエール・シャンジュー、スタニスラス・デヘーン、ジェラルド・エーデルマン、スティーブン・ローレイス、ギャラント・リース、ジョン・サール、ヴォルフ・ジンガー、ジュリオ・トノーニ等、他にも多くの科学者や哲学者が意識研究の誕生に立ち会った。未だ揺籃期にはあるものの、この新しい研究領域は正真正銘のパラダイムシフトだ。今日では、意識研究は、科学のなかの一つの分野として確立したと言っていい。

そして、この出産に立ち会う助産士の役回りを演じたのが、磁気共鳴画像法(MRI)を始めとする脳イメージング技術だ。脳イメージング法は、ここ数十年の間に非常に発展し、人間の脳が活動している様子が安全かつ簡単に観察できるようになった。この技術は、ポップカルチャーにも大きな影響を与え、色とりどりの脳のMRI画像は、時代のアイコンとなった。今日では、雑誌の表紙やTシャツのプリント、映画などにMRI画像はあふれている。

意識現象の生物学的な基礎を研究することは、ついに主流の正当な研究活動となったのだ。

過去二五年の間に、私は勤務先のカリフォルニア工科大学(通称カルテク)で、意識研究を志す二〇人以上の学生、ポスドク、スタッフの指導をおこなってきた。共同研究者は、物理学者、生物学者、心理学者、精神科医、麻酔科医、脳外科医、エンジニア、哲学者とさまざまだ。私自身、数え切れないほどの心理物理学実験の被験者になってきた。脳に強い磁気パルスを受けたこともあれば、弱い電流を流したことさえある。MRIスキャナーに頭をつっこんで、自分自身の脳内をのぞき見たこともあれば、眠っているときの脳波を記録してもらったこともある。

本書では、意識の神経科学における最新の知見を扱う。意識の研究が進むにつれて、無意識になされる脳内処理の理解もどんどん深まっている。シグムンド・フロイトやピエール・ジャネたちが一九世紀後半に気づいたように、人間の頭のなかで起こっていることの多くは意識にのぼらない。実際、何か自分の行動を振り返って、なんであんなことをしたのか、などと自分の行動を説明しようとすれば、どうしても私たちは自分を騙すことになる。なぜなら、頭のなかで進行していることには、ほんのわずかしか意識的にアクセスできないからだ。この意識的なアクセスの限界のために、自己や意志などといった精神的なことに関する哲学のほとんどが、二千年以上にもわたって停滞してきた。けれども、自分ではどうにもできない無意識のプロセスは、本書で述べるように、私たちの行動に大きな影響を及ぼしている。また関連するトピックとして、「自由意志」の問題についても本書では触れる。自分の行動は自分が自由に決めているという自由意志の感覚について、また物理学、心理学、神経科学が、この抽象的な形而上の難問をどのように解きほぐしつつあるのかについて語る。決定的な結論には至っていないが、これらの分野における発見は、自由意志の問題の重要な側面を明らかにしてきた。

本書では最後に、ある種の高度に組織化された物質、特に脳に、どうして意識が宿るのか、その理由を説明する可能性がある、非常に有望な意識の定量的な理論について述べる。「統合情報理論」と呼ばれるその理論は、神経科学者で精神科医でもあるジュリオ・トノーニが考案したものだ。統合情報理論は、二つの基本的な原理からスタートし、どのようなシステムに、どのような意識が生じてくるのかの説明を試みる。統合情報理論は、頭のなかだけで推測を重ねるような哲学理論ではなく、具体的に意識がどうして脳から生じるかについての神経生物学的な理解につながる。さらに将来的には、動物や乳児、睡眠中の被験者や脳に障害を受けた患者など、自らの意識経験を語ることのできない生き物において、どの程度の意識があるかを測る「意識メーター」の開発につながることが期待される。統合情報理論には、イエズス会の古生物学者であり神秘哲学者でもあったピエール・テイヤール・ド・シャルダン(一八八一〜一九五五)の考えと似た部分がある(シャルダンについては後で詳しく取りあげる)。

意識が科学の対象になったとはいえ、それは本当にまだ生まれたばかりの学問領域で、私たちが現在までにたどり着いた物理学における法則の理解の精密さとは、まったく比べものにならない。現在の物理法則は非常に広い範囲で成り立ち、水素やヘリウム以外の安定した重い元素が、どのように宇宙に生まれてきたかを説明できるほどだ。特に、四つの基本相互作用(物理的な力)は、驚くほど絶妙なバランスの上に成り立っていて、それが現在の宇宙の様相を決めている。このバランスのおかげで、現在の宇宙には、水素とヘリウムが集まって燃えあがる太陽のような恒星《こうせい》が巨大な塊として存在することができる。しかも、これらの恒星の寿命は長く保たれ、そこから放出されるエネルギーは、周囲をグルグルと回っている岩だらけの惑星《わくせい》に伝わる。もちろん、地球も惑星の一種だ。惑星の地表とその地下にある岩、そして大気の成分は、主にケイ素や酸素などからできている。ケイ素や酸素といった元素は、もともと、ビッグバン直後に生まれた第一世代の星の核反応の結果、宇宙空間にばらまかれたものだ。そのような元素からできている私たちは、文字どおりの意味で

「星のくず」なのだ。

このダイナミックな宇宙の歴史は、熱力学の第二法則によって支配されている。「閉じた系(システム)のエントロピー(ランダムさ)は増大する」という法則だ。言い換えると、宇宙は時間が進むにつれて、どんどんランダムで均質な状態へと向かっているということだ。この熱力学の第二法則は、宇宙に、たとえば生物のような、秩序だったモノが出現したことと一見矛盾しているように思えるかもしれない。しかし、第二法則は「閉じた系」が全体としてどう振る舞うかについて述べているのであって、宇宙のなかに、秩序を持つ生き物が「局所的に」現れても矛盾はない。生き物は常に周りの環境とつながり、そこから(エントロピーの低い)栄養を取り、(エントロピーの高い)熱を作り続けている。「閉じた系の全体のエントロピーは増大する」というこの第二法則の作用する宇宙にあっては、秩序だった生物が出現し、その命を保っていくためには、外界とのエネルギーのやり取りをはじめとする、非常に高度なメカニズムが必要不可欠だ。そのようなメカニズムを可能にするのが、まさにRNAやDNAなどの、非常に長い鎖状の、情報量の多い複雑な分子だ。

一度そのような複雑な分子が現れると、次の段階が起きやすくなる。いわゆる「生命の誕生」だ。おそらく原始地球の洞窟や池のなかで、長い鎖状の分子をもった原始生命が生じたのだろう。同じようなプロセスは、地球以外の惑星で起きた可能性もある。化石を見れば明らかなように、時代が進むにつれて、生き物の複雑度は増し続けてきた。これは適者生存の結果である。

生き物が複雑になっていく過程で神経系が出現してきた。そのようなシステムをもった生き物には、非常に原始的なレベルの意識、知覚感覚をもったものも出てきただろう。テイヤール・ド・シャルダンの言葉を借りれば、脳のとどまることのない「複雑化」が、さらに意識を高度なレベルへと発展させ、最終的には自らを内省する「自意識」の登場まで推し進めてきた。この「自分で自分を振り返る」という再帰的な過程は、数百万年前に、高度に発達した哺乳類の一部で始まった。そして現在、ヒト(ホモ・サピエンス)が自分を意識する能力は、他の動物種を凌駕し、歴史上の最高点に到達している。

しかし、複雑化は個々の動物の自意識に留まらない。複雑化はさらに進行しており、むしろ加速している。複雑化は、個人のレベルを超え、国境を越えて進行中だ。携帯電話、電子メール、ソーシャル・ネットワーキングのおかげで、世界中で即時のコミュニケーションが可能になった。このまま技術革新が進めば、数十億人がコンピューターとつながり、「地球レベルの超意識」のようなものが生じるときが来るかもしれない、と私は予想している。そのような巨大意識の網は、他の惑星へ、究極的には銀河全体へと拡がってゆくだろう。もちろん、核兵器による最終戦争や修復困難な環境破壊を、人類がなんとか避けることができたならの話ではあるが。

このような考え方を私は全面に出しているので、神経心理学者マルセル・キンズボーンから私は「ロマン主義の(romantic)還元主義科学者(reductionist)」というアダ名をつけられた[訳者注：一方で、哲学者ダニエル・デネットたちは「合理的な(rational)reductionist」と呼ばれているらしい(著者との個人的やり取りより)]。私は、徹底的に合理的な科学、という手法の力を強く信じている。意識という現象が究極的には、数十億個の微細な神経細胞の活動と、それらの神経細胞がどのようにシナプスを介してつながっているのか(一つのニューロンは一万個ほどのシナプスで他の細胞とつながっている)という事実から、定量的に説明がなされるべきだと考えている。この意味で、私はゴリゴリの還元主義の科学者だ。一方で、主観的な意識や感情を研究対象としているという点で、私は「ロマン主義」の傾向があるとも言える。他の科学者のなかには、意識や感情は、合理的な科学の説明対象にならないと軽んじている者もいる[訳者注:一八世紀の啓蒙主義は、カトリックの教えや伝統を排し、合理性や科学による真実の解明を目指した。さらにその啓蒙主義への反動として、一九世紀に最も盛んになった精神運動が「ロマン主義」で、主観的な価値を重んじる]。また、この広大な宇宙にも、我々人間の精神世界にも、生きることが素晴らしいと感じるだけの意味があふれていると私が言い張っているのも、ロマン主義に通じる。ここでいう「意味」とは、個々の生物が世界をどのように捉えているか、という類のものではなく、宇宙がここまで進化してきたという、それ自体の、よりスケールの大きな「意味」のことだ。そのような宇宙スケールの意味とは、ピタゴラスが言うところの「天球の音楽」というようなものかもしれない。天球の音楽のワンフレーズを、私たちが耳をすませて聴いてみれば、曲全体の構成、宇宙の意味を感じられるかもしれないのだ。

本書の副題は「confessions of a romantic reductionist」だが、「告白(confessions)」という言葉は、ローマ帝国の末期に聖アウグスティヌスによって創られた。その後、使われ方が変わっていくにつれて、告白するのは、大体、自己顕示欲が強くて、自己中心的で、不正直な人間だ、という印象がつきまとってきた。まさに、テレビのトークショーで誰かが告白する、などと聞いたときに感じるあのうさん臭さだ。本書では、私はできるだけ正直な告白をしたい。また、一般に科学書には、著者の主観や個人的なことを書くべきでないという雰囲気があるが、そういう悪弊は無視することにした。専門家が主観を交えて語ってはならないなどというタブーがあるおかげで、科学論文が「○○について明らかになった」というような味気ない第三者的な文体で書かれることになる。この本では、研究活動というものは、純粋な動機や熱意をもった生身の人間がおこなうものだ、ということをできるかぎりストレートに伝えたい。

次章からは、私がよく他の人から聞かれる質問を軸に、自分自身について語ってゆく。なぜ私は、ある種の問題に意識的または無意識的に興味をもつようになったのか？ なぜ私は、科学的な手法をもってその問題に取り組むことにしたのか？ 私の主観的な衝動や動機は、私自身がどんな選択をしてきたかということを説明することで明らかになっていくと思う。

この数年間、私の人生はあまり調子のよくない時期だった。方向性を見失って、落ち込んでいたと言ってもいい。自分ではコントロールできない、コントロールしようとも思わない熱情に動かされ、自分自身のなかに住む悪魔に直面することにもなった。自分が信じてきたことを今一度洗い直さなければならなくなった時期もある。ダンテの『神曲』の冒頭を飾る文章は、私の今の気持ちを明快に代弁してくれる。

人生の道の半ばで
正道を踏みはずした私が
目をさました時は暗い森の中にいた。

（平川祐弘訳、河出書房新社）

そうした少し暗めの話題に入る前に、まずは、私のおこなっている研究について、そして私なりの脳の見方にとって重要な、私の人生の始まりの時代について語っていこう。

第2章　宗教と合理的科学をめぐる個人的な葛藤の源について。科学者を夢見る少年時代。ビーカー教授のピンバッジ。二人目のメンターとの出会い。

諸君はこの世に生まれた意味を考えなければならない。
我々人間は、ケモノのような生をおくるためではなく、
合理的な知識を求め、そこから生まれてくる価値を追い求めるために生まれたのだ。
この短い演説で、一度このことに気づいた私の仲間たちを止めることは、私にはもうできない。
そして我々は船尾を明日の方向へと向け、
オールを狂ったように漕ぎながら、
常に左手へ左手へと南下した。

——ダンテ『神曲』地獄篇

兄と弟と私、男ばかりの三人兄弟は、カトリックの伝統のなかで、幸せに育てられた。伝統的なカトリック教徒であるとはいいつつも、家のなかでは、自然淘汰による進化論などの科学的な説明

も普通に話されるような雰囲気があった。少年時代の私は、ミサの侍者を務め、祈りの言葉をラテン語で諳《そら》んじ、グレゴリオ聖歌や、オルランド・デ・ラッスス、バッハ、ビバルディ、ハイドン、モーツァルト、ブラームス、ブルックナーによるミサ曲、キリスト受難曲、鎮魂曲を聞いて育った。夏休みになると、家族総出で数え切れないほどの美術館、古城、バロック様式やロココ様式の教会を見学して回った。両親と兄は、教会の天井画、ステンドグラスのはめ込まれた窓、聖人像、さらには宗教的なイメージを描いたフレスコ画に感嘆し、母は家族全員のために、一つひとつの絵画や彫刻の詳しい歴史を読みあげてくれた。当時の私は、この半ば強制的な芸術の詰め込み教育を耐え難いほど退屈に感じていた。今でも、母の書棚に並ぶ三巻本のアートガイドの背表紙を見ると、当時の気分を思い出してぞっとする。けれども、ローマ時代にさかのぼる歴史をもつ祈りの言葉の不思議な抑揚や、数多くの偉大な作曲家たちの作りあげた音楽は、宗教色の有無に関係なく気に入った。

　私が当時通っていた教会は、二千年を越えてローマとエルサレムにつながる由緒ある教会だった。その教会は、神学の研究を熱心におこなっており、全世界に支部を持ち、文化の香りに満ち、道徳的に非の打ちどころのない組織だった。その教義は、人の生きる道に関して私を納得させる、伝統に裏打ちされた安心感を与える説明であった。教義のもたらす安心感はとても強く、私は自分の子どもたちにも同じ教育を受けさせた。妻と私は、子どもたちをカトリック信仰のもとで育て、洗礼を施し、食前には全員で祈りを捧げ、日曜日には揃って教会へ出かけ、洗礼後の初聖体拝領式へも連れていった。

しかし私は、年月が経過するにつれて、徐々に教会の教えに違和感を抱くようになっていった。教会の伝統的な教えは、科学的な世界観と合わなかった。私は、両親やイエズス会の教師や、キリスト教を信じる一般の教師たちから彼らの信じる価値観を与えられた。しかし一方で、私は本のページのあいだに、学校での授業のなかに、そして実験室のなかに、教会では聞くことのない、科学という衝撃的なドラムのリズムを感じた。そのうち私は、キリスト教と科学、その二つの異なった世界の成り立ちに関する見方が生み出す緊張感のためか、現実の世界に対して分裂した見方をとるようになっていった。ひとたびミサが終われば、キリスト教の原罪、犠牲、魂の救済、来世の存在をめぐる疑問は完全に頭からなくなった。そして、世界の成り立ち、世界で生活を営む人々、さらには自分自身について、純粋に自然界の言葉で合理的に考えるようになった。日曜日の教会で教えられる世界観と、平日に自分が好んで貪欲に吸収していく科学的知識をもとにした世界観が交わることはなかった。教会は、「神の創った世界と、人間たちのために犠牲となった神の息子」という文脈のなかにちっぽけな私の命を置き、生きることの意味を教えてくれた。一方で科学は、私自身が存在する現実の宇宙がどのような仕組みになっているのか、そしてこの宇宙はどこからどのようにして生まれてきたのかについて説明してくれた。

二つのまったく異なる解釈を都合よく、その場その場で使い分けるなんていう態度は、精神的に不快なものだし、そもそも納得がいかない。私は、この二つの説明の矛盾を解消したくて仕方がなかった。しかし結局、このイラ立ちは解消されることなく、その後数十年の間、ズルズルと心に引きずることになった。それでも、二つの解釈の間で悩んでいたときもずっと、私のなかでは、世界の現実は一つだけしかないということ、そして現実世界の仕組みは科学によってどんどん明らかになってきたということについては強い確信があった。人類は、理性の力、すなわち科学によって本当の世界の仕組みを深く理解することができるはずだ。宗教が私たちに与えてくれるような、世界の表面的な理解に留まり続ける必要はないし、そのように運命づけられているわけでもない。我々は、ものごとを合理的に考えることができる。そして事物について考え、研究する時間が積み重なれば、理解はより深まっていく。

私が、この宗教と科学の矛盾する世界観に何とか折り合いをつけられるようになったのは、ようやく最近のことだ。そして緩やかにではあるが確実に、人のかたちをした超越的存在としての神に対する信仰を失っていった。そのような神が自分を見守ってくれているとか、ときには私がすることに干渉してくるなどといったことは、もう信じていない。世界が終わりを迎えるときに、神が私の魂を永遠に続くように蘇らせてくれるなどという信仰も捨てた。私が幼いころに抱いていたこのような信仰のたぐいは失ってしまった。一方で、私のなかに根強く残りつづけるある種の信仰は変わることがない。この世界に存在するものすべては、現在あるべき姿になるべくして存在するのだ、という信仰だ。この宇宙の構造には何らかの「意味」があるはずだ、ということについては、いささかも疑っていない。

私の父は、法律を学んでドイツの外務省に入省し、外交官となった。母は医師であり、病院に数年間勤務していたが、父の希望で自分のキャリアをあきらめ、息子たちの教育に専念することになった。

私は、一九五六年にアメリカのミズーリ州カンザス・シティーで生まれた。前年には兄のミカエルが生まれていた。私と直接話したことのある人のなかには、私がアメリカ中西部の出身と聞いても信じない人がいる。というのも、私の英語には強いドイツ語なまりが残っているからだ。私が生まれてから二年後に、私たち一家はカンザス・シティーを離れ、オランダのアムステルダムで四年間暮らし、そこで弟のアンドレアスが生まれた。その後は、当時は西ドイツの首都であったボンで生活した。公立の小学校を卒業した後に、イエズス会のギムナジウム(ドイツの中高一貫校)に二年間通ったところで再び転校した。次の行き先は、大西洋を渡ったカナダの首都オタワだった。オタワでは、カトリック教会の運営する学校で英語を学んだ。さらに三年後には、北アフリカにあるモロッコのラバトへ引っ越すことになった。ラバトでは、授業がフランス語でおこなわれる、宗教的に完全にニュートラルな学校リセ・デカルトに転入した(この学校に在籍したことが、私が哲学者デカルトに親しみを持つきっかけとなったと言えるかもしれない)。住む土地、学校、友人たちがめまぐるしく変わり、そのたびに新しく言語を習得しなければならなかったが、学業成績は悪くなく、一九七四年に数学と科学のバカロレア(フランスの大学入学資格)を得て卒業した。

子どものころから将来の夢がはっきりしていたという点で、私は幸運だった。幼いころは、大人になったら博物学者か動物園の園長になって、アフリカのセレンゲッティ国立公園で野生動物の行動を研究することを夢みていた。しかし、思春期に入ると、興味は物理学や数学へと移っていった。宇宙旅行、量子力学、宇宙論に関する一般書をむさぼり読んだ。なかでも、宇宙旅行に伴う双子のパラドックス、ブラックホールを通る過去への時空の旅、宇宙エレベーター構想などの話に夢中になった。当時、ジョージ・ガモフの『不思議の国のトムキンス』という変わった小説を夢中になって読んだことを覚えている。光の速さが時速二〇キロメートルと遅い世界に迷い込んだ銀行員のトムキンス氏が、自転車で走るだけでさまざまな相対性理論的効果を体験するといったストーリーだ。続編の『原子の国のトムキンス』も夢中で読んだ。運動中の量子の大きさの指標であるプランク定数が大きくなった世界に迷い込んだトムキンス氏が、量子的な振る舞いをするビリヤードの玉に遭遇したりするストーリーだ。当時読んだ数々の本は、成長期の私の精神に大きな影響を与えた。週の小づかいが手に入るたびに科学もののペーパーバックを買い求め、自分の名前を書き込み、出かけるときは必ず持ち歩き、時間があればページをめくるといった具合に熱中していた。

　両親は、科学に対する好奇心を育んでくれた。兄のマイケルと私には、ドイツの「コスモス」というブランドの実験セットを買い与えてくれた。この実験セットは良くできた玩具で、一連の自作の実験を通して、物理学、化学、電子工学、天文学の基礎が学べるように工夫されていた。あるセットなどは、電気の基本法則の紹介から始まり、電磁継電器と誘導モーターの組み立てを経て、最終的にはＡＭ・ＦＭのラジオ受信機を作れるようになっていた。私は、電子工学実験に何時間も費やし、現代の子どもたちにはなかなか経験できないようなハードウェアいじりに夢中になった。また別のセットでは、無機化学の基礎を学んだ。私は憶えたてのノウハウを駆使して、黒色火薬を混ぜあわせてみたりもした。そして、バズーカ砲を作っていたときに、ロケットを通す金属の筒が溶けるというちょっとした事故が起きた。発射用の火薬が、予定したほどには速く発火しなかったのが原因だった。そこで父のストップが入り、武器デザイナーとしての私のキャリアはあっけなく終わった。だが、父が止めてくれたおかげで、手も足も目も失わずに済んだ。

父は私たち兄弟に、口径五インチの屈折望遠鏡を買ってくれた。これは素晴らしい望遠鏡だった。兄と二人で天王星の位置を計算して割り出し、ワーグナーの歌劇曲『さまよえるオランダ人』を聞きながら、ラバトの家の屋根の上で過ごした夜のことは忘れられない。計算した角度に合わせて望遠鏡を向けて待っていると、なんと、ちらちら輝く天王星が視野に入ってきたではないか！　法則通りに動く宇宙の秩序を自分自身で目の当たりにした、あのときのゾクゾク感は忘れられない。

モロッコに住んでいた短いあいだに、私はベルギーの漫画『タンタンの冒険』に出会い、今日まで続く大ファンとなった。表向きの仕事はルポライター、しかしその正体は探検家であり、探偵であり、まさにオールラウンドのヒーローである少年タンタン、そして相棒の白いフォックス・テリアのスノーウィー、陽気な友人ハドック船長、さらには奇矯な天才科学者にして、いつも何か考えごとをしているみたいに上の空で、少々難聴気味のビーカー教授の面々が活躍する数々の物語に夢中になった。彼らは、私が初めて出会った漫画のなかのキャラクターたちだった。というのも、両親の教育方針で、漫画全般は幼稚なものとしてそれまで与えられなかったからだ。後に私自身が親になったときには、全二四巻のタンタンシリーズを子どもたちに与えた。悪い影響はみられず、子どもたちは私と同じくタンタンの大ファンになった。自宅の廊下の壁は、何枚ものタンタンのポスターで飾られているほどだ。ビーカー教授は、宇宙の謎を理解する空想好きの科学者だ。そういう科学者によくありがちなことだが、彼は日常世界ではへまばかりしている。しかしビーカー教授は愛すべき私のロールモデルだ。一九八七年四月におこなわれた教授就任講義の日以来、私の背広の襟には、ビーカー教授のピンバッジが留められている。

さまざまな国で成長し、転校を繰り返し、いくつもの言語を学んだおかげで、それぞれの文化に特有で変わったところばかりに注目するのではなく、世界や人間社会に共通する普遍的な性質に目が向くようになった。このような世界観は、私が大学に進んで物理学者になろうと決めた原因の一つでもある。

一九七四年に私は、ドイツ南西部にあるチュービンゲン大学に入学した。チュービンゲンは、城の周囲に建設された歴史のある小さな学園都市で、ライバル都市である有名なハイデルベルクと比較されることが多い。大学ではフェンシング愛好会に入会し、何人もの学友たちと友情を分かちあった。そして、酒を浴びるように飲んだり、女の子たちと遊んだり、社交ダンスに熱中したりもした。フリードリヒ・ニーチェやリヒャルト・ワーグナーに親しみ、ときには過度に耽りすぎることもあった。そんななか、実家を出て初めて過ごしたクリスマスは忘れられない。友人と私は、大学から遠い田舎町にこもり、『ツァラトゥストラはこう言った』や『トリスタンとイゾルデ』や『ニーベルングの指環』などの詩を詠い、音楽を楽しみ恍惚とした時間を過ごした。私は若く、未熟で、オタクっぽかった。そんな自分の殻を破るために、自分探しの冒険に出て、人生の混沌と美しさを垣間見る必要があったのだろう。

一九七九年に、物理学の修士号を得てチュービンゲン大学を卒業した。修士課程では、副専攻で哲学を学んだ。そこでは、宇宙は精神の現れに過ぎないと唱える一元論の一種である唯心論に親しんだ。

博士課程に進学するころには、世界で通用する宇宙論者に求められる数学の才能が自分にはない、とうすうす気づき始めていた。しかし、ある意味幸いなことに、そのころの私はコンピューターにハマっていた。特に、自分の完全なコントロール下に、自己完結した仮想の世界をつくりあげる、というアイデアに強く惹きつけられた。プログラマーの私が書いたアルゴリズムに完全に従うように環境を単純化し、そのなかで起こることすべてを理解可能な状態にする。何かヘンなことが起これば、プログラムのどこかが誤っているはずで、それを手直しさえすればいい。プログラムのバグはすべて自分の責任だ。当時の私は、パンチカードに大量のプログラムを打ち出していた。大学の中央コンピューターを使って、宇宙物理学や原子物理学の計算をおこなうプログラムを、ALGOL(アルゴル)と呼ばれるプログラム言語とアセンブリ言語を使って書いていた。

コンピューターシミュレーションで神経細胞を研究する

博士課程の学生となった私は、コンピュータープログラミング以外の、もう一つのトピックにものめり込むことになった。それは、「生物の脳は、情報を処理するある種のコンピューターである」という考えだ。この考えに夢中になったきっかけは、ドイツ出身で後にイタリアに帰化した解剖学者ヴァレンチノ・ブライテンベルクによって書かれた『脳の構成原理――サイバネティクス研究者のための神経解剖学入門』という刺激的な一冊の書物だった。ヴァレンチノは、強烈な個性と才能の持ち主だった。偉大な科学者であると同時に、芸術と音楽を深く愛し、グルメでもある。まさに傑物というのにふさわしい人であった。

ヴァレンチノは当時、チュービンゲンにあるマックス・プランク生物サイバネティクス研究所の所長を務めていた。彼の紹介で私は、イタリア人物理学者トマソ・ポッジョの研究室でコンピューターのプログラムを書くという仕事にとりかかった。周囲から親しみを込めてトミーと呼ばれるポッジョ教授は、世界でも有数の情報処理の理論家だ。トミーは、両眼視差をもとに奥行きを計算する方法を最初に考案したことでも有名だ。この方法は、我々人間が二つの目で同じ光景を見たときに生じる、左目と右目からの画像のちょっとしたズレをもとに、奥行き感を計算している仕組みだと考えられている。私はトミーの指導のもとで、一個のニューロンにつながっているさまざまなシナプスがどのような相互作用をするかについて研究することになった。ニューロンを興奮させたり、抑制させたりするシナプスが、どのような影響をニューロンに与えるかということを、コンピュータシミュレーションによって調べるのだ。

ここで本筋からはそれるが、本書のあちこちで触れることになる、いくつかの基本概念について簡単に説明しておこう。あらゆる臓器と同じように、脳から末梢までつながった神経システムは、数百億個以上ものネットワークとしてつながった細胞群で構成されている。そうした細胞のなかでも最も重要なのが、神経細胞(ニューロン)だ。腎臓の細胞が血液細胞や心臓の細胞とは大きく異なるように、ニューロンにもさまざまな種類がある。現在の神経科学の知見では、おそらく千種類くらいは異なるニューロンのタイプがあると考えられている。種類によって決まるニューロンのもっとも重要な特性といえば、つながった先のニューロンを興奮させるか(興奮性ニューロン)、あるいは抑制させるか(抑制性ニューロン)という点だ。個々のニューロンは、非常によくできた情報処理装置と言える。そして、他のニューロンから、シナプスと呼ばれるミクロな場所を通してデータを集め、処理し、その情報をまた別のニューロンへ伝えている。ニューロンの、特にデータを受け取る部位は「樹状突起」と呼ばれる。個々のニューロンは、樹木のように細かく枝を広げ、そこに数千か所のシナプスを作り、他のニューロンからの入力信号を受け取っている。個々のシナプスは、入力に応じてすばやく細胞膜の電気伝導度を高めたり低めたりしている。この結果として生じる電気的活動は、ニューロンの樹状突起や細胞体の表面に集まっている「イオンチャネル」という、これまた精密な、タンパク質から構成される装置を使って、「全か無か」のデジタルな電気パルスへと変換される。この電気パルスが有名な「活動電位」であり、「スパイク」とも呼ばれる。情報処理の内容によっては、一発のスパイクが生み出されることもあれば、二発以上のスパイクが生じることもある。一発のスパイクが生じると、膜の電位は、約〇・一ボルト上昇し、〇・〇〇一秒後にはもとの電位に戻る。データの出力としては、このスパイクが使われる。スパイクは、「軸索(アクソン)」と呼ばれるワイヤーを伝わり、軸索の終末に位置するシナプスを活性化する。そして他のニューロンを興奮させたり抑制させたりする(一部の特殊なニューロンは筋肉へ出力信号を送っている)。つまり、ニューロンはシナプスを介して他のニューロンに話しかけていることになる。これが、意識を宿す場にほかならない。

　説明を続けよう。個々のニューロンのスパイクやシナプスでの処理速度は、一〇分の一ミリから数十ミリ秒であり、現代のパーソナルコンピューター（数十億分の一秒、数ギガヘルツ）に比べると非常に遅い。それにもかかわらず、神経系がすごいのは、とてつもなく巨大なスケールで並列的に情報処理をおこなう能力だ。多種多様なニューロンが巨大なグループをつくり、それらグループどうしが、数センチから数十センチメートル以上も離れた他のニューロングループとつながっている。しかも、ある種のニューロンは、ある決まった種類のニューロンとしかつながらない。この驚くべき特異性は、私が個人的に今最も注目している神経系の特性だ。私はこれから三〇年の研究者人生を賭けて、この特異的な結合パターンこそが、私たちの意識を生み出す鍵になっていることを証明するつもりだ。この結合パターンはシナプスによってつくられており、一つひとつのシナプスは、電子機器に内蔵されたトランジスターに喩えられる。約一千兆か所ものシナプスが、人間の神経系の八六〇億個のニューロンを相互につないでいる計算だ。

　トミーの指導のもとで始めた私のプロジェクトは、今日ではニューロンの生物物理学と呼ばれるものだ。微分方程式を解くことで、樹状突起の枝分かれの種類や、シナプスを構成するイオンチャネルの分布によって、神経細胞の内と外での電気量がどのような影響を受けるのかを私は明らかにした。このようなモデル研究は、現在の神経科学では日常的におこなわれており、その成果は重宝されている。しかし、当時の生物学者たちは、脳内における現象を物理学の言葉で表すという考え方に慣れていなかった。ドイツで開催された学会で、私はこの研究内容を、「ポスター」と呼ばれる大きな紙にプリントし、その前に立って内容を説明するという形式で初めて発表した。そのときには、残念ながら会議場の奥の場所をあてがわれ、私のポスターに立ち寄ってくれたのは二人だけだった。しかも、一人はトイレを探していた人だった。その人は用を足した後に、親切にも私のポスター発表を聞いてくれた。その夜は、やけ酒をあおり、研究分野の選択について真剣に悩んだ。そんな、研究者としてはトラウマになりかねない体験がありながらも、一九八二年には生物物理学の博士号を取得した。

プライベートでは、博士課程在学中にエディス・ヘルブストと出会い、恋に落ち、結婚した。チュービンゲンで生まれ育ったエディスは、当時看護師をしていた。私たちの息子であるアレクサンダーを身ごもっているあいだ、私の学位論文を、研究所にあったメインフレームコンピューターにタイプしてくれた(メモリ容量が一二八キロバイトの時代だ)。学位を取得した後、私たち家族はアメリカのケンブリッジの地へ移ることになった。というのも、私の指導教授(ドクトル・ファーター＝博士の父)であるトミー・ポッジョが、マサチューセッツ工科大学(MIT)の教授として引き抜かれたため、彼とともに、当時二五歳の私は、ポスドクとして異国へと旅立つことにしたのだ。

MITでの経験は、知的興奮に包まれたパーティーのようなものだった。私は、MITの心理学部と人工知能研究所に所属して四年間を過ごした。ポスドクとして自由な研究を続け、純粋に集中することができた。博士課程の指導者とポスドク時の指導者が同じだと、お互いに良い結果を産まないことが多々あるが、私たちの場合にはうまくいった。「博士の父」トミーと、「息子」である私は現在でも親しく、「親子」関係は長く続いている。

カルテク、教師と研究者、物理学者の見た脳

一九八六年の秋に、私は家族とともにアメリカ西部、カリフォルニア州へと引っ越した。このときは、生まれたばかりの娘のガブリエルも一緒だった。生物学と工学の助教として赴任したカリフォルニア工科大学(カルテク)は、アメリカでも入学の極めて難しい理工系大学の一つであり、ロサンゼルス郊外のパサデナ市にある。パサデナは、サンガブリエル山脈の裾野に広がる街で、ヤシ、オレンジ、カシの木々が並ぶ広い道が交差する土地に広がる。私はカルテクに職を得たことを大いに誇りに思った。

カルテクは、二八〇〇人の教授に対して、学部生と大学院生合わせても二〇〇〇人という、非常に小さな私立大学だ。カルテクでは、非常に優れた学生たちの論理的思考や数学をさらに強化し、この自然界の仕組みを明らかにすることを目標としている。カルテクという大学、そしてそこで研究活動をおこなう人々は、「大学」という仕組みが八〇〇年の歴史をかけて築き上げてきた素晴らしさすべてを体現していると言っていいだろう。まさにカルテクは、最高の意味での「象牙の塔」と呼ばれるべき場所だ。「意識と脳の謎」という巨大なトピックを研究するのにはうってつけの自由な雰囲気と潤沢な資金がカルテクにはある。

私が大学教授であると知った人はまず、「何を教えておられるのですか?」という質問を投げかけてくる。一般の人たちにとっての大学教授のイメージは、教師として大学生を教える、という伝

統的な役割をもつ職業のようだ。確かに私は「教えること」が好きだし、実際さまざまな科目を教えてきた。私の考えの誤りや矛盾を真っ向から指摘してくる聡明で意欲にあふれた学生たちを相手にすることは、高度に知的で緊張感を覚える挑戦であり、非常に楽しくやりがいのある仕事でもある。講義を準備しているときや、授業中の質問に答えているときに、シンプルな問題に思いもよらぬ角度から光が当たり、新しい知見を得たことは何度もある。

しかし、一般に大学の教授というのは、学生の教育というよりは、自分の研究にこそ、やりがいやおもしろさを感じている。そして、研究者としての教授のランキングは、どれだけの問題をどの程度解決してきたのか、という成功の度合いによって決まってくる。研究こそが、教授たちの生きがいであり、彼らはそこから最大の喜びを得ている。研究の成功の程度は、質の高い論文を、どれだけ数多く発表できるかによって測られる。レベルの高い論文は一流の科学雑誌に掲載されるが、そこに至るまでには非常に激しい競争を乗り越えなければならず、大変な苦労が伴う。論文は、同じ分野で研究する競争相手の研究者によって審査され、それに合格した論文だけが一流科学誌に掲載されるのだ。

こういう学問の世界は、一般の人々からは縁遠いと思われるかもしれない。学問の世界では、研究による発見が世の中に与えるインパクトが大きければ大きいほど、研究者としての評価が高まる一方で、学生への教育のクオリティという要素は、研究者間でのお互いの評価にはほとんど影響しない。私たち大学教授は、研究活動に多くの時間を捧げる。考え、推論し、理論を作り、計算してプログラムを書き、共同研究者や同業者とアイデアを交換し、数多くの文献を読み、自らも論文を書くことで学問領域の発展に貢献し、セミナーや国際会議で成果を発表し、研究活動を円滑にするための数え切れないほどの研究助成金の申請書を書く。そしてもちろん、学生やポスドクたちが、実験を計画し、実験装置を作製し、データを測定し、試験管を振り、ビーカーをかき混ぜ、画像を撮影し、スキャンし、記録し、解析し、プログラムを書き、バグを除去し、計算をおこなう際の指導をする。教授は、二〇人以上の研究者からなる部族を束ねる酋長みたいなものだ。

私の研究室では、後の章で詳しく説明するように、視覚の選択的注意や視覚意識を主に研究している。ほかにも、私が大学院時代から手がける、ニューロンの生物物理学研究も続けている。いくら高度に進化した器官であるとはいっても、脳内で生じる物理化学的な反応は、すべてエネルギー保存則や電荷保存則に従う。神経細胞の内部と外部にどのように電荷が分布するのかは、ガウスの法則やオームの法則を使えば、生物物理学のフレームワークで記述が可能だ。ニューロンの集団が作り出す電場についても然りだ。そして、この電場や電荷は、いくつか前の段落で説明したような、シナプスでの入力や活動電位のスパイク出力といったプロセスを反映する。このような電気活動を記録するには、大脳皮質の灰白質《かいはくしつ》と呼ばれる、ニューロンの細胞体が集まっている場所に電極を刺せばいい。さらに、数万個のニューロンや数百万か所のシナプスが活性化すると、それぞれの電位が足し合わされて、局所電位と呼ばれる電位をつくる。局所電位ほどの大きさの反応になると、離れた脳部位間に共鳴のようなものも生じ、頭骨の表面から脳波(EEG)として、延々と続く山と谷からなる脳波波形に視覚化できるほどの大きさになる。ニューロン集団がつくりだす局所電位は、逆に、個々のニューロンの活動リズムにフィードバックとして影響を与える。このフィードバックは、近くにある多くのニューロンの活動を強制的に同期させる働きがある。

このようなニューロン集団が生み出す局所的なフィードバックのメカニズムは、シリコン製の電子回路とは設計思想がまったく異なる。個々のニューロンが起こす活動が、集団として同期していると局所的な電場を生み出す。そして今度は、その局所電位が個々のニューロンの活動を制御する。このようなフィードバック的な相互作用は、コンピューターを作るエンジニアがもっとも嫌うたぐいのものだ。銅線、トランジスター、コンデンサーの配置を慎重に決めて、相互干渉を避けてデジタル信号のクロストークをできるかぎり抑えなければ、コンピューターは暴走してしまうからだ。果たして、ニューロン集団に生じる特徴的な局所フィードバックは、意識の謎に関係しているのだろうか？　局所電位、そして脳波計で記録されるようなもっと大局的な電位はどれだけの情報処理を担っているのだろうか？　これから明らかにしていきたいと思っている研究テーマの一つだ。

このようなフィードバックメカニズムのほかにも、脳や意識を研究し始めた物理学者がまず驚くのは、いわゆる保存則が存在しないことだ。つまり、シナプスや活動電位やニューロンの働きや、注意や記憶や意識などの精神現象は、全体として一定に保たれていないということだ。物理学者は理論や法則を追い求める一方で、生物学者や心理学者は、実験による観察、すなわち「事実」を積み重ねることに集中しがちだ。生物学や心理学に、統合的な理論は存在しない。唯一の例外は、ダーウィンの進化論だ。ただし進化論は、今まで「過去」になされてきた発見をとてもよく説明する枠組みではあるが、「未来」にどのような進化が起きるかを予測することはできない。この点が、物理学における法則と大きく異なる。むしろ生命科学の世界では、経験則や一般則があふれている。

そうした法則は、例外がつきものではあるが、ある生命現象を定量化することができる。ただし、法則が通用する範囲は、特定の空間・時間スケールや、特定の動物種に限られる。私が大学院から研究テーマにしている生物物理学のモデルで扱う法則はこのたぐいだ。残念ながら、生命現象全般を説明し、予測するような法則とは言えない。これが、生命科学と物理学の最も大きな違いだ。

意識研究の世界へ

カリフォルニアでの生活を始めて、フランシス・クリックと再会した。フランシスと最初に会ったのは一九八〇年の夏で、場所はドイツ・チュービンゲン郊外の果樹園にあるリンゴの木の下だった。議論好きのフランシスは、当時トミーと私が研究していた樹状突起とシナプスのモデルについての話を聞きに、トミーの研究室を訪れたのだ。

そして、その初めての出会いから四年後、フランシスは、カリフォルニア州サンディエゴにあるソーク研究所に私を招いてくれた。フランシスは、当時ＭＩＴの人工知能研究所に在籍していたコンピューター科学者シモン・ウルマンも呼んで、シモンと私が発表したばかりの、視覚選択的注意のモデル論文について、我々二人を五日間にわたって質問攻めにし、論文のすべてを理解しようとした。どうしてこのモデルではこのような脳部位間のつながりを仮定したのか？　その回路でなければならないのか？　どれくらいの数のニューロンが注意に関わるのか？　関わっているニューロンの平均スパイク発火率はどれくらいか？　それぞれのニューロンはどれくらいの数のシナプスで他のニューロンとつながっているのか？　そのシナプスの反応時間はどれくらいなのか？　それらのニューロンは、視床のなかのどの部位に軸索を伸ばしてシナプスをつくっているのか？　我々のモデルでは、反応時間の速さは説明できるのか？　こうした質問が、朝食の後から夕方まで続いた。夕食後の短い休憩の後には、さらに脳に関する話が続いた。フランシスは、脱線することなく一気にまくし立てる。議論の後、私はクタクタになった。こうした集中力をもつ相手と何十年も一緒に暮らしてきたクリック婦人であるオディールには本当に頭が下がる。

その数年後、フランシスと私は共同研究を始めた。毎日電話、手紙、電子メールで意見を交換し、そして月に一度は、カルテクから南へ車を二時間ほど飛ばして、サンディエゴ・ラホヤ市の丘の上にあるフランシスの家に泊まって議論を交わした。共同研究の中心は、意識と脳の問題（マインド・ボディ・プロブレム）だ。「この問題は、何世代もの哲学者や学者が挑戦しては失敗を繰り返してきた困難な問題であった。しかし、当時目覚ましい発展を遂げつつあった神経科学の知見をもって新たな観点から意識と脳の問題に取り組めば、この難問の解決に近づけるのではないかと我々は考えていた。理論家であるフランシスの研究方法は、普通の研究者のやりかたとは大きく異なる。「関連文献を毎日読みこみ、そこから大量の知識を吸収し、それをもとにひたすら思考を重ね、その結果について古代の哲学者ソクラテスのように他の学者と対話・議論することで理解を深め、新しい知見にたどり着く」という方法だ。フランシスは、実験手法の詳細、数値、事実を、異常なまでに細かく知りたがった。そして、何かを説明する仮説を組み立てては、そのほとんどを自ら壊してしまうことを繰り返していた。フランシスの家に泊まると、たいていの場合、私は午前中から、彼が夜中に思いついた大胆な仮説を聞くことになった。眠れない夜には、ひらめきがフランシスによく舞い降りたようだ。ちなみに私は夜ぐっすり眠るほうなので、真夜中に啓示を受けることはまずない。

私はこれまでの人生のなかで数多くの秀才と出会ってきたが、真の天才だと思える人はほとんどいなかった。大学教育の場で出会った非常に優秀な学生も、一緒に研究をしてきた研究者も、学会で出会って議論するような学者も、確かにとてつもない業績を残してきた秀才たちではあるが、フランシスの天賦の才にはかなわない。フランシスはまさに知の巨人であり、私が出会った人物のなかで、最も合理的な深い思考をおこなうことのできる人だった。フランシスが、他人と同じように情報を仕入れて論文に目を通しても、まったく新しい疑問や推論が出てくる。フランシスのことを、まるで「知の原子炉」だと喩えたのはオリバー・サックスだ。オリバーは、フランシスと私に共通の友人であり、神経学者で一般向けの著作を数多く書いてきた。フランシスと会って話すことほど、「高エネルギー」の知的体験は後にも先にもなかったとオリバーは回顧している。ミスター・ユニバースとして絶頂期にあったころのアーノルド・シュワルツネッガーは、普通の人が持っていない筋肉さえ鍛えていると言われることがあった。このうまい喩えは、「筋肉」を「知性」に代えればフランシスにぴったりあてはまる。

フランシスが親しみやすい人物であることも言っておかなければならない。気取った雰囲気は微塵も感じられない。フランシスが偉そうにしているところなど、私は一度も見かけたことがない。DNAの二重らせん構造を共に明らかにしたジェームス・ワトソンも同じことを言っている。一方で、フランシスが穏やかな落ち着いた雰囲気を漂わせているのを見たことも一度もない。フランシスは、相手が誰であろうと、何か興味深い事実や観察結果、驚くべき仮説、自分が考えたこともなかった疑問について何か教えてくれそうであれば、学部学生であれ、ノーベル賞受賞者であれ、誰とでも話をしたがった。確かに、バカげたことばかり口にする輩や、自分たちの推論が間違っていることを理解しない人たちにフランシスは容赦がなかったというのは事実だ。しかし、私が知っている学者の世界では、フランシスほど心が広い人はほとんどいないと言っていい。

フランシスは、筋金入りの還元主義者だった。合理的な科学によって、意識も含めたすべての自然現象が説明可能だと考え、宗教的な説明やあいまいな説明は徹底的に否定した。そのような考え方は、私が漠然と考えていた宇宙や自然には何か意味がある、というような信仰と相容れず、私がフランシスに非難されていたと思う読者がいるかもしれない。しかし、宗教に対する考え方の違いや、フランシスと私の四〇歳という年齢差にもかかわらず、我々は非常に良好で深い師弟関係を長きにわたって築いてきた。若い弟子(の私)は、エネルギーにあふれ、自分の専門分野には非常に詳細な知識をもち、大胆な予想や仮説を立てるのを好み、まったくひるむことなくフランシスに反対意見をぶつけた。そんな弟子との、思考・論争のキャッチボールをフランシスはいつも楽しみにしていたようだ。私の人生においても、フランシスと出会い、彼の弟子となれたことは、とても幸運な出来事だった。

次章では、意識の問題を明確にする。また、意識の探求に際して、フランシスと私が採用した科学的なアプローチについても説明する。

第3章 意識と脳の問題はなぜ現代科学の世界観に問題を突きつけるのか？

どのような手法を使えば、意識というとらえどころのなさそうなものを実証的に手堅く科学で研究できるか？ 自意識は意識と脳の謎を解くためにはそれほど重要ではない。自意識をもたないような動物も意識をもつ。

いったい、どのような進化の過程で、単なる生物の細胞集団という水のような味気ないものが、魔法のように意識というワインを生み出すようになったのだろうか？

——コリン・マッギン『意識の「神秘」は解明できるか』（一九九九年）

私たちに意識がなかったら、私たちの人生なんてカラッポのスッカラカンだ。見たり、聞いたり、触ったりするものが意識にのぼったり、何かについて考えたり、思い出したりするのはすべて意識の働きによる。意識がなければ、自分の体を自分のものだとは感じないし、私たちの体の外にある世界を感じることもない。私たちを囲む人々や動物や植物に気づくこともない。星々のまたたく夜空を見あげることも、素敵な音楽を聞くこともない。意識があるからこそ、ものを見たり音を聞いたり、人を愛したり憎んだり、過去を思い出したり未来を想像したりすることができる。このすばらしい世界を生きて味わうことができるのは、意識的な経験があるからなのだ。意識がなくなれば、世界も終わる。

世界中で古くから伝わる宗教や言い伝えには、人間は三つの要素、すなわち精神(思考を司り、身体をコントロールする自己)・身体(脳を含む)・不死の魂(死後も残りつづける人間存在の根源となるもの)からできていると説明するものが多い。三つではなく、精神と身体の二つの要素からできていると説明するものもある。古代のエジプト人やヘブライ人たちは、精神が心臓にあると考えていたし、マヤ人は肝臓にあると考えていた。私たち現代人は、意識(精神)は脳が生み出していることを知っている。意識現象を理解するためには、脳の仕組みを理解しなければならない。

しかし、ここが難しいところだ。脳のなかで起きている電気活動が、そもそもどうして私たちが主観的にしか感じることのできない経験を生み出すのだろうか？ 光の粒(光子)が水面に反射する、それが私たちの目に映る、それが脳内での電気活動を引き起こす。ここまではいい。しかし、その脳内での電気反応という単なる物理現象がどうやって、他人には直接伝えることのできない「あのきらきらした湖の青さ」というような感覚を作り出すのだろうか？ 物理現象から主観的な意識世界が生まれる仕組みは謎に包まれていて、まるで魔法のようだ。神経活動と意識の関係は、解決に至る道筋さえはっきりせず、今日でも激しい議論が続いている。

一七世紀に生きたフランスの物理学者で、数学者でも哲学者でもあったルネ・デカルトは、『方法序説(原題の英訳は Discourse on the methods of rightly conducting the reason, and seeking truth in the sciences 合理的な推論を正しく重ね、科学的に真実を発見する方法について)』のなかで、この世界で最も確実なものは何かという問題についてとことん考えた。デカルトは、すべての事象には疑う余地があると考えた。よく考えてみると、自分の周りの世界が本当にそこにあるのかどうかも疑わしいし、さらには自分に身体があるかどうかさえ疑わしい。しかし、仮に自分の経験が本当は妄想であるとしても、「自分が何かを経験している」ということを疑うことはできないと考えた。そこからデカルトは、「自分には意識があるのだから自分は存在している」ということが最も確実であり、すべての合理的な推論はここからはじまるべきだと結論した。西洋思想史上、最も有名な推論である「我思う、ゆえに我あり」という有名なフレーズはこうして生まれた。この言葉は、意識が根本的に重要であることを的確に突いている。深い睡眠に落ちたり、昏睡状態に陥ったりしないかぎり、私たちには常に意識があるし、意識的に何らかの感覚を感じている。意識とは、ヨガや禅の瞑想のときだけに生じるような特別なものではない。意識があるということは、生きていることの証にほかならない。

私たち一人ひとりが世界を感じる見方、意識の内容は「一人称の見解(主観)」と呼ばれる。この「主観」というものが、どのようにして単なる物質に宿るのか、それはこれまでの科学ではまったく手がつけられなかった問題だ。確かに、脳は高度に秩序だった物質であるが、どうしてその脳の内部だけからしか経験することができないような視点が生じるのか? 他人の主観を私たちが経験できないのはなぜなのか? 他の多くの領域では、さまざまな事実を明らかにしてきた科学という方法が今のところ、この問題に関してはなすすべがない。

現在、他の分野で科学がどれほど進んでいるかの一例として、NASAの宇宙背景輻射観測衛星(COBE)について考えてみよう。一九九四年、COBEが宇宙を写したイメージが新聞の一面を飾った。天空が青緑に表されたそのイメージには、黄色や赤の染みのようなものも写っていた。赤っぽい色は、宇宙に降り注ぐ背景輻射の温度にわずかな差があることを意味していた。これは、宇宙がビッグバンによって誕生したときの名残りであると考えられている。つまり、現代の宇宙論者たちは、宇宙そのものの大爆発の残響に耳を傾けることで、初期宇宙がどんな様子であったかを推測することができるのだ。さらに、COBEの得たデータは、彼らが先に立てていた予想が正しいことを確認するためにも使われた。なんと天文学では、はるか一三八億年前に起きた出来事について仮説を立て、それを検証するための実験をすることさえできるのだ！　一方で、歯の痛みのような日常のささいな「主観的な」経験の仕組みは、科学が現時点ではまったく明らかにできていない。これも、ある意味驚くべきことではないだろうか？

確かに、意識のほかにも、生物に関する事柄にはまだわからないことは多い。たとえば生物学者たちは、哺乳類の個体発生の仕組みさえ明らかにできていない。一個の受精卵から、肝臓や筋肉や脳や他の臓器などに分化していき、一兆個の細胞をもつ成体になるまでの分子プログラムの詳細は不明だ。しかし、発生の仕組みを科学的に明らかにするにはどうしたらよいか、その解決に向かう方法や道具はすでに揃っている。

科学者であり企業家でもあるクレイグ・ベンダーをリーダーとする分子工学者集団は二〇一〇年に、新たな生物種を創造するというとんでもない業績を打ち立てた。彼らは、新種の細菌を創りだすために、非常に長いＤＮＡゲノムの配列を人工的にデザインした。そして後にその細菌が繁殖したとしても、それがどこから来たかわかるようにするため、ＤＮＡの配列のなかに数種類の「透かし」を入れておいた。そしてこの透かし入りの一本の長いＤＮＡの鎖を、あらかじめＤＮＡを除去しておいたドナー細菌の細胞体に埋め込んだ。するとこの人工ゲノムは、ドナー細胞内のタンパク質製造メカニズムを使って、導入ＤＮＡに書かれた通りの命令を出し続け、自分自身を複製することに成功した。この新しい細菌は、マイコプラズマ・ミコイデス（*Mycoplasma mycoides*）*JCVI-syn1.0*と命名された。

この場合、新種の創造とは言っても、ドナー細菌の細胞体のもつメカニズム、という自然にある仕組みを利用しているため、完全に無から人工生命を創り出したというところまではいっていない。それにしても、歴史上の大きな出来事であることには疑いない。もはや理論的には、同じＤＮＡプログラミング法を使えば、単純な多細胞生物であれば新種の植物や動物をデザインすることができる。あとは、問題が山積みであるとはいっても、それらは技術的な障害であるに過ぎない。技術的な問題であれば、遅かれ早かれ解決されるだろう。生命を人工的に創るという昔からの人類の夢は、既に十分実現可能なレベルにまで到達したと言っていい。

人工生命の次の夢としては、人工知能が考えられる。二〇〇九年に私は、カリフォルニア州マウンテンビューにあるグーグル本社で開催されたサイフー（ＳｃｉＦｏｏ）キャンプに参加した。キャンプに招待されたのは、ＩＴ関係の技術者や最先端工学の開発者、科学者、天文ファン、ジャーナリストたち総勢数百人だ。週末を通しておこなわれるセミナーや討論会のテーマはその場で提案されて組織されるという変わった学会だ。人工知能の未来は、キャンプで熱く議論されたトピックのなかのひとつだった。参加者のなかには、現実の六歳の子どもと同等のレベルの知性を備えた人工知能を創ろうというプロジェクトはすべて中止になったと口にする者もいた。しかし、将来、人間に匹敵する知性をもつようなコンピューター・ソフトウェアが創られ、そしてそれが最終的に人類の知性を越えるだろうということを疑う者はいなかった。

コンピューター科学者とプログラマーたちが人工知能を実現するまでには、おそらく数十年はかかるだろうが、原理的にはその実現に困難はない。そして、目標を達成するまでのベストの方法が議論され、そもそも学習とは何かという問題の解決法や、人工知能が社会にとって善となるか悪となるかといった問題が話しあわれた。人工知能そのものの実現を疑う者はひとりもいなかった。

人工生命、人工知能、その他の問題に比べ、意識の解明ほど難しいものはない。意識が、物質である脳からどのように生じてくるかという問題は、解決の可能性を探るための共通した見解すらない。そしてこの状況は、すでに数世紀以上にわたって続いている。アイルランド生まれのジョン・ティンダルは、空が青い理由を解明した物理学者だ。彼はまた、水蒸気と二酸化炭素は非常に効率よく熱を吸収することから、地球の大気中に含まれる最大の温室効果ガスだということも明らかにした。その彼が、意識と脳の関係性を明らかにすることはいかに難しいことなのかについて、すでに一八六八年の時点で非常に的を射たことを言っている。

物質としての脳から意識が生じる過程を、力学の法則から説明することなどまったく想像できない。仮に、ある特定の意識の中身が経験されるときには、常に同時に、ある特定の分子作用が脳内で生じているとしよう。たとえそうだとしても、脳内の物理化学現象と主観的な意識とがどのようにしてつながっているのかを合理的に説明することなど我々にはまったくできそうにない。わずかなヒントすら見つかりそうもない。ある意識の中身に対応した脳内分子作用が見つかったとしても、なぜそのような関係性がこの世界にあるのか、その理由はわからない。仮に、人類の科学がとてつもなく進歩し、我々が脳のなかの分子をまるで感じるように正確に観測できるほどになったとしよう。さらに、脳内のすべての分子の動き、分子が集団としてどう振る舞うか、イオン電荷がどのようにやりとりされるか、これらすべての過程も追跡可能になったとしよう。そしてその一方で、我々の意識の中身、つまり何を考え、何を感じているかも非常にはっきりとさせることができるようになったとしよう。そうした大きな科学上の進歩があったとしても、「なぜある物理過程が、ある意識の中身を生み出すのか」という疑問に対する答えは、現在の我々が想像できる範囲の答えとほとんど変わらないだろう。物質と主観の二つの世界のあいだに広がる裂け目を合理的に理解することはできないままだろう。たとえば、愛の意識が、脳内のある分子の右巻きらせん状の動きと関連しており、これに対し、憎しみの意識は左巻きらせん状の動きと関連していると仮定しよう。それなら、私たちが誰かを愛するときは脳内分子の動きは右向きらせんで、憎むときは別の方向であるということは言えるだろう。しかし、「なぜ」そうした分子の動きと感情が結びつくのかという疑問は依然として残る。

ここでティンダルが指摘する問題こそが、哲学者デービッド・チャルマースが「ハード・プロブレム」と呼ぶものにほかならない。

今日の神経科学者たちは、まさにティンダルが仮想したような観測能力を達成すべく、技術の開発に日夜励んでいる。顕微鏡や磁気スキャナーで神経系を詳しく観察し、ニューロンの細かな構造を視覚化したり、たくさんのニューロンを「ブレインボウ」という新技術で虹のように多彩な色で染色したりしている。さらには、絵を見たり、ゲームをしたりしているサルやヒトの脳内でニューロンが活動するときに生じるささやきに聞き耳を立てたりしている。最近では、「オプトジェネティクス」と呼ばれる、光学(オプティクス)と遺伝学(ジェネティクス)を融合した素晴らしい技術も開発された。オプトジェネティクスを開発した研究者はノーベル賞に輝く可能性が高いと私は思っている。

オプトジェネティクスでは、動物の脳内に存在する特定の神経細胞群に、遺伝子を操作したウイルスを感染させる。このウイルスには仕掛けが施されており、感染細胞のなかで、特定の波長の光だけに反応する光受容体を発現させる。このウイルス感染ニューロンに青い光のパルスを照らせば、細胞は活発になってスパイクを発し、黄色い光のパルスを照らすと反応が止まる。つまり実験者は、脳内のニューロンという楽器を光で自由自在に演奏できるということだ！　オプトジェネティクスの手法を使うことで、これまで「観察」が主流であった脳科学が、「操作」主体の学問へと変わっていくはずだ。研究者は、脳内で複雑に絡みあったネットワークのなかの、特定のニューロンに干渉し、その機能を調べることができるようになる。相関関係を観察し、システムのメカニズムを予想するという従来の脳科学は、システムを操作して因果関係を明らかにするという段階へと移ってゆく。オプトジェネティクスでは、特定の遺伝子でマークされるニューロン集団だけに光に反応する受容体を発現させることで、対象ニューロン集団を、これまでは達成不可能だった精度で不活性化させたり活性化させたりすることができる。この非常に有望な技術については、第9章で詳しく述べよう。

こうした新技術を使えば、神経系を外から「三人称」の視点で測定したり操作したりすることができる。では、オプトジェネティクスのような外部からの操作と観察の技術が洗練されさえすれば、最終的には、神経系がどのようにして「一人称」の視点、すなわち主観であり意識をつくりだしているのかという疑問に答えられるようになるだろうか？ ここで、ティンダルの時代からさらに一五〇年、時代をさかのぼってみる。ゴットフリート・ライプニッツが「モナド論」を書いた時代だ。ドイツ人のライプニッツは、数学・科学・哲学の発展のすべてに貢献した人物で、「万物に通じた最後の人」と呼ばれた人物だ(彼は微積分学や二進法も考案している)。ライプニッツは一七一四年に、以下のように述べている。

視覚や聴覚などの感覚意識、それをもとにしてつくられるより高次の意識が、どのような力学的な仕組みから形成されるのかについては、はっきり言って説明不可能だと言わざるを得ない。ものごとを考え、世界を意識的に知覚する仕掛けをもった機械があるとする。その機械を全体的に同じ割合で拡大してやれば、風車小屋のなかにでも入るように、そのなかに入ることができるはずだ。たとえそんなことができて、機械の内部を探ってみたとしても、目に映るものといえば、部分部分が互いに動かしあっている姿だけであり、意識的な知覚がどのように生じるのかについて説明してくれるようなものは何も発見できないだろう。

脳内で生じている物理化学反応のメカニズムと、その脳が生み出す意識のあいだのギャップは埋められない、と考える研究者は多い。意識という現象が説明できないのであれば、科学のもつ力は非常に限られていることになる。科学の力は、研究者自身が思っているよりも、また科学の伝道者が声高に擁護するよりも、それほど脆弱なのだろうか？　意識を、量的かつ実証可能な枠組みのなかで説明できないのであれば、それは科学にとってのスキャンダルなのではないだろうか？

私自身は、そうした敗北主義者の陣営には与しない。確かに、科学という手法を批判する勢力はいる。脱構築主義の哲学者や社会学者たちは、科学の弱点を指摘している。しかし、これまで人類が築いてきた世界の仕組みを理解する方法のなかで、科学が最も信頼がおける方法だというのは今も昔も変わらない。科学は、客観的に新しい知見を積みあげていくことができるのだ。かといって、科学が絶対確実な方法であるというわけではない。誤った結論を引き出すことも数多くあるし、ときにはある分野の進歩が帳消しになってしまうこともある。論文が捏造されたり、関係者どうしが権力をめぐって争ったりするなど、人間社会につきものの多くの問題も抱えている。それでも、科学によってこそ、我々は世界の仕組みを理解したり、未来を予測したり、現実を操作したりすることができる。そんなことは、科学以外の方法では成し得ない。これまで科学は、私たちの外部、物質世界の仕組みについて非常に多くの事実を明らかにしてきた。ならば、私たちの内部の意識世界を明らかにする際にも、科学が最も役にたつはずだ。

今のところ、「私たちの意識世界がどうして存在するのか」という問題すら解明されていない。意識が何から作られているかについては皆目わからない。このような状況であるため、科学者のなかには、意識現象を研究対象とすることをためらう人もいるし、そもそも意識は不愉快なテーマだとして近寄らない人たちもいる。しかし一方で、還元主義の科学者たちが意識の解明にてこずっていること自体を喜ぶ人たちも一部にはいる。彼らの多くは、合理的な説明を嫌う。意識が合理的に説明されてしまえば、肉体が滅んでも残るはずの魂や、人間は万物の長であるという信条、有機物には無機物にない何かが備わっているといった信念などが脅かされてしまうと考えるからだ。ドストエフスキーの『カラマーゾフの兄弟』に登場する大審問官は、この心境をよく理解している。「この世には非常に強力な三種類の力がある。その力さえあれば、意気地のない反逆者どもの気持ちをコントロールし、彼らを幸せと勘違いさせ、永久に征服し、虜にすることができる。その力というのは、奇跡と、神秘と、権威である」。

クオリアと自然界

ここで、意識の問題を考える哲学者のお気に入りの概念「クオリア(Qualia、単数形はQuale クワーレ)」を紹介しておこう。ある経験をしたときの「感じ」が、その経験のクオリアだ。つまり、赤い色のクオリアは、夕焼け空、中国の国旗、動脈を流れる血液、ルビーの指輪、ホメロスの詩に出てくるワイン色の海、これらに共通するあの赤い感じのことだ。これらすべての主観的経験の共通点は、「赤の赤らしさ」である。クオリアは感覚そのものであり、ある一瞬の意識経験は、さまざまなクオリアによって構成されている。

ある種のクオリアは単純なものだ。たとえば、黄色の黄色らしさ、突然の耐え難い腰の痛み、デジャヴュとして感じられる親しさの感覚などだ。クオリアには複合的なものもある。体をすり寄せてくる愛犬の匂いと感触がひとつの「私の犬」として感じられるあの感じや、ものごとが突然理解できたときの「ハッ」とする感じなどは、単純なクオリアの組み合わせだ。そうしたクオリアのなかには、私のなかで非常に鮮明な印象として残っているものもある。映画『ブレードランナー』を初めて見たときに出くわしたセリフ、「俺はお前たち人間には信じられないものを見てきた。オリオン座のそばで燃え尽きた宇宙船。タンホイザー・ゲートの近くでは闇のなかでCビームがきらめくのを見た。そんな記憶も時間がたてば消える。雨のなかの……涙のように……」は、私の心をわしづかみにした。そういう複雑な経験も複合的なクオリアの一種だ。何かを経験するということは、ある特定のクオリアを感じることだ。そして、ある特定の経験のクオリアは、他の経験のクオリアとは異なる。

クオリアは自然界に備わる基本特性であると私は考えている。クオリアは、天から降ってきたものでも超自然的なものでもない。どのような自然法則に従ってクオリアが生じているのかを明らかにするのが、私の最大の研究目標だ。

以上のように考えていくと、いくつもの疑問が浮かぶ。この宇宙にあるあらゆる物質も、何らかのクオリアを感じているのだろうか？　それともクオリアは、高度に組織化された、我々の脳のようなシステムにのみ宿るのか？　突き詰めて言えば、分子や原子などの基本的な粒子もクオリアをもつのだろうか？　単細胞の細菌には「原意識」とでもいうべきクオリアがあるのか？　線虫やハエではどうなのか？　クオリアを生み出すには、最低何個のニューロンが必要なのか？　ニューロンの個数というよりニューロンどうしのつながり方が重要なのか？　シリコン製のトランジスターが銅線で配線されたコンピューターに意識が生じる可能性はあるのだろうか？　作家のフィリップ・K・ディックが言うように、アンドロイドは電気羊の夢を見るのか？　私のアップル社製ノートパソコンは自らの美しさを誇りに思っているのに対し、私の会計士が使っているマッキントッシュではない重そうなパソコンは、そのダサい見た目と、古い内蔵ソフトウェアを嘆いているだろうか？　数十億か所のノードでつながれたインターネットに意識はあるのだろうか？

意識の探索は、ゼロから始まるわけではない。私たちの手元には、意識とクオリアに関する多くの事実の蓄積がある。特に重要なのは、クオリアは高度にネットワーク化された生体構造である脳から生じるという事実だ。なかでも、何かに注意を向けている人（たとえばこの文章を読んでいるあなた）の脳では、ある種のクオリアが生じている。つまり、意識の物質的基盤を明らかにするには、クオリアを感じている人間の脳が出発の地とならざるをえないのだ。

「高度にネットワーク化された生物学的構造」といっても、すべての適応的で複雑な生体内のシステムが意識を生み出しているわけではない。たとえば、我々の免疫系に意識があるとは考えられない。免疫系は、遭遇する多種多様な病原体を日々せっせと検出しては除去している。私たちの身体に備わるこの防御機構は、私たちが気づかないあいだに、無意識にウイルス感染との闘いに臨んでいる。免疫系は感染を記憶しており、同じウイルスと再び遭遇すると抗体を産生する。個体の生涯に及ぶ免疫はこうして確立される。しかし、免疫系の記憶が私たちの意識にのぼることはない。

同じことは、私たちの腸の内壁を覆う一億個あまりのニューロンについても言える。腸内には、「第二の脳」とも呼ばれる腸管神経系が存在する。腸管神経系のニューロンは消化管内で、栄養分の摂取と廃棄物の処理を粛々とこなしている。この仕事は、我々の意識にのぼらない。ただ、ときには腹の具合がおかしいと意識的に感じることはある。たとえば、就職を決める面接の直前にお腹が痛くなったり、食べ過ぎた後には吐き気を催したりする。このような場合でも、痛みや吐き気の原因となるような情報は、胃の迷走神経を介して大脳皮質へと伝えられ、大脳皮質のニューロンが痛みや吐き気というクオリアを引き起こしている。腸内にある第二の脳で生じた神経活動が、我々の意識を直接生み出すことはない。

免疫系や腸の神経系が独自に意識をもってはいるが、それに我々がアクセスできないという可能性はある。なぜならこれらのシステムと脳のあいだには、わずかな情報のやりとりしかないからだ。独立な意識が宿っている可能性は、免疫系や腸だけに限らない。私たちの身体にはもしかすると、私たちには決して感じることのできない複数の意識が宿っているのかもしれない。現時点で、この可能性は完全には否定できない。しかし、腸の神経系には、限られた決まりきった動きしかみられないことを考えると、この神経系は脳の支配下にあり、脳から独立した独自の意識をもつことはなさそうに思える。

どんなシステムがクオリアを持ちうるかという疑問への答えは、意識の「ハード・プロブレム」の解決への第一歩に過ぎない。より大きな謎は、ある特定のクオリアがなぜそのように感じられるのかというものだ。赤い色はなぜ赤い色として感じられるのか？　なぜ青い色の感じとは違うのか？　この色のクオリアの持つ「意味」は、文字や記号のような抽象的な概念が持つ意味とは根本的に異なる。文字記号のような人工的に創られたものは、もとから世界の何を指し示すべきかが決まっているわけではないため、それぞれが持つ意味は後から変更可能だ。しかし、色の場合は文字とは異なり、ある特定の色には、その色に固有の「意味」がある。ここでいう「意味」とはどういうことか例をあげて説明してみよう。オレンジ色は赤と黄色のあいだにあるか？　それとも青と紫のあいだにあるか？　こんな質問を色覚が正常な人に聞いてみれば「赤と黄色のあいだにある」と答えるだろう。色を含めた私たちの感じるクオリアには、生まれつきの構造があるのだ。そしてその構造は、色の場合であれば丸い円の上に並べて表すことができる。色相環というのがそれだ。色の感覚は、二次元の丸い円の上に並べられるとしっくりくる。一方で、遠い・近いといった奥行きの感覚や、高い・低いといった音の高さの感覚といったものは、むしろ一次元の直線の上に並べられると自然な感じがする。これはなぜだろう？　どんな色であれ、色の感覚には、ものの動きを感じたり、バラの香りを嗅いだりするといった他の経験とは異なる、何か共通した感じがある。これはどうしてなのだろうか？

クオリアをめぐるこれらの疑問に対し、現在わかっている範囲の物理学の原理に基づいて答えるような理論を私は求めている。そのような理論は、脳内のニューロンが実際にどうつながっているかをもとに、その脳がどのような種類のクオリアを経験できるかを推定できなければならない。つまり、どのようなシステムに意識が宿るのかを説明し、具体的にそのシステムがどんなクオリアを経験するかを説明するような理論だ。そんなことが科学でできるはずがないと考える人がいるかもしれない。しかし、そうとも限らない。詩人や警察官が嘆くように他人の心のうちは知ることはできない。確かに、外部から見るだけでは人の心は読めない。しかし、ある人の脳全体を、その構成要素すべてにわたって調べることができるならば話は変わってくる。適切な数学的枠組みが確立されれば、目の前の人が何を考え、何を感じているのか正確に言い当てることができるはずだ。好むと好まないにかかわらず、真の読心術、マインド・リーディングは、少なくとも原理的には可能だ。このトピックについては、第5章と第9章で詳しく説明しよう。

意識にはどんな生物学的機能があるか？

そもそも私たちがクオリアを経験するのはなぜだろう。無意識のままに生き、子どもをもうけ、育てていくことは可能だろうか？　私たちとまったく同じように行動するが、意識を持たない「ゾンビ」がもしこの世界にいても、その存在は現在知られている自然法則と何ら矛盾しない。しかし、もしも我々がゾンビになってしまったら、主観的には、夢遊病者として一生をおくるような感じになってしまうだろう。映画『ゾンビの誕生』に登場するおぞましい死者のように、ものを考えることもなく、自我もなく、生きているとは言えないような状態だ。
私たちに意識があり、さまざまな感覚を経験することには、人類が進化する過程でどのような利点があったのだろうか？　そもそも意識やクオリアに機能があるのだろうか？　あるとすれば一体何なのか？

実は、この疑問は、意識と無意識に関するさまざまな事実を知れば知るほどに深まっていく。我々が日常生活をおくるうえでこなさなければならない多くの作業、特に感覚入力から運動出力までが決まりきっているような作業は、意識にのぼらずに処理されていることが多い。たとえば、靴ひもを結んだり、パソコンのキーボードをたたいたり、車を運転したり、テニスボールを打ち返したり、山道を歩いたり、音楽に合わせて体を動かしたりといった一連の感覚運動処理は、ほとんど意識にのぼらない。こうした動きは自動操縦でおこなわれており、自分がどのようにその動きを成し遂げているのかが、たいていの場合、意識されない。むしろ、こうした行動をスムーズにおこなうためには、何か一つの要素に過度に集中「しない」ことが必要だ。ただし、これらの知覚や行動を学習する段階では、意識的に処理をおこなわなければならない。そして、たくさん練習を積んだ後の段階では、最終的には何も意識にのぼらずともこれらの知覚や行動が可能になる。これがまさに練習の目的なのだ。身体に備わった知恵を信じ、好きなようにさせろということだ。ナイキの広告のコピーにあるように、「Just do it」ということだ。

このような無意識に働く感覚運動システムのことを、フランシス・クリックと私は「ゾンビ・システム」と名づけた。そして我々は、私たち一人ひとりの脳内に、簡単なことしかできないゾンビがたくさん住んでいるという仮説を立てた。個々のゾンビは、決まりきった行動をこなすことを専門にしている。ゾンビの活動は通常、意識にのぼらず、意識的に監視されることもない。このあたりの話題については、第6章で詳しく述べよう。ただ、そうした無意識の行動について考えてみればみるほど、意識的に処理をこなすことにどんな利点があるのかについての疑問は深まる。なぜ脳は、意識を生み出さない高度に専門的なゾンビを集めただけのものではないのか？ ゾンビが簡単に、そしてすばやく働くのであれば、そもそもどうして意識など必要なのだろうか？

その答えは簡単に言えば、動物が生きていくうえで常に予想外の出来事が起きるからであり、ゾンビはそうした状況に対処できないからだ。予想外の事態が起これば、いつもどおりの行動しかできないゾンビ・システムは破綻する。状況の変化にうまく対処するためには、事前に考えなくてはならない。いつものルートが渋滞によって阻まれれば別の道を探すことになる。フランシスと私は、意識は「プランニングをおこなう」ために重要だと考えた。つまり、「いくつか選択肢があったときに、将来の展開を考えてある行動を選択するときに意識が必要になる」という仮説だ。高速道路で激しい渋滞に巻き込まれたとき、渋滞が自然に解消するのを待つのか、左折して交差点のない回り道をするのか、それとも右折して信号のある一般道を市内中心部へと進むのか？ このような決断をする際には、さまざまなデータや情報を要約して考慮に入れなければならない。それをおこなうのが、まさに意識の働きなのだ。

とはいえ、プランニングに関する脳活動がすべて意識にのぼるというわけではない。むしろ、プランニングの段階でも無意識の過程が働いている。ただし、意識的な処理と比べて、無意識になされるプランニングは、立案に時間がかかったり、長期に及ぶ将来のプランを立てられない。プランニングに関して意識的なプロセスと無意識的なプロセスがあるのは、生物システムに特徴的な「冗長性」のためだ。生物の身体には、同じ機能をもつシステムが多数存在することが多い。たとえば、ニューロンのネットワークは、家の電気配線などの人工的なネットワークとは異なり、似たような処理モジュールが絡みあってつくられている。そのため、一つのモジュールが壊れてもネットワーク全体が不調を来たすことはない。まとめると、「将来に関する予測は意識的にも無意識的にも処理されているが、意識的なシステムは、無意識のゾンビよりも柔軟で長期にわたるプランニングを立てられる」というのがフランシスと私の考えだ。

一般に、生物学において機能に関する疑問に答えることは非常に難しい。なぜ私たちの目は、クモのように八個ではなく二個しかないのか？　盲腸の機能は何なのか？　このような身体的特徴や行動が進化の過程でなぜ生じたのか、という疑問を厳密に証明するのは非常に難しい。「目があるのは、被食者と捕食者を遠くから見つけるために必要だからだ」といった大ざっぱな説明以上のものを求めるのは難しい。

意識の機能については、事情がもっと込み入っている。意識に何の機能もないと言い切る学者は多い。彼らは、意識が存在することは認めるものの、主観的な感覚には生存上有利に働くような機能はないと考えている。海に浮かぶ泡のように、確かに意識は存在するが、世界に何の影響も及ぼさない、専門用語で言えば、意識は「随伴現象 epiphenomenon」に過ぎないという説だ。随伴現象の例としては、心臓が脈を打つときに発する心音などが挙げられる。心音は、患者を診断する心臓外科医にとっては有用な情報だが、身体が正常に動くために何か特別な機能を担っているわけではない。随伴現象については、博物学者であり、ダーウィンの熱烈な支持者であったトーマス・ハクスレーが一八八四年に以下のように述べている。

動物には何らかの意識があるが、その意識は単に随伴現象として、脳が働くときに生じているだけで、脳の働きに対して意識が作用することは不可能だ。脳にとっての意識は、蒸気機関にとっての汽笛のようなものだ。機関の働きに汽笛が作用することはできない。

私は、こうした議論をおかしいと考えている。が、現時点では誤りであると証明はできていない。特に納得できないのは、ものすごく強烈な感覚と記憶に振り回されたりするときだ。こうした意識が、脳活動の随伴現象に過ぎないなんてことがありうるだろうか？　意識が生物の生存に何の影響もなければ、進化の過程で、神経活動と意識のあいだに、緊密で一貫した関係性ができあがるなんてことがあるだろうか？　脳は、数億回の世代交代を経て進化してきた自然選択の産物だ。生存に有利に働く機能がクオリアに何も備わっていなかったならば、ここまでクオリアが残っていることなどありえないだろう。

意識の機能をめぐる議論は、哲学者や心理学者やエンジニアの想像力をかき立てるおもしろいトピックではある。一方で、意識の物質的基盤の解明を目指す実験は活発におこなわれ、さまざまな仮説が具体的に検証されている。科学は、「なぜ」という疑問に答えるより、ものごとの仕組みを問う「どのように」という疑問に答えるほうが得意だ。なぜ意識があるのか、意識にはどんな機能があるかといった問題に必要以上にこだわるのはあまり得策ではない。具体的に、脳のどの部分が意識のどの内容に重要な役割を果たしているのかを研究するほうが、意識のメカニズムについての科学的な理解が進むだろう。

意識の定義は難しい

私が以前、動物の意識を紹介する講演を終えたところで、一人の女性が大声で叫びながら近づいてきたことがある。「コッホ博士、私はサルに意識があるとはどうしても思えません!」そこで私はすかさず言い返した。「あなたに意識があることも私にはわかりませんよ」。女性は私の返答に驚いていたが、その顔にはすぐに理解の色がみられた。つまり、サルや犬や鳥類がどのように感じているかが私たちにはわからないという問題は、程度に差はあれ、人間どうしのあいだについても言えるということだ。極秘任務を遂行中のスパイ、結婚詐欺師、プロの役者を考えてみてほしい。彼らの見せる信頼感、愛国心、愛情、友情はいずれもニセモノだ。つまり、他人が何を本当に意識的に感じているかは、外見からはまったくわからないということだ。目の動きや言葉の裏を読めば、他人の発言の真意を汲み取ることはある程度は可能だが、他者を外から観察するだけでその人の心のなかを知ることは決してできない。

ジャズを正確に定義するのは恐ろしく難しいとはよく言われることだ。だから、「ジャズとはなんだなんて訊くようじゃ、絶対にジャズはわからないね」というルイ・アームストロングの台詞も出てくる。同じことは意識についても言える。ある特定の意識感覚を、他の感情やクオリアを引き合いに出さないで説明することはできない。この難しさは、意識を定義しようとすると堂々巡りになってしまうことが多いことからもよくわかる。たとえば、オックスフォード英語辞典では、意識は「意識がある状態。健康で覚醒している生物体の正常な状態」などと定義されている。意識を定義することの難しさを示す他の例としては、生まれてからずっと目の見えない人に「色」とは何かを説明できるかという問いがある。他の赤い色をした物を持ち出さずに、「赤のクオリア」を説明するのは不可能だ。ものの形、重さ、匂いなどを引き合いに出しても、ものの「色」については何の説明もできない。「赤い色」というクオリアを説明するためには、赤い色をした他の物体との共通点を挙げたり、赤と他の色のクオリアを比べて、それらがどう似ているのか、どう違うのかを説明したりする以外にはやりようがない。

注目する現象の十分な理解が進んでいない段階で、その現象の定義にこだわるのは、ときに危険である。まちがった定義のせいで科学の進歩が遅れることもある。厳密な定義にこだわらないという私の姿勢が「ごまかし」のように思えるのなら、「遺伝子」という用語を定義してみてほしい。実は、遺伝子の定義は未だに非常に困難なのだ。世代を越えて伝達される安定した単位が遺伝子であるという定義で十分だろうか？　単一の酵素を暗号化しているものが遺伝子なのか？　構造遺伝子や調節遺伝子はどう扱われるべきか？　核酸の一つの連続している部分(セグメント)に相当するものだけを遺伝子とすべきか？　イントロンという無意味にみえる塩基配列は、本当に無意味かどうか現在も分子生物学では議論が分かれているが、このイントロンは遺伝子とみなされるべきか？　ＤＮＡからメッセンジャーＲＮＡに至る、スプライシングや転写後編集が終わった後の塩基配列を遺伝子と定義すべきなのだろうか？

「惑星」の定義といった、もっと単純に思える例を考えてみてもいい。私が子どものころ、太陽系の惑星は九つあると教えられた。ところが数年前、カルテクの同僚であるマイケル・ブラウンの研究チームは、太陽系の端に位置する惑星「エリス」を発見した。自身の月を持つエリスは冥王星より大きい。エリスは、非常に数多く存在する「海王星以遠天体」の一つでもあるので、天文学者たちは頭を抱えることになった。エリスのような新たな惑星は今後も続々と発見されるだろうか？　そうした混乱を避けるために、天文学者たちは惑星の定義そのものの見直しをおこなった。その結果、冥王星は今や「準惑星」という新しい分類に格下げされた。現時点での惑星の定義も、将来さらに変更になる可能性だってある。二つの恒星（太陽のように自ら輝く星）の周りをまわる惑星が見つかったり、逆に恒星なしに宇宙空間をさまよう孤独な惑星が見つかったりすれば、惑星の再定義が必要になる。

よくある誤解の一つに、「科学はまず研究対象となる現象を厳密に定義し、その後にその現象を支配する原理を明らかにしてゆくものだ」という見方がある。ところが、歴史的にみれば、科学はそうした正確で明瞭な定義なしに進んできた。科学者たちが使う定義は、知識の蓄積に併せてフレキシブルに変わっていく、融通の利くものだ。そうした「作業定義」が議論や実験のきっかけとなり、異なる研究分野間での交流が促され、科学は発展してきたのだ。

こういう態度を踏まえたうえで、私なりの四つの意識の定義を紹介しよう。ただし、「盲者の一人ひとりは同じ象の異なる側面しかわからない」という仏教の説話と同じように、以下に挙げる意識の定義は、それぞれ意識の重要な側面を捉えてはいるが、個々の定義は完全なものではない。

「常識的な定義」では、意識は、私たちが日々経験する精神生活そのものであるとされる。意識状態は、朝の目覚めと同時に始まり、眠りに落ちるまで続く。眠っているときも、夢を見ているあいだは意識があるが、深い眠りのあいだや麻酔中や昏睡中には意識はなくなる。そして個体が死ねば、意識は永遠になくなる。旧約聖書の「伝道の書」はいい点を突いていた。「生きている者は自分がやがて死ぬことを知っているが、死んだ者は何も知らない」。

「外から見て判断できる動作や行動をもとにした定義」も、意識の定義としてよく使われる。この場合、いくつかの反応や行動をリストに挙げて、そのなかのいくつかを満たせば、その生物には意識があると判定する。緊急治療室の医師たちが使う「グラスゴー昏睡尺度」が代表的なものだ。昏睡尺度を使って医師たちは、頭部の傷害によって運び込まれた患者の意識状態をすみやかに判定する意識があると判定する。患者が自分の目、手足、声を制御する能力があると、それぞれに点数を与える。総合スコアが3以下であれば昏睡とされ、15以上あれば完全に意識があるとされる。中間の値は、ある程度の意識障害に対応する。たとえば、「呼びかけに対しては混乱した反応しかできないが、痛みを伴う刺激を与えると手足を引っ込める反応がみられる」などと判定される。意識に関するこの尺度は、小児や成人に対しては使えるが、赤ん坊や犬やネズミやハエなど、言語によるコミュニケーションが成り立たない相手の意識の判定には使えない。

外部から観察可能な行動をもとに意識状態を判断しようとする定義には、コミュニケーションのほかにも大きな問題がある。それは、無意識の行動と意識的な行動をどう区別するのか、という問題だ。意識を伴う複雑な行動と、決まりきった自動的な無意識のゾンビ行動は、見た目だけからは、それほど簡単に区別がつかない。これについては第6章で詳しく説明する。ただし原則的に、被験者がある一定の時間、情報を頭のなかで保っておこなわなければできないような行動が、意図をもって繰り返されるならば、被験者が人間であれ動物であれ、意識があると見なしても問題はないだろう。たとえば、私が赤ん坊を見つめ、私が舌を突き出したとしよう。しばらくして、赤ん坊が私の顔真似をして、舌を突き出したなら、その子にはある程度の意識があり、自分の周りのことにある程度気づいていると考えてかまわないだろう。同じように、寝たきりの患者に向かって、目を左右または上下に動かすように話しかけて、患者がその指示に従ったら、意識があるとみなせる。また、似たようなテストを動物に対しておこなう場合には、対象の動物種によって、手、足、ひれ、鼻などの部位を使って反応してもらう必要が出てくる。

第三の定義、「神経レベルの定義」では、意識が成立するために必要最小限の生理学的な仕組みに注目する。たとえば、脳幹にダメージを受けると、患者の意識レベルは劇的に低下し、植物状態に陥ることもある。ある特定の意識の中身、クオリアを生じさせるためには、脳幹のほかにも、「皮質—視床《ししょう》複合体」が活発に連絡をとりあって機能しなければならない。皮質のなかでも特に重要なのは、大脳新皮質と呼ばれる進化的に最も新しい部分だ。新皮質はニューロンの細胞体が位置する灰白質《かいはくしつ》と、主にニューロンから出てくる軸索の束に占められている白質《はくしつ》からなっており、シワのように折りたたまれて頭蓋のなかに収まっている。いわゆる「大脳」のほとんどは新皮質だ。新皮質は哺乳類に特有の構造でもある。「視床」は、脳の中央にあるウズラの卵ほどの大きさの構造だ。他の脳部位から新皮質への入力は視床で調節され、新皮質からの出力も視床にフィードバックとして送られている。新皮質のほぼすべての部位が、視床の特定の部位からの入力を受け取り、同じ視床の部位へ情報を送り返している。「皮質—視床複合体」は、ほかにも海馬《かいば》、扁桃体《へんとうたい》、基底核《きていかく》、前障《ぜんしょう》(claustrum)などを含むため「複合体」と呼ばれている。第4章と第5章で明らかになるように、ニューロンのレベルでの科学的な理解が、意識の科学を推し進めるために最も重要な役割を果たしてきた。今後は、ニューロンレベルでの意識の定義がより重要になっていくだろう。

以上三つの定義でもの足りないと思われるのであれば、意識とは「何かを感じるときの感じ」という、哲学者の好む第四の定義がある。ある経験をしたときにどのような感じがするかということは、その経験をした主体にしかわからない。「自分の内面でどんな感じがするか」は、言葉では説明がつかない。これがまさに意識の内容、クオリアの特性だ。

以上四つの定義は、いずれも原理的でも厳密でもない。どの定義も、あるシステムに意識が宿るためには何が必要か、ということを明確には述べていない。しかし、医学的な患者の評価や、神経科学の研究を進めるうえでは、第二の行動学的な定義と、第三の神経学的な定義が最も役立つだろう。

意識の定義については、なかなか合意がみられず、延々と熱い議論がつづきがちだ。そのため、意識の科学を前に進めていくには、いくつかの前提のもとに研究を進めるべきだ。もちろんそうした前提のいくつかについては、現時点では完全には正当化できないものもある。前提は一時的な作業仮説に過ぎず、研究が進むにつれて将来的には修正されたり、否定されたりするかもしれないものも含んでいる。

第一の前提は、「意識の物質的基盤は脳内のニューロンである」ということだ。意識は、脳のなかの多数のニューロンどうしの特定の相互作用から生まれるのかもしれないし、ニューロン内部の何らかの要素が特にそれに関わるのかもしれない。このような相互作用は、物理学の法則と完全に両立している。しかし、物理法則だけから意識がどのように脳から生まれてくるかということを完全に説明するのはほぼ不可能だ。

第二の前提は、「多くの動物、特に哺乳類には何らかの意識がある」ということだ。動物にも、視覚、聴覚、嗅覚、その他の知覚経験がある。それぞれの動物種は、生態的地位（ニッチ）に適応した特別な知覚感覚器官をもっており、それぞれにみあった独特な意識を経験してはいるだろう。しかし、あらゆる動物が何かを経験していることに変わりはない。動物の感覚や意識を認めないというのは、人間だけが特別だという思いあがりの結果だ。だいたいそういう考えは、動物と人間が生体の構造にしても行動的な特性にしても連続した関係にある、という非常に多くの証拠とつじつまがあわない。生物学者はこの連続性を強調して、動物といえば「ヒトではない動物」と「ヒトという動物」の両方が含まれる、などと言ったりする。人間を含めたすべての動物は共通の祖先をもつ。これは、次の三つの理由から断言できる。

第一に、多くの哺乳類の行動は、同一とは言わないまでも似ている。たとえば、私の愛犬は、キャンと鳴いた後、クーンクーンと鼻を鳴らしながら自分の手足をなめて、その後足を引きずりながら私のところへ寄ってくることがある。こういうとき、私には彼女(そう、雌犬なのだ)が身体のどこかが痛くて助けを求めているのだろうとわかる。というのも、似たような状況では私も似たようなふるまいをするからだ(手足をなめたりはしないが)。こういう類推は、痛みを感じているときに身体にあらわれる生理反応をもとにした見解とも一致する。人間と同じように、犬も、痛いときには心拍数と血圧が上昇し、ストレスホルモンが血液中に放出される。また、身体的な痛みだけでなく、心理的な痛み、「苦しみ」も、人間と動物で共通の反応を引き起こす。動物も繰り返し虐待されたり、大人になってから兄弟や飼い主から引き離されたりすると「つらい」のだ。ただ注意して欲しいのは、私は、犬の感じる痛みや苦しみが人間の感じる痛みや苦しみとまったく同じだと言っているわけではない。犬も他の動物も、害のある刺激を受けると、無意識に痛みに反応するだけでなく、何らかの意識的な痛みを経験しているということだ。

第二に、神経系の構造は哺乳類のなかではかなり共通したところが多い。豆粒ほどの大きさに切り出された大脳皮質の一部を見せられて、それがマウス・サル・ヒトのどの脳から取ってきたものかを当てるのは、神経解剖学の専門家くらいにしかできない芸当だ。マウスやサルの脳と違って人間の脳は特別に大きいと思うかもしれないが、大きさだけならゾウやイルカやクジラなどの脳はさらに大きい。つまり大きさの面でも人間の脳が特別だということはない。遺伝子構成も、シナプスも、ニューロンの成分も、ニューロンどうしがどのようにつながっているかについても、マウスとサルと人間のあいだに質的な差はみられない。痛みのシグナルを伝える受容体や神経経路は、種を越えて似ている。愛犬と一緒に山道を走った後に、私は彼女に自分と同じ鎮痛剤を塗ってやることがある(塗る量は体の大きさにあわせる)。すると痛みは消えるようで、彼女は足を引きずって痛そうな素振りをみせるのをやめる。これらの事実をもとに、犬の感じる痛みは人間の感じる痛みと変わらないと私は考えている。

人間と動物のあいだには以上のような類似点はあるものの、ハードウェアレベルでは多くの量的な差があることは言うまでもない。そうした差が積み重なることによって初めて、種としてのホモ・サピエンスは、地球上の隅々までインターネットの網を張ったり、核戦争を計画したり、劇作家ベケットの戯曲「ゴドーを待ちながら」のように、来るかどうかもわからない人を待ち続けたりするといった、他の動物には真似できないことができるようになったのだ。しかし現時点では、人間と動物の脳に質的な差は見つかっていない。

動物にも意識があると考えられる第三の理由として、現在生き延びているすべての哺乳類は互いに近縁であり、共通の祖先から進化してきたことが挙げられる。胎盤をもつ哺乳類には今日、非常に多種多様なものがみられる。それらすべては、約六五〇〇万年前に恐竜が絶滅した後に、進化してきた仲間だ（恐竜が絶滅したのは当時メキシコのユカタン半島に小惑星が激しく衝突したことが原因と考えられている）。六〇〇〇万年をさかのぼれば、大型の類人猿であるチンパンジーやゴリラとヒトは共通の祖先にたどり着く。我々人間、ホモ・サピエンスは、連続した進化の果てに登場した種なのだ。意識を突然に与えられて、天から降りてきた特別の生き物ではない。

すべての多細胞動物が、何らかの意識を共通してもっているという可能性はありうる。ワタリガラス、カラス、カササギ、オウムをはじめとする鳥類、マグロやカワスズメなどの魚類、イカやミツバチには洗練された行動がみられる。これらの動物はおそらく、何らかの意識をもち、痛みを苦しいと感じ、喜びを感じたりもしているだろう。ただし、意識の中身のバラエティは、種によって、また同じ種でも個体間で差があるだろう。たとえば、同じ人間でも、寿司を食べ慣れている日本人にとっては、魚の味の微妙な違いがわかる一方で、ワインを日常的に飲むヨーロッパ人ほどには、日本人にはワインの味の違いはわからないということだ。それぞれの動物が経験する意識の内容は、感覚器官の特性や、生態的地位（ニッチ）と密接に関連している。種や個体の多様性を反映して、意識にも多様性があるということだ。

どれだけの種類の意識の内容が経験できるかは、神経系が単純になっていくにつれて少なくなっていくはずだ。生物学の研究室で広く使用されている線虫には、神経細胞が三〇二個しかない。ショウジョウバエには神経細胞が一〇万個そなわっている。このような生物が何らかの意識をもっているのか、もっているとすればどんな意識の中身なのかについて、現時点で確定的なことを言うのは難しい。今のところ、意識を生み出すのにどのような神経系の構造が必要なのかはわかっていないい。つまり、意識のある生物と、何も感じない生物というような違いが果たして存在するかどうかもわからないし、何が決定的な違いになりうるかについてもわからない。

自意識は意識に必要か?

意識の最も重要な側面は何かと訊ねると、自分の意識の中身を振り返る能力、つまり自意識を挙げる人が多い。自分が自分であると意識する能力、子どもの病気など他者のことを心配する能力、自分が落ち込んでいることに気づく能力、恋人に嫉妬する能力、これらはいずれも、意識の機能のなかでも最も高度な認知機能だ。

幼い子どもは自分の行動を振り返ることがほとんどできない。一八か月に満たない赤ん坊は、鏡に映る自分を認識することができない。この「ミラーテスト」は、行動心理学の分野では自己認識能力のゴールド・スタンダード(基準)としてよく使われている。ミラーテストでは、試験者が赤ん坊に気づかれないように、その額や顔にペンキやシールで印をつける。次に、見慣れた鏡の前に赤ん坊を座らせると、赤ん坊は鏡のなかの自分の姿に興味をもつが、額の印をひっかいたりこすったりして取り除こうとはしない。これが少し年長の子どもや、洗面台の鏡を独占して自分の外見を異常なまでに気にするティーンエイジャーであれば、結果はまったく異なる。ミラーテストには、人間以外にも数種の動物が合格することが知られている(試験の方法は種にあわせて適宜変更される)。大型類人猿、イルカ、ゾウ、カササギなどは合格する。サルは歯をむき出しにしたり、鏡のなかのサルに反応したりするものの、その鏡に映った姿が自分のものであることには気づかない。ただしこの結果は、「自分」という理解や認識がサルにはないということではない。鏡のなかの姿と自分の実際の身体を同じものだと認識して、意識の上で比較できないだけだ。

ミラーテストを自意識があるかないかの判定基準にすると、大半の動物には自意識がないことになる。それをもって、ほとんどの動物が無意識であると結論づける研究者もいる。この判断基準に従うと、人間を含めた限られた種だけに意識があり、人間のなかでも赤ん坊などには意識がないということになる。

ところが、われわれの日常によく起こる現象を考えてみれば、この結論はおかしいとすぐに気づくだろう。自分が何かに熱中して、外部の世界に取り込まれてしまったような感じになっているとき、自分自身に対する意識はぼんやりしている。私個人はこの感覚を、山や崖や、砂漠にそびえ立つ岩でロック・クライミングをしているときに非常に強く感じる。高い岩山に張りついて、死と隣りあわせになると、自分が生きていることを強烈に感じる。調子がいい日には、私は心理学者ミハイ・チクセントミハイが「フロー」と呼ぶ状態に入る。強烈なフロー状態に入ると、周囲の環境、指先に感じる花崗岩《かこうがん》の感触、髪の毛のあいだを吹き抜ける風、背中に照りつける太陽の日差しがはっきりと意識にのぼる。そして毎回必ず、最後につかんだ岩肌までの距離がはっきりと意識される。フローとは、感覚から動作までが滑らかに流れるように、継ぎ目なく統合されたときに達成される意識状態だ。すべての注意は私の手の動きに注がれている。時間の流れは減速し、自意識は消えてゆく。自分の置かれた状況を振り返って、崖から落ちる可能性など一切頭に入ってこない。フローは、瞑想中の禅僧の精神状態にみられるような、歓喜に満ちた状態だ。

作家であり登山家でもあるジョン・クラカワーは、エッセイ「アイガーの夢」のなかで、この状態をうまく表現している。

だんだんと注意力が極度に研ぎ澄まされ、もはや指の皮がむけていることも、太股が痙攣していることも、精神集中が途切れないように緊張していることも、気にならなくなる。集中のおかげで、自分を忘れ、まるで鮮明な夢のなかで山に登っているような気分になる。日々の生活の雑多な問題は、すべてが一時的に忘れられる。圧倒的に明確なゴールと目の前の作業のことだけが頭を占拠するのだ。

このような自意識の喪失は、登山だけでなく、セックス、白熱する議論、ダンス、オートバイレースなどの最中にも経験される。そうした状況では、「いま、ここ」の境地に没して、自分自身のことはほとんど感じなくなる。

この忘我のような意識状態を研究したのが、イスラエルのワイツマン研究所のラフィ・マラッチだ。マラッチの研究グループはボランティアの被験者に、狭苦しい脳イメージング装置のなかに横になってもらい、映画『続・夕陽のガンマン』を観てもらった。一般的な映画鑑賞のスタイルとはやや異なるが、参加者たちは、このマカロニウエスタンの古典を楽しむことができた。映画に熱中しているあいだ、被験者の脳は、映画の内容を処理する脳部位では活発になるが、自意識に関わる部位の活動は低くなることがわかった。つまり、知覚・情動・記憶の処理に関わる領域は極めて活発な脳活動を示すが、自省・高次認知・プランニング・自己評価に関わる大脳皮質領域では活動レベルが下がるのだ。さらに、実験に参加したどの被験者でも、イメージング装置で測定した大脳皮質の血流の上昇および低下のパターンが非常に似通っていたことがわかった。いずれの結果からも、この映画の監督のイタリア人セルジオ・レオーネの腕の確かさがわかる。観客の意識、記憶、感情は、彼が思ったとおりにコントロールされているのだ。そしてこの点こそが、私たちが映画を観たくなる理由の一つなのだ。映画は、日常の雑多な心配ごと・不安・恐怖・疑念といった自意識から引き離してくれる。上映されている数時間のあいだ、私たちは別世界の住人になれる。スクリーン上で展開されるストーリーに対する意識は高まるが、自分自身の内部状態にはほとんど気づかなくなる。そしてその経験はときに、このうえない喜びをもたらしてくれる。

大脳皮質の前方、前頭葉が広範囲にダメージを受けると、認知、実行、情動、プランニングなどの機能がかなり低下する。そして、前頭葉患者は往々にして本人自身が自分の機能障害に気づかない。それでも、そうした人々の知覚能力はたいていの場合、健常者と変わらない。視覚、聴覚、嗅覚に問題はなく、彼らは自分の知覚が働いていることもわかっている。

自意識は、さまざまな意識の内容の一種類に過ぎない。外部の物質世界ではなく、内部の意識世界を意識する種類の意識だ。自意識が特別なのは、「内部意識について振り返っている自分」をさらに振り返る、つまり「内省に対しての内省」という入れ子構造をとることができる点にある。この特徴のおかげで、人間の推論・合理性は非常に強力なものになっている。

この自己再帰性とも呼ばれる入れ子構造こそが自意識の中心的特性である、とコンピューター科学者のダグラス・ホフスタッターは考えている。彼はこのような構造を「ストレンジ・ループ（奇妙な環）」と呼んでいる。ストレンジ・ループとは、芸術家エッシャーの版画のように、左右の手が互いに互いを描きあっているような入れ子構造のことだ。仮にホフスタッターが正しいとしても、ストレンジ・ループは、意識を生み出す脳活動がたまたま生み出してしまった特殊な状態に過ぎず、自意識もまた意識の一種だということには変わりない。しかし私は、自己再帰性が自意識の中心だとは思わない。なぜなら、「自分が考えていることについて自分が考える」というレベルよりもさらに再帰的に自己について意識的に考えるのは非常に難しいからだ。私自身はむしろ、身体の感覚や痛みの感覚といった昔からあるタイプの意識から進化して自意識が生まれたのだろうと考えている。

自意識と並ぶ、人間固有の特性が言語能力だ。人間は言語を獲得したことで、概念を表現したり、記号を操作したりして、他人とコミュニケーションをとることができるようになった。言語のおかげで大聖堂が建ち、スローフード運動が展開され、一般相対性理論が考案され、小説『巨匠とマルガリータ』が書かれた。どれもが、人間以外の動物にはできないことだ。文化生活は言語なしには成り立たない。そのため、哲学者や言語学者たちのあいだに、意識は言語なしには生まれず、ものごとを感じたり内省できたりするのは人間だけだという考えが生じたのも無理はない。

しかし、私はそうした見方には賛成しかねる。言葉を口にできないから動物には意識がないとか、脳の発達が未熟だから赤ん坊に意識がないなどというのは、当人に意識があるかどうかの判定の根拠にはならない。そもそも、重度の失語症で言語能力がまったくないような人々にも意識はある。脳の損傷などによって失語症になった人たちは、一時的に、言語を聞いて理解できなかったり、言いたいことが言えなくなったりする。ところが、損傷から回復した後には、自分たちにどのような意識経験があったのかということを、はっきりと説明できるのだ。哲学者を始め多くの知識人は、昔から、意識について考えるときに、自分の意識経験や思考過程を、頭のなかだけで詳しく振り返るという手法を取ってきた。そこでは、言語を使った論理的な分析が最も重要とされ、その考察の過程や結果も言葉や文章で説明され、議論されてきた。このような学問的な伝統があるために、日々の生活で意識にのぼってくる「ただの感覚」は、自意識や言語などとは関係がないため、意識を論じるうえで軽んじられてきた。一方で、言語が意識に果たす役割は、彼らによって必要以上に持ち上げられてきた。言語は結局のところ、彼ら哲学者たちの大切な商売道具だからだろう。

感情は、意識とどういう関係があるだろうか？　生物体が意識をもつためには、怒りや恐怖、むかつきや驚き、悲しみや興奮、といった感情が果たして必要だろうか？　そうした強い感情が我々の生存に不可欠であることは疑いないが、それが意識に不可欠であるという説得力のある証拠はない。自分が怒っていようと幸せだろうと、目の前にロウソクの火があれば、それが見えることには変わりないだろうし、その炎に手をかざせば熱く感じることにも変わりはないはずだ。

それに、感情がない人にも意識があるという証拠は数多くある。重度のうつ病や、脳の前頭葉に損傷があるために、感情の起伏がほとんどない人たちがいる。彼らの行動は正常とは言えず、奇妙な判断をすることも多い。頭部に障害を負った退役軍人たちのなかには、自分が運転していた装甲車の下で地雷が炸裂して、脚が吹き飛ばされたときのことを平然と思い出して、まるで他人ごとのように感情を込めずにサラリと話したりする人たちがいる。そういう人は、事故で負った傷は痛むかもしれないが、それ以外の状況では、自分が今置かれている状況に無関心で、感情がないように見える。しかし、彼らにも意識はある。感情がきちんと働かなければ、日常生活はバランスのとれた素晴らしいものにならない。だが、意識が成立するためには感情は必要ではない。

さて、脳と意識という大問題に立ち向かう準備をそろそろ終えよう。前頭葉が損傷を受けて感情がなくなった患者の話からも明らかなように、脳のさまざまな部位がバラエティに富んだ意識の内容を生み出している。「脳」という器官について、神経科学の教科書は非常に細かい説明をしてくれてはいるが、それがどのような「意識」を生み出すのかについて言及することはほとんどない。教科書が見落としているものがどれだけ重大なものであるかを示すために、次の章では、脳科学者として外部から観察した脳と、その脳から生み出される私たちの意識体験とのあいだの関係性を明らかにしたい。

第4章

手品師と科学者は似たものどうし。目で見ているものが意識にのぼるとはかぎらない。意識にのぼらない情報が脳内に残す足跡。注意と意識は異なる情報処理プロセス。

「必要なのはデータだよ、データ！　とにかく材料がないんだ！　粘土がなければレンガだって作れないんだよ！」

——アーサー・コナン・ドイル『名探偵ホームズ　ぶな屋敷のなぞ』(一八九二年)

専門知識をもたない人が、原子物理学や腎臓透析について持論を振りまわしても、誰も相手にしてくれないのは当たり前だ。ところが、意識の話となると、関連する重要な脳科学の知見をほとんど知りもしないのに、自説を好き勝手に展開しても許されるという雰囲気がある。しかし、そんな適当な言説から意識について学べることなどほとんどない。

脳と意識に関する心理学、神経科学、医学の知識は、日々膨大に蓄積されている。脳科学者や認知科学の研究者は、世界中に五万人以上もおり、毎年、何千報もの新たな論文が発表され、過去の知見の上に積み上げられている。

などと言うと、読者はこれから膨大な数の難しい論文がどんどん紹介されていくのではないかと不安になるかもしれない。しかし、大丈夫。本章では、非常に興味深い、いくつかの実験の結果を詳しくみてゆく。意識の源を探求する最新の研究の現場は、どのような雰囲気に包まれているのか、読者にはそれを感じてもらいたい。

脳から生み出される意識

二〇世紀も残り一〇年を迎えようとするころ、数人の勇敢な研究者たちが脳内における意識の足跡に目を向け始めた。概念をもてあそぶ議論を続けていても仕方がないと判断したのだ。「意識は本当に存在するのか?」「意識は物理法則に従わないのか?」「哲学者が志向性と呼ぶ意識の特性、つまり意識の中身が何であれ、外界にある何らかのものごと「について」である、という特性はどこからどのように生まれてくるのか?」「哲学者が提案する学説のどれが脳と意識の関係をきちんと説明できるのか?」といった議論には終わりがない。そしてついに、先駆的な研究者たちの実証的な研究によって、意識をめぐるさまざまな概念が洗練され、意識はついに、特定の脳内メカニズムの産物として捉えられるようになっていった。

九〇年代の初頭、フランシス・クリックと私は、「意識の神経相関(Neural Correlates of

Consciousness、略称ＮＣＣ）」という考えに取りつかれていた。「ある一つの特定の意識的知覚が生じるために必要な、ひとまとまりの最小の神経メカニズム」というのがＮＣＣの定義だ（この定義は、機械やソフトウェアが意識をもつ可能性については完全に中立的で、あえてなんの意見表明もしていない。ロボットなどの人工物に意識を宿らせる可能性、すなわち意識の実装については後の章で詳しく説明する）。

ＮＣＣという概念をもう少し詳しく説明してみよう。たとえばあなたが今、砂漠の砂のうえに意味ありげに置かれた赤い箱を見ているとしよう。箱の上には、一頭の蝶が舞っている。あなたは、この箱と蝶を一瞬のうちに意識する。このときに脳内では、色を表現する特定の皮質ニューロン（神経細胞）集団や、箱がどのくらいの距離にあるかという奥行きの知覚をコードするニューロン集団や、その立方体を構成するさまざまな線の方向をコードするニューロン集団などが活性化している。それぞれの反応が結びつけられて、「赤い箱」というものが意識にのぼる。こうした意識的知覚を生み出す「最小の」ニューロン集団こそが、目の前の不思議な箱を知覚するためのＮＣＣにほかならない。

ここであえて、「最小の」と強調したのには理由がある。この修飾語がなければ、脳全体がＮＣと見なせてしまうからだ。どんな意識の内容も、脳が生み出していることは言うまでもない。しかし、フランシスと私は、そんな当たり前のことではなく、より詳細なレベルでの説明や理解が重要であると考えた。ある特定の意識の内容を直接生み出すようなニューロン集団と、そのニューロン集団のつながり方には、一体どのような特徴があるのかを明らかにすることを目標としたのだ。そういう意味では、「意識を直接に因果的に生み出す（英語では cause）」ニューロン集団というのが理想的な表現ではあった。しかし、我々は科学者として言葉を厳密に使わなければならない。科学の世界では「因果関係」を示すことはとてつもなく難しい。そのため、より控えめな、特定の意識と「相関している(英語ではcorrelate)」ニューロン集団という言葉を採用した。

脳内には、特定の意識の内容と、より密接でより特権的に結びついた部位が存在する。そういう意味で、脳はホログラムとはまったく違う原理で作られている。立体的な写真であるホログラムでは、画像を浮かびあがらせるために、すべての要素が等しく寄与する。一方、脳の場合は、損なわれても意識にほとんど影響を及ぼさない部位もあれば、意識に決定的に重要な役割を果たす部位もある。

たとえば視覚意識は、首から下の、脊髄を通る末梢神経からの入力にも、そこへの出力にも、ほとんど左右されない。半身麻痺や四肢麻痺の人たちは、脊髄損傷部位より下の部位に対する感覚を失っていて、身体をうまく操ることができない。しかし、彼らは健常者と同じように周囲の世界を視覚的に意識している。映画でスーパーマンを演じたクリストファー・リーヴを覚えているだろうか？　落馬事故で首から下が麻痺した彼は、後に医療基金を設立し、雄弁な活動家となり、自分のような障害をもつ人々が再び動けるようになるための幹細胞研究やリハビリテーション手法の実現を熱心に呼びかけている。

では、首の上、頭の後ろ側、大脳皮質の下方に位置する小脳は、意識を生み出すために必要だろうか？　ちなみに、「小」脳という名前には皮肉めいたところがある。というのも、小脳には、決して少なくない六九〇億個もの神経細胞が含まれているからだ。この数は、スポットライトを浴びがちな大脳皮質に含まれる神経細胞の四倍以上にあたる。さて、脳卒中や脳腫瘍によって小脳が損なわれてしまうと、身体の平衡感覚がおかしくなり、足を大きく広げないとバランスをとって立っていられなくなる。また、さまざまな関節をタイミングよく調和させておこなうような運動がスムーズにできなくなるため、歩行がおぼつかなくなり、すり足でしか歩けなくなる。目の動きも思ったようにコントロールできず、ろれつは回らなくなる。それまで当たり前だと思っていた、正確で滑らかな身体の動きはぎこちないものとなり、慎重かつ意識的な意志で運動を制御しなければならなくなる。ピアノを弾いたり、テニスを楽しんだりすることなどは、あきらめなければならない。それでも、小脳へのダメージは、知覚や記憶にほとんど、もしくはまったく影響を与えない。聴覚、視覚、触覚、嗅覚に影響は現れない。

　脊髄や小脳への損傷と対照的なのが、大脳皮質や海馬へのダメージだ。破壊された部位や、破壊のされかたにもよるが、意識への影響が非常に大きいこともある。極端な場合には、自分の子どもの名前を思い出せなくなったり、世界から色が失われたり、親しい人たちの顔が認識できなくなったりする。次章で詳しく説明するが、こういった臨床的な知見から、研究者たちは大脳皮質やその周辺部位の個々の脳領域で生じているニューロンの電気化学活動が、ある特定の意識経験の内容に不可欠だと結論している。

　それでは、意識に不可欠なのはいったいどの脳領域なのか？　この疑問はいまだに活発に議論されている。南カリフォルニア大学の神経科医アントニオ・ダマシオは、大脳皮質の後方に位置する頭頂葉の一部が不可欠であると指摘している。前島《ぜんとう》や上側頭葉《じょうそくとうよう》など他の脳領域が不可欠であると指摘する研究者もいる。将来的には、すべての意識経験について必要十分な全要素のリストを作ることが目標だが、現時点では遠い夢だ。

意識を生み出すのに決定的な役割を果たす脳部位を突きとめる試みは始まったばかりだ。殺人事件の捜査にたとえて言えば、容疑者がアメリカ北東部のどこかに潜んでいることがわかったような状況だ。しかし、そんな情報だけでは犯人逮捕にはほど遠い。特定の意識経験に重要な役割を果たす、特定の脳領域内の特定の回路、特定のタイプのニューロン、特定のシナプスを突きとめる必要がある。そのような神経科学のアプローチで意識を研究しようという動きを促すために、フランシスと私が提案したのは、「どんなNCCにも共通して重要な役割をもつのは、大脳皮質の後ろの方にある高次の知覚領域と、皮質の前の方にある前頭前野内のプランニングおよび意思決定に関わる領域とのあいだでの長距離の相互連絡である」という仮説だ。この仮説については、後で詳しく説明しよう。

私たちが主観的に経験する意識の内容はすべて、脳内の特定の物理メカニズムによって引き起こされている。たとえば、自分のおばあさんを見たときに、それが写真であれ本物であれ、それに反応する脳回路があるから、おばあさんが意識にのぼる。山の上の松林を吹き抜ける風の音を聞くための回路もあるし、渋滞のなかを自転車で走り抜けるときのスピードを感じるための回路もある。

これらの異なるクオリアすべてに共通する神経メカニズムというのは存在するだろうか？　言い換えると、「ある脳内領域Xにあるニューロンがすべてのクオリアに重要だ」という可能性だ。上記の例で言えば、たとえば、「前頭前野に含まれる活発なピラミダル・ニューロンが、三つのクオリアすべてに関与しており、三つの感覚それぞれに特異的な知覚エリアへと軸索を伸ばして情報処理のループをつくっている」、そんな可能性はあるだろうか？ あるいは、「クオリアを生み出すニューロンは周期的に他のニューロンとタイミングを合わせて発火する」などという可能性はあるだろうか？ こうしたいくつものアイデアを、フランシスと私は検討してきた。

ある意識経験に対応しているニューロンの活動を変化させれば、それに伴って対応する知覚が変化するはずだ。つまり、ＮＣＣのニューロンを破壊したり、その活動を完全に抑えてしまえば、対応した知覚は消えてしまうはずだ。ただし、ダメージがそれほど大きくなかったり、若い個体の脳であったりすれば、数週間くらいで損傷が補われ、対応した知覚も回復するだろう。

逆に、ＮＣＣの活動を人工的に誘導すれば、対応する知覚を生み出すこともできるはずだ。実はこれは、神経外科手術の現場で日常的におこなわれていることでもある。脳外科医は、たとえばてんかん患者の手術をおこなう際に、患者の脳の表面に電極を据えて電流を送ることがある。電極の設置場所や電流の強度に応じて、外部刺激は患者に、辛い記憶や、数年前に聞いた歌を思い出させたり、腕を動かしたいという衝動的な感覚や、動いてもいない腕が実際に動いたという感覚を引き起こしたりすることがある。

この話をさらに進めると、映画『マトリックス』の世界にゆきつく。「機械《マシン》」が、後頭部と脊髄に開けられた穴に差し込まれるインターフェイスを介して、脳内へある特定の複雑な電気パルスを送って、思い通りのＮＣＣを生じさせる。すると、主人公ネオの意識には、現実の世界と区別のつかない、完璧なフィクションの世界が創り出される。そして機械からプラグが抜かれた瞬間、ネオは悪夢から醒める。人間の生き血をエネルギー源とする昆虫型ロボットが、エサとして育てるためにネオを巨大なケージのなかに飼っていた、という夢から醒めるのだ。

夜になれば、私たちも頭のなかで幻覚を見ている。そう、夢の話だ。ベッドの上で私たちは、たとえ後で思い出すことができなくても、色鮮やかで、ときには強烈な感情を伴う体験をする。目を閉じていても、夢を見ているあいだ、脳は現実を作り出している。夢を見ていることを自覚しながら見る「明晰夢《ルシッド・ドリーム》」を除けば、私たちには、夢を見ているときと目覚めているときの区別はつかない。夢は、見ているあいだはリアルだ。

皮肉なことに、夢のなかで自分が動いていると感じているあいだ、ベッドの上の身体はほとんど麻痺した状態にある。脳が身体の動きを制限し、たとえ夢のなかで暴れても体が傷つかないようにしているのだ。身体が麻痺しているにもかかわらず、夢という強烈な意識が経験されるということは、身体の動きは意識の生成に必要ないということだ。たとえ脳への入出力がなくとも、成人の脳はそれだけで経験を生み出す。哲学者のお気に入りの喩えである「水槽のなかの脳」は、『マトリックス』で描かれたように、意識を生じるのに十分なのだ。

具体的にどのような神経回路がＮＣＣなのかを発見し、その本質を見極め、特徴を明らかにすることが、現在進行中の多くの研究、特に視覚研究のテーマとなっている。

目で見ていても、意識にのぼらないもの

数年前のことだ。私はニューヨークで、伝説のマジシャン、アポロ・ロビンスとともに数日を過ごした。ラスベガスをホームグラウンドとするプロのマジシャンであるアポロに比べると、並みの手品師は圧倒的に見劣りがする。最も印象的だったのは、カフェでアポロが私の隣に座っていたときのことだ。カフェの店内なので、いつもの舞台のようにスモークを焚いたり、スポットライトを使ったり、ビキニ姿のアシスタントを脇に立たせたり、背景に音楽を流したりといった、観客の注意をそらす仕掛けはまったく使えない状況だ。けれどもアポロは、空中からコインを取り出したり、私に目がけて投げた紙のボールを空中で消したり、私の腕時計をいつのまにか盗んだりした。どれも、私が彼のあらゆる動作を見ていたときに起こったことだった。視覚認知の専門家である私は、すっかり形無しだった。アポロがトランプのカードを、隣に座っていた私の息子からいつのまにか奪い、その額に貼りつけていたときは心底驚いた。アポロの手元に気をとられていた息子は、カードの行方がまったくわからなかったのだ。

アポロや他の手品師から私が学んだのは、彼らが観客の注意や期待を操る達人であるということだ。アポロが観客の視線や注意を自分の左手に向かわせることができれば、右手の動作は、たとえ観客が彼の手を見つめていたとしても意識にのぼらなくなってしまうのだ。

空間への注意は、「注意のスポットライト」という言葉で表現される。この「脳内ライト」で照らされている物体や出来事は、脳内で優先的に処理され、より速やかに、かつより正確に検知される。ただし光があるところには常に影が伴うように、スポットライトで照らされていないものや出来事は、意識にのぼらないこともよくある。

さて、喧噪のニューヨークから、磁気共鳴イメージング（ＭＲＩ）スキャナーのなかへと舞台を移そう。ＭＲＩ装置は、重量が数トンにもおよぶ巨大な装置だ。人の入るスペースは棺桶のように狭く、閉所恐怖症の人には耐えられない。実験が始まると、スキャナーはけたたましい音を鳴り響かせて脳活動をモニタリングし始める。被験者であるあなたは今、狭苦しいスキャナーのなかで、できるだけ身体を動かさないように、さらには瞬きさえしないように言われて横になっている。少しでも体が動くと、検出されるはずのシグナルが消えてしまうからだ。そしてあなたは今、トランプのカードの山からハートのエースが取り出されるところを見ている。正確には、鏡越しでコンピューター画像を見ている。ＭＲＩ装置はその間、あなたの脳内の血流変化を測っている。実験をおこなう神経科学者は、マジシャンのような手技を持ちあわせてはいないが、画像を操作することで似たような効果を演出する。たとえば、ハートのエースのすぐ後に、次の画像をスクリーン上に見せられると、二番目の画像が邪魔してハートのエースが見えなくなってしまう。この「マスキング」と呼ばれる現象では、いくらハートのエースを見ようとしても見えない。この状況は、往年の名捕手ヨギ・ベラの名言、「よく注意して見れば多くが見えてくる」とはまったく逆だ。

目の前にあるものを意識にのぼらせない手法をさらに洗練した方法の一つが、「連続フラッシュ抑制」と呼ばれる手法だ。この手法は、以前に私の研究室に所属していた土谷《つちや》尚嗣《なおつぐ》が開発したものだ。連続フラッシュ抑制では、鏡やついたてなどを使って、被験者の左目にはトランプのカードなどの画像を見せ、右目には、明るい色をした重なり合う多数の四角形――オランダ人画家ピエト・モンドリアンの描く四角形のようなもの――を速いスピードで（一秒間に一〇回程度）次々に見せていく。もちろん、被験者が右目をつぶれば、ハートのエースは意識にのぼるが、両目を開けたままだと、ハートのエースは、次々と現れるモンドリアン図形によってマスクされてしまい、数分間にわたって見えなくなる。

視覚研究では、連続フラッシュ抑制のような強力なマスキング手法を比較的容易に開発することができるので、視覚をモデルとした意識研究は現在、非常に活発になっている。こうした手法を使うことで、被験者の目を通して脳内に入力する情報を保ちながら、被験者の意識の中身を操作することができる。同じような操作を、聴覚や触覚といった他の感覚で達成するのは非常に難しい。嗅覚を操作してバラの香りをブルーチーズの匂いと混同させるのは至難の業だ。また、「自分が何者か？」というような感覚も簡単には揺るがない。被験者が人格障害でもないかぎり、実験操作によって、被験者に、自分がイギリスの女王であると信じさせた直後に歌手のマドンナだと信じさせたりすることはほぼ不可能だ。

一般に実験のやり方について言えば、関心の対象となる事柄・変数以外をすべて同じに設定した条件どうしを比べる実験が最もエレガントだ。そのような比較実験をおこなえば、注目する変数がシステム全体に及ぼす影響の差を拾いあげることができる。磁気スキャナーを使用すれば、被験者がハートのエースを見て、それが意識にのぼっているときの脳の活動を、ハートのエースがマスクされて意識にのぼらないときの活動と比較して、どのような神経活動が、ハートのエースが意識にのぼる際に重要なのかを明らかにすることができる。このような実験で意識の足跡をたどれば、既に述べたクオリアに関するいくつかの仮説を検証できるのだ。

では、マスキングや連続フラッシュ抑制の実験で、具体的にNCCについて、何が現在までにわかってきたのか？　ハートのエースの画像は、まず眼球の裏側にある網膜神経節細胞と呼ばれる網膜のニューロンを刺激する。このニューロンの軸索は、視覚情報を脳へと運ぶ視神経を構成している。網膜神経節細胞は、ハートのエースに対して一連の活動電位のバースト、つまり第2章で説明したような、「全か無か」のパルスによって反応する。重要なのは、眼球の裏側から脳へ向かって流れる情報は、その情報の中身が眼球の持ち主の意識にのぼるかどうかとは無関係だということだ。まぶたが開いているかぎり、眼球と脳をつなぐ視神経にはシグナルが流れ続け、情報は大脳皮質内の下流の領域へと伝えられる。そして、ある特定の皮質ニューロン集団が、他の集団と協調して「連合」と呼べるようなものをつくり、安定した活動を生じさせると、ハートのエースが意識にのぼる。この過程については、第8章でより詳しく説明する。

しかし、連続フラッシュ抑制によって、ハートのエースが片目に見せられていても意識にのぼらない場合、ハートのエースに対応するニューロン連合は形成されない。なぜなら、もう一方の目に次々と見せられるモンドリアン図形が引き起こす絶え間ないスパイク(活動電位)の波が、ハートのエースに対応するニューロン集団の活動を抑えこんでしまうからだ。この場合、モンドリアン図形がつくるニューロン連合によって、カラフルなたくさんの四角形が意識にのぼり、結果として、ハートのエースは意識的には見えなくなる。

ここで、次のおもしろい実験を紹介する前に、(核)磁気共鳴イメージング(MRI)の原理について簡単に説明しておこう(ちなみに「核」という接頭辞は放射性物質の悪いイメージを連想させることから省略されることが多い)。MRIスキャナーは、地球の磁場より約一〇万倍強い磁場を発生する。ところで、水素をはじめとする元素の核は、ごく小さい棒磁石のような挙動を示す。このため、MRIスキャナーの強力な磁場のなかに全身を入れると、体内に含まれる水素原子の核は、その磁場に対して一定方向に整列する(人間の身体の半分以上は水であり、水分子は水素原子二個と酸素原子一個から構成されることを思い出してほしい)。そうした状態になったときに、MRIスキャナーが短い電磁波のパルスを頭のなかへ送ると、整列していた原子核は揺らぎ始める。そして、拘束されていた原子核の動きが緩んで初期状態へと戻るときに、原子核は弱い電磁波を放出する。この電磁波が装置に拾われ、デジタルイメージへと変換されてモニター上に映し出される。得られた画像からは、軟組織の構造がわかり、たとえば脳の灰白質と白質の境界がはっきりする。MRIはX線より感度がはるかに高い。MRIを使うことで、放射線によるリスクなどほとんどなしに、腫瘍や外傷などの組織損傷の位置を特定し、その状態を診断できるようになった。MRIの登場は、医療の世界を革命的に変えたと言ってもいい。

MRIが体内器官の内部「構造」を明らかにするのとは対照的に、fMRIの略称で知られる機能磁気共鳴イメージングは、脳の各部位の「機能」を明らかにする。fMRIで利用されるのは、「ニューロンが活発に活動している部位では、血液供給が局所的に増加する」という脳内血流の特性だ。活発なシナプスやニューロンは、大量のエネルギーを消費するために、より多くの酸素を必要とする。酸素分子は、体内を循環する赤血球に含まれるヘモグロビン分子によって運ばれる。この過程で、血液の色が動脈血の鮮やかな赤色から、静脈血の暗い赤色へと変化するだけでなく、へモグロビン分子そのものがわずかに磁気を帯びる。つまり、血液の磁気共鳴シグナルは、赤血球細胞が運ぶ酸素の量の変化に伴ってわずかに変化する。ニューロンが活発になると、より多くのエネルギーを消費することになるので、より多くの酸素が必要となる。身体の末端に張り巡らされた毛細血管を流れる血液の体積と流量は、ニューロンがエネルギーを必要とすればするほど増える。そしてこの血液ダイナミクスは、電磁波を脳にあてて、そこから返ってくる反響をもとにして測定される。ここで注意して欲しいのは、fMRIが、シナプスやニューロンの活性を直接記録しているわけではないという点だ。シナプスやニューロンの速い活動がある程度の時間にわたって合計された遅いシグナルをfMRIは計測している。シナプスやニューロンの活性は数ミリから数十ミリ秒単位だが、脳内の活発な部位への血液供給量の変化は、秒単位で測定される。fMRIの空間分解能は大体エンドウ豆の大きさで、約百万個の神経細胞が含まれる数ミリ立方メートルほどの大きさだ。

さて、ややこしい技術の話は切りあげて、重要な疑問に戻ろう。脳は、意識にのぼらない視覚入力に対してどのように反応しているのだろうか?

注目すべきことに、意識にはのぼらない画像も大脳皮質に痕跡を残すことがある。意識されずに処理される情報はまず、一次視覚野(V1)で拾われる。V1は後頭部に位置し、眼球から送られてきた視覚情報が大脳新皮質内で初めて処理される領域だ。V1以外にも、大脳皮質には、意識にのぼらない画像に反応する領域がある。V1の下流に位置するV2やV3、それに続く高次の視覚部位や、恐怖や怒りの顔などの感情刺激を処理する、アーモンドほどの大きさの扁桃体《へんとうたい》(アミグダラ)

なども、意識にのぼらない画像に反応する。

一般に、網膜から遠く位置する視覚関連脳領域では、意識の影響が強くなる。脳の高次領域では、期待、バイアス、記憶が大きな役割を果たすようになり、外部世界の影響は弱まる。つまり主観的な意識にのぼる情報は、脳の情報処理階層の上位に最も強く表れるということだ。

裏を返して言うならば、大脳皮質のどこか一部で何らかの神経活動が生じるだけでは、意識的知覚の出現には不十分だということだ。たとえ、一次視覚野内の数百万個のニューロンが忙しく発火し、スパイクを出していても、もし高次視覚野にその活動が反映されなければ、経験としては感じられない。では、どんな条件が加われば、一次視覚野内の活動が意識にのぼるのだろうか？　ある閾値レベルを超えた活動が生じなければならないのだろうか？　それとも、大脳皮質後部の視覚領域のなかでも、一群の特別なニューロン集団が、前頭葉のニューロンと会話を交わさなければならないのだろうか？　あるいは、そうしたニューロン集団が同時に活性化することで、あたかもシンクロナイズド・スイミングのように一斉にスパイクを発火しなければならないのだろうか？　私は個人的には、情報が意識にのぼるためには、この三つすべての条件が満たされなければならないと考えている。このあたりの話は、現在の脳科学でもっとも活発に議論されている領域だ。一次視覚野などの視覚処理階層の下位の部位で働くニューロンの活動は、いったいどの程度、意識にのぼる知覚に関係しているのだろうか？

注目すべき実験を紹介しよう。ミネソタ大学のシャン・への研究グループがおこなった実験だ。実験では、男女の被験者の片方の目に、裸の男性または女性の写真が提示され、別の目には、次々と異なるモンドリアン図形が提示された。つまり、連続フラッシュ抑制を使って、被験者の意識にヌードをまったくのぼらせないようにしたのだ。この状況で被験者の注意がどこに向かったかを測ったところ、興味深い結果が得られた。異性愛者の男性被験者たちについては、女性のヌード写真は意識にまったくのぼらなかったにもかかわらず、彼らの注意をひきつけたのだ。一方で、見えなかったヌード写真が男性の写真であった場合、異性愛者の男性の注意は、その写真以外の場所に向かうこともわかった。つまり、意識にのぼらないヌード写真が被験者の注意を制御したということだ。逆に、異性愛者の女性と同性愛者の男性は、見えていなかった裸の男性の写真に注意がひきつけられた。進化の果てに、脳が恋愛の対象になるかもしれない人について、たとえそれが意識にのぼらなくとも特別の注意を払って視覚処理をしている、というのは納得がいく。またこの実験の結果は、「意識にのぼらない欲望がある」という、昔から広く言われてきた考えとも一致する。

すべてのニューロンが意識に関与するわけではない

一九九五年にフランシスと私は、国際的な科学雑誌『ネイチャー』に、「一次視覚野の神経活動は私たちの意識にのぼるか?」と題する論文を発表した(ちなみに、科学者にとって論文が同誌に掲載されることは、芸術家にとって自分の作品がニューヨークかパリの一流のギャラリーに展示されるようなものだ)。我々は論文のなかで、この疑問に「ノー」と答え、「視覚意識の神経相関は一次視覚野には存在しない」と論じた。この仮説の元となったのは、マカクザルの脳内構造に関する考察だ。

サルも人間も霊長類目に属する。二四〇〇万〜二八〇〇万年前には、サルと人間の最後の共通の祖先が地球上を闊歩していた。そのような共通祖先をもつため、人間とサルの視覚系は似ている。また、サルは飼育環境によく適応し、訓練が容易であり、絶滅に瀕してもいない。こうした理由からマカクザルは、高次の知覚や認知に関心を寄せる研究者が実験対象として用いる動物となっている。倫理的な理由から、人間の脳は、電極を埋め込んだりするような侵襲的な実験の対象とすることはできない。このため研究者は、サルの脳内のニューロンがどのようにつながっているのかについて詳しく調べてきた。人間の脳内におけるニューロンのつながりのパターンは、未だにサルの脳ほどにはわかっていない。

数あるニューロンのなかでも、ピラミダル・ニューロンは大脳皮質のメインエンジンだ。ピラミダル・ニューロンは、皮質ニューロンの約八〇%を占め、ある皮質領域から他の皮質へ、また視床や大脳基底核や脊髄などの皮質外の部位へと情報を運んでいる。皮質のニューロンの種類はさまざまだが、遠距離の情報連絡に使われるのはピラミダル・ニューロンだけだ。一次視覚野(V1)のピラミダル・ニューロンは、V2やV3などの他の領域のニューロンに直接にシナプスを作ってつながって(投射して)いるが、脳の前部へは直接投射していない。脳の前部、すなわち前頭前野、なかでもその背外側部位は、高次の知能、たとえば問題を解決したり、推論を重ねたり、意思決定をおこなっている部位だ。この領域が損なわれると、感覚や記憶はそのままだが、合理的な判断をする能力は失われてしまい、不適当な行動を繰り返してしまうことがある。

第3章で、意識の機能は「プランニングすること」にあるのではないか、というフランシスと私のアイデアに少しだけ触れた。前頭前野の全体または一部が損なわれた患者は、近い将来や遠い将来のことを計画することが難しくなる。この事実から我々は、意識の神経相関(NCC)は前頭前野のニューロンを含むに違いないと考えた。そして、一次視覚野のニューロンは、その前頭前野など脳の前部へ軸索を伸ばさないことから、視覚意識を支えるニューロンの一部で*は*な*い*と結論した。

ただし、我々の提案は直感に反するところがある。というのは、多くの条件で一次視覚野のニューロンの活動は、我々が意識的に見えているものを反映するからだ。たとえば、あなたがこの文章を読んでいるとき、文字に反応した網膜ニューロンがまず興奮する。その興奮は一次視覚野へと運ばれる。その視覚情報は一次視覚野を経由して「視覚性単語形状領野」と呼ばれる、文字に反応する部位へと運ばれる。この一連の反応の結果、文字列が意識にのぼるというのであれば、我々の仮説は間違っているようにも思える。というのも、こういった日常の多くの場面では、一次視覚野のニューロンの活動が意識的知覚と「相関」することもあるからだ。同じことは網膜ニューロンについても言える。網膜ニューロンの活動が、目に見えているものに対応することもある。

網膜や一次視覚野のニューロンの反応は、視覚意識と相関するときもあるが、かけ離れたものになることも多い。例として、「網膜に写った映像と、意識にのぼる映像とが、まったく一致しない」という三つの証拠を紹介しよう。ちなみに、どの事例も、画家たちが数世紀も前から知っていたことだ。

ひとつは、この文章を読んでいるこの間も、あなたの眼球はせわしなく動き続けているが、その動きによって生じる画像のブレはあなたの意識にのぼってこないことである。この非常に速い眼球の動きは、専門用語で「サッカード」(衝動性眼球運動)と呼ばれる。我々の目はだいたい一秒間に数回のサッカードを起こし、動いている。つまり、外界を映し出すイメージセンサーであるあなたの目は、ほぼ休みなしに動いているということだ。ところが、今読んでいるページは、意識の上ではブレていない。これは考えてみると不思議なことだ。右側へサッカードが起きると、世界は左側へと動くはずなのに、実際にはそうはならない。なぜだろうか？　今読んでいるページを、もしビデオカメラで、目が動くのと同じように動かしながら写したとしたらどうなるか？　録画された映像はブレがひどく、吐き気がしてとても見ていられないだろう。だからこそ、テレビで映像を流すときは緩やかにシーンを変えていかなければならない。テレビカメラは、私たちの目のように、イメージのなかの目立つ部分を追ってきょろきょろ動いてはダメなのだ。

我々の目は忙しく動き続けているにもかかわらず、意識にのぼってくる映像は目の動きを反映せずに安定している。もし網膜のニューロンの活動が意識にのぼってくる安定した世界を反映しているならば、どのような情報を脳に伝えていなければならないだろうか？　頻繁に生じている眼球の動きによって生じるシーン全体の動きは補正されなければならない。また、飛んでいる虫などの、外界で起きている物体の動きは正確に反映されなければならないはずだ。しかし実際には、網膜の神経細胞も、さらには一次視覚野(V1)の神経細胞も、物体の動きと眼球運動による世界全体の動きを区別できない。網膜やV1の神経細胞は、両方の動きに反応するのだ。スマートフォンとは異なり、神経細胞には、体外の物体の動きと、体内の眼球運動による世界の動きとを区別するための加速度計もGPSセンサーも内蔵されていない。「安定している世界」という意識知覚を生み出すのは、視覚野の上位に存在するニューロンにほかならない。

第二に、網膜には盲点(ブラインド・スポット)と呼ばれる穴が空いているが、それに我々は気づかないことが挙げられる。盲点とは、網膜から視神経が束となって抜け出ていく場所のことだ。盲点には、目のなかに入ってくる光を捕らえる受容体が存在しない。もし、網膜のニューロンの活動が直接意識にのぼっているのなら、私たちはその盲点の「穴」の部分が見えていないことに気づけるはずだ(同じようなことは視野の限界についても言える。網膜の神経活動は直接意識にのぼらないので、視野の限界もはっきりとは意識できない)。携帯電話の内蔵カメラの画素がいくつか抜けていたら、その部分に対応して黒い点がどの写真にも写り込む。これにはすぐに気づくし、イライラする人は多いだろう。けれども私たちが、眼球の奥に開いた穴を知覚することはない。なぜなら皮質のニューロンが、穴の周囲から情報を集めて穴の部分の情報を補い、情報の不在が意識にのぼらないようにしているからだ。

第三の証拠として、夢に出てくるものは、色がついていて、動きがあり、立体的だということが挙げられる。暗い部屋で寝ていて、目は閉じているのだから、網膜の神経細胞は外界のシグナルを何も伝えていないはずだ。それなのに色や動きのある立体的なものが意識にのぼるということは、夢の意識を生み出しているのは、皮質―視床複合体にほかならないということになる。

以上の三つの証拠は、網膜ニューロンの状態と、意識的に見えているものとのあいだにある多くの違いのほんの一部に過ぎない。視神経を流れる無数の活動電位は、視覚データを皮質へと運び、十分に編集された後にNCCの一部となる。場合によっては、網膜レベルでの情報は意識と完全に乖離する。幼いころにいつも一緒だったクマのぬいぐるみのことを、それが目の前には無いのにはっきりと想像して思い浮かべることができたり、その人形が夢に出てきたりするときなどがそういう状況だ。

網膜の場合と同じ議論が、一次視覚野(V1)のニューロンについても成り立つ。一次視覚野のニューロンも、視覚意識を直接には生み出していない。マカクザルの脳に微小電極を埋め込んで記録したニューロンの活動について紹介しよう。実験では、麻酔したマカクザルの頭骨にドリルで小さな穴を開け、そこから極小電極を、ニューロンがたくさん集まっている灰白質へと慎重に挿入していく。電極から伸びるワイヤーの一端は、アンプ(増幅器)に接続する。神経組織そのものには痛みを感じる受容体が存在しないので、電極が差し込まれた後のマカクザルに不快感はない(ちなみに、パーキンソン病に伴う身体の震えのようなさまざまな症状を改善する有効な治療法として、現在世界では五〇万人にものぼる患者の脳に電極が埋め込まれている)。電極は、神経細胞が発するかすかなスパイク、すなわち活動電位を拾いあげる。そして、このシグナルを音に変換して、スピーカーから再生させることができる。すると周囲の実験者たちには、周りの神経細胞たちが生み出すバックグラウンドのノイズとは異なる、電極近くのニューロンのスパイクのスタッカート音をはっきりと聴きとれる。こうした記録から、一次視覚野のニューロンは、サルの眼球自体の動きと、サルの見ている物体の動きの両方に反応していることがわかる。サルが少しでも目を動かすと、V1のニューロンは一斉にスパイク発火をする。V1のニューロン活動が意識に直接のぼっているのならば、この一斉発火に伴って意識にのぼっている映像も動くはずだ。しかし既に述べたように、少しくらい目を動かしたくらいでは、意識にのぼっている映像がブレたりはしない。

fMRIで計測した一次視覚野における血液ダイナミクスは、私たちが見ているものを反映することがある。しかし、関連がまったくみられないこともままある。ロンドン大学のジョン＝ディラン・ヘインズとギャラント・リースのおこなった実験を紹介しよう。彼らは被験者に、ターゲットとなる左右いずれかに傾いた縞模様を、非常に短い時間(一七ミリ秒)見せた。さらに、その縞模様が見えなくなるように、マスクと呼ばれる、左右両方の傾きが含まれる斜めに傾いた格子状のパターンを後から呈示した(一六七ミリ秒のバックワード・マスキング)。このように、短時間のターゲットの後にマスクが続いて提示されると、マスクの格子パターンだけが被験者の意識にのぼり、ターゲットが左右どちらに傾いていたかがまったくわからなくなる。しかし、一次視覚野内の血液ダイナミクスの解析から、ターゲットの縞模様が左右どちらに傾いているかが、被験者の脳には区別できていることがわかった。言い換えると、一次視覚野(V1)には、意識にはのぼらない縞模様の傾きが表現されているということだ。ただし、V1より高次の視覚領域であるV2などには無意識の傾きは表現されていなかった。興味深いのは、V1で表現されている情報に、被験者が意識的にアクセスできないということだ。この実験結果は、「V1は意識に関与していない」という、フランシスと私の仮説を支持するものだ。

一次視覚野(V1)は、大脳皮質が外界からの視覚情報を最初に受け取る、最もメジャーな部位だ。外界からの情報は、V1から大脳皮質にある三〇以上もの他の視覚領域へと送られる。大脳への入り口にあたる部分であり、膨大な視覚情報を、さらなる画像処理プロセスモジュールに振り分ける、という重要な役割を考えれば、V1があらゆるタイプの視覚意識に必要ないという事実は皮肉なことだ。V1での活動が意識には直接必要ないとする証拠はほかにもある。先にも述べたように、夢を見ているときの意識経験は、通常の意識経験と区別がつかないほどに鮮やかでリアルなものだ。ところが、睡眠中の被験者の脳イメージング実験では、夢を見ているレム睡眠時には、ほとんど夢を見ないノンレム睡眠時と比べて、V1の活動が低いことが示されている(ちなみに、睡眠中のfMRI実験は容易ではない。被験者は重低音の鳴り響く狭いスキャナーのなかで眠りにつかなければならないからだ)。さらには、V1に損傷を受けた患者も、鮮やかな画像を伴う夢を見るという報告もある。V1は視覚意識を生み出すのに必要がないという強い証拠だ。

視覚以外の感覚についても、データを感覚器から直接受け取っている大脳皮質領域の一次感覚野の情報は意識に直接のぼってこない。こうした知見は、脳が広範囲に損傷されることで植物状態に陥ってしまった患者から得られている。植物状態の患者は、大きな音や、痛みを伴う電気ショックを与えられても何の反応も示さない(第5章で詳しく説明する)。植物状態の患者の意識には、音や電気ショックがのぼっていないと考えられるが、脳内反応をスキャンすると、一次聴覚野や一次体性感覚野でのみ非常に高い活動がみられる。つまり、大脳に入力してくる部位だけで活動があったとしても、それだけでは意識にのぼるには十分ではないことがわかる。意識が生じるためには、一次感覚野だけに留まらない、より広範な活動が必要なのだ。

意識と密に関連する皮質高次領域

視覚を研究する心理学者が、意識のレーダーをかいくぐって脳に刺激を与える手段にはさまざまなものがある。すでに紹介したように、バックワード・マスキングでは、ターゲットとなる画像を短時間(～一〇ミリ秒)呈示し、すぐ後にマスクを五〇ミリ秒以上呈示すると、マスクだけが意識にのぼる。連続フラッシュ抑制では、片目にターゲットを、そして反対の目にモンドリアン図形を次々に見せると(一枚あたり〇・一秒)、モンドリアン図形だけが意識にのぼる。ほかにも、連続フラッシュ抑制に関連した「両眼視野闘争」と呼ばれる方法もある。両眼視野闘争の実験では、被験者の左目と右目に別々の写真を見せる。たとえば、左目には顔の写真を、また右目には、戦時中の旧日本軍の旗の写真のような、太陽とそこから放たれる光が放射状に描かれている写真を見せるとしよう。このように、両目に異なる写真が見せられると、「顔」と「太陽模様のパターン」が透明に見えて、重なったようなイメージが見えると思うかもしれない。ところが実際はそうはならず、被験者には、顔と太陽模様が交互に見える。一方のイメージがはっきりと見えているあいだは、もう一方のイメージは見えない。脳は、二つのものを同時に視野の同じ場所には知覚させてはくれないのだ。

両眼視野闘争では、どのような意識経験が得られるかを少し詳しく説明しよう。たとえば、あなたには最初、顔だけがはっきりと見えて、太陽模様はまったく見えなかったとする。ところが数秒後には、今度は太陽模様の一部が視野のどこかに現れ、直前まで視野のなかにあった顔は見えなくなる。すると、見え始めた太陽模様が視野の全体をすばやく占拠し、顔はまったく見えなくなってしまう。そしてさらに数秒後、今度は、意識にのぼっていない顔のなかでも最もコントラストの高い目のあたりの部分が、太陽模様による抑制をうち破って意識にのぼってくる。そうなると、顔と太陽模様が混ざったイメージが一瞬経験されるが、すぐに顔だけが見えるようになる。その後、再び太陽模様の知覚が優勢となる。これが延々と繰り返される。二つのイメージは、意識に入って来ては出てゆくことを果てしなく繰り返す。この「意識のダンス」は、あなたが目を閉じるまで延々と続く。顔を見せられているほうの目を閉じると、入力のあいまいさは解消され、反対の目に呈示された太陽模様だけが知覚される。

両眼視野闘争中に、自分が見ているものを報告するようにマカクザルを訓練したのが、ドイツのチュービンゲンにあるマックス・プランク研究所の神経生理学者ニコス・ロゴテティスのグループだ。両眼視野闘争を人間で研究する場合、ボランティアで参加してくれる被験者には、少額の礼金を払うなどして実験に集中してもらうようにすることが多い。一方、サルに被験者になってもらい、実験をおこなう場合には、実験前にサルに与える水の量をある程度減らして喉が渇いた状態にしておき、課題に成功したらリンゴジュースを与えるということでサルたちのやる気を保つ。サルには、事前に数か月間をかけて、顔が見えたらいつでも第一のレバーを引き、太陽模様が見えたら第二のレバーを引き、両方のイメージが混ざったような画像が見えたら両方のレバーを放すことを学習させておく。

人間の被験者に、顔と太陽模様の両眼視野闘争を経験してもらい、どちらのイメージが見えていたかを報告してもらうと、たとえば、顔が三秒、次に太陽模様が五秒、また顔が四秒、というような報告が得られる。このとき、それぞれのイメージが平均してどのくらいの時間続いて知覚されるかは、それぞれの画像のコントラストに依存することがわかっている。ロゴテティスらはまず、サルの被験者が両眼視野闘争を報告したときも、知覚時間が画像のコントラストに、人間の被験者と同じように依存することを確認した。

サルと人間が両眼視野闘争を同じように経験しているだろうということを確かめた後、ロゴテティスは、両眼視野闘争実験中のサルの皮質のさまざまな領域に細い電極を差し込み、ニューロンの活動を記録していった。その結果、一次視覚野(V1)やその近くのV2などでは、サルが報告する知覚の変化に対応して、スパイク発火率が変わるようなニューロンは、ほとんど見つからなかった。言い換えると、V1やV2において、太陽模様の一部に反応するが顔には反応しないニューロンがあったとすると、そのようなニューロンは、太陽が意識にのぼっていようが、顔が意識にのぼっていようが、意識の中身に関係なく、無意識に太陽模様の一部に強く反応し続ける。そして、V1やV2のほとんどのニューロンが、このような反応を示した。この結果は、「V1は意識に関与していない」というフランシスと私の仮説とぴったりあう。

ところが、高次の視覚野である下部側頭葉では、結果は大きく異なる。下部側頭葉のニューロンは、ある特定の視覚刺激が意識にのぼってサルが「見え」を報告したときだけにしか反応しない。意識にのぼらない刺激に反応するニューロンは、まったく見つからない。たとえば、顔を好むニューロンを記録しているとしよう。この場合、サルがレバーを引いて「顔が見えた」と報告しているときにだけ、そのニューロンは激しく反応する。ところが、サルが別のレバーを引いて、「太陽模様が見えた」と報告するときには、そのニューロンはまったく反応しなくなる。ここで注意してほしいのは、「太陽が見えた」とサルが報告している最中も、顔を好むそのニューロンを数秒前に興奮させていた顔の写真は、網膜に呈示され続けているということだ。下部側頭葉のニューロンのなかには、好む刺激が意識にのぼらなくなると完全に発火が止まるニューロンもある。サルの知覚報告のタイミングと、ニューロン活動が増減するタイミングが密接に同期することは、ある特定の意識の内容と高次視覚野のニューロン集団の活動が強く結びついていることを示している。

フランシスと私は、ある特定の内容が意識にのぼるためには、高次の感覚野と前頭前野のあいだに「情報のループ」が確立することが重要だと考えている。視覚についていえば、大脳皮質の下部側頭葉のニューロンと、前頭前野内の高次感覚野から入力を受けている部位とのあいだのループが成立して初めて視覚意識が経験されると考える。もし、前頭前野のニューロンが軸索を下部側頭葉へ伸ばしてシナプス結合していれば、反響的なフィードバック・ループが確立されて、ループがある程度の時間保たれる。そうなればスパイク活動は、作業記憶やプランニングを司る領域へ、また人間の場合であれば言語領域へと広がってゆける。このニューロン連合は、顔や、顔に伴うさまざまな特性(たとえば、視線、表情、性別、年齢など)が意識にのぼる際に貢献している。「太陽模様」と「顔の写真」を見せる両眼視野闘争の最中に、太陽模様のループが生じ、その活動が強まってくると、顔のループの神経活動は抑えつけられる。そしてそれに伴って、意識の内容は、顔から太陽模様へと変化する。

最近、重度の脳障害を負った患者の脳波(EEG)を測定して、脳内のフィードバック・ループの成立の程度を調べるという実験がおこなわれた。対象となったのは二つの患者グループであり、一方は、障害のために完全に意識がない状態であり、もう一方は、少なくともある程度の意識がみられる患者たちだ。実験の結果、二つのグループの患者たちの意識のある・なしは、前頭領域と側頭部の感覚皮質領域とのあいだにおけるフィードバック・ループの有無にはっきりと対応していた。二つの領域のあいだにコミュニケーションが成り立っていれば、意識はある。フィードバックがなければ、意識はない。この結果も、我々の仮説に合致するものだ。

意識の研究はまだ始まったばかりなので、意識を生み出す脳「領域」をピンポイントで示すことはできていない。しかし、ある「領域」が意識を生み出しているという仮定そのものが、そもそも間違っている。確かに、脳スキャンの画像に現れるホットスポットは非常に魅力的だ。顔の知覚は脳のこの部位でおこなわれ、痛みの感覚はこの部位で処理され、意識は別の部位で処理される、というような骨相学的な解釈は、納得がいきそうな結論に思える。しかし意識は、脳内の特別な「領域」から生まれてくるのではなく、その領域のなかの「ニューロン」から生まれてくるのだ。ある領域のなか、もしくは複数の領域どうしのあいだで、何らかのつながり方をもつニューロン集団が、特定の意識の内容を生み出している。それを明らかにしなければならないのだ。

脳内のニューロンには極めて多様な種類があるということが理解されてきたのは、ここ二〇年のことだ。構成要素に多様性があるというのは、脳というシステムにユニークな特性であり、人工的なコンピューターなどとは大きく異なる。ただし、どの種類のニューロンがどのようなつながり方をしているのかはまだよくわかっていない。大脳皮質では、一平方ミリメートルあたり約一〇万個ものニューロンがぎゅうぎゅうにひしめきあっている。個々のニューロンは種類によって、所在場所、樹状突起の形、シナプスの構成、遺伝子構成、電気生理学的特性、軸索の投射先が異なる。おそらく、脳内には千種類くらいのニューロンがあると考えられる。このニューロンの多様性が、クオリアの生成にどのように寄与しているかを理解することは極めて重要だ。

以上に紹介したような、脳の生物学的な機能を明らかにする実験によって、脳と意識のあいだのギャップは確実に狭まりつつある。こうした進展があるのも、科学的な手続きに従って、さまざまな仮説が提案されては検証され、否定され、改定される、という地道な研究の積み重ねがあるからだ。数千年間続いた不毛な哲学的な議論には、確実に終止符が打たれつつある。

見えないものに注意を向ける

さて、この章の前半では、意識にのぼらないヌード写真が注意をひきつけるという、直感に反する実験に少しふれた。このような実験結果をもとに、近年、「選択的な注意」と意識の関係が議論されている。常識的には、注意のスポットライトに照らされたものは、すべて意識にのぼるような気がするだろう。キャンプファイアの周りに集まってみんなでワイワイと盛りあがっているときでも、遠くの森から聞こえる音に注意を向ければ、コヨーテの遠吠えが意識にのぼってくる。注意と意識は密接に関連しているので、この二つのプロセスを混同する研究者は多い。一九九〇年代の初めころに、私が意識と脳の問題についてセミナーをおこない始めた当時、「「意識」という言葉を使うといろいろな問題が出てくるから、もっと受け入れやすくて問題のない「注意」という言葉を使ったほうがいい。どうせ意識と注意は厳密には区別できないのだし、おんなじことだろ?」と指摘してくる科学者もいたくらいだ。

当時から私は直観的に、意識と注意は異なるプロセスであると考えていた。注意は、脳に入ってくるデータの一部を選んで、より詳しい処理をするための過程だ。この過程では、注意によって選ばれなかったデータの処理はなされない。注意は、脳に流れこんでくる情報の洪水に対して進化が出した答えだ。眼球の後ろから抜け出ていく視神経は、一秒あたり数メガバイトの情報を大脳皮質へと運んでいる(この情報量は今日のワイヤレスネットワークに比べると圧倒的に少ない)。皮質へと送られた膨大な情報のなかで、一部の選ばれたものだけが、さらにさまざまな処理を受ける。この選択メカニズムこそが注意であり、意識とは異なる。つまり、注意には「情報を選択する」という明らかな機能がある。これは、意識の機能とは大きく異なるはずだと私は考えていた。

そのセミナーから二〇年を経て、私は現在、注意と意識は明らかに異なるプロセスであると確信している。既に説明したように、連続フラッシュ抑制という手法を使えば、数分間にわたってイメージを意識にのぼらせないようにすることができる。このテクニックを使えば、被験者には見えていない(=意識されない)ものに、被験者の注意を向けさせることもできる。これが、シャン・へたちのおこなった実験だ。意識にのぼらない男性のヌード写真が女性の注意を引き、逆に、意識にのぼらない女性のヌードは男性の注意を引くことを示したのだ。注意とはつまるところ、ある物体が意識にのぼっているかどうかにかかわらず、その物体に関する処理を優先的に選ぶ過程にほかならない。この解釈は、ほかにも多くの研究で裏づけられている。たとえば、マスキングによって意識にのぼらない物体に対する反応をｆＭＲＩで測定してみると、注意を向けるか向けないかによって、一次視覚野（Ｖ１）の反応が大きく変化することがわかった。見えない（＝意識されない）画像に対する脳の反応ですら、注意を向けることで反応が大きくなるのだ。逆に、物の意識的な「見え」を操作した実験では、Ｖ１の反応は変わらない、ということが示されている。つまり、意識にのぼらない物体も、注意のメカニズムによってさらなる視覚処理を施される。その処理が意識にのぼるかどうかは別問題なのだ。

「意識なしの注意」とは逆に、「注意なしの意識」はありうるだろうか？　ある場所や物体に注意を向け、それに強く注目しているあいだ、我々の意識経験は、注意が向いている物体以外は意識からどんどん消えていったりはしない。自分を取り囲む世界の何かが、常に私たちの意識にのぼっている。たとえば、新聞を集中して読んでいるときも周りの世界はなんとなく見えているし、車を運転している最中も、注意を向けていない背景が意識にのぼっては消えていっている。

高速道路の渋滞や、球場に集う群衆や、銃を持った男といった、状況をコンパクトに要約したものを「ジスト」と呼ぶ。ジストを知覚する際には、注意によって情報を選択する必要がない。たとえば、心理学の実験に参加している被験者が、画面の真ん中に出てくるターゲットに集中して課題をおこなっているとしよう。この実験中、予想外に突然、大きな写真がいきなり一瞬だけスクリーン上に映し出されて、注意を向けている時間がなかったとしても、その写真の内容、つまりジストを捉えるのは簡単だ。この把握には、わずか五〇ミリ秒(二〇分の一秒)しか必要ない。そして、その短い時間では、注意のメカニズムがある物体を選び、より詳細なプロセスをおこなう、などといった時間のかかる処理をこなすことはできない。

息子が十代のころ、彼はシューティングゲームをしながらも私に話しかけてくることがよくあった。息子の注意は一〇〇%は我々の会話に向けられず、むしろほとんどの注意が、彼にとってより重要な課題であるゲームへと向けられていた。

私の息子がやっていたような二つの課題を実験室で完璧に再現したのが、ドイツのマクデブルク大学の心理物理学者ヨッヘン・ブラウンだ。彼は、注意のスポットライトが当たっていないスクリーン上の場所で、人はどれほどの情報を知覚できるのかということを調べた。実験ではまず、画面の中央に、被験者にとって難しくて注意を要する課題が映しだされた。たとえば、アルファベットがランダムに次々と短時間呈示されるなかに、一体何個の「X」が出てきたかを数えるといった課題だ(第一の課題)。さらに、それと同時に、第二の課題をスクリーン上の他の場所でおこなわせた。重要なのは、「第二の課題それ一つだけを集中しておこなうとき」と比べて、「注意を必要とする第一の課題と同時に第二の課題を並行しておこなったとき」に、「第二の課題の成績がどれだけ落ちるのか」という点だ。成績が落ちないならば、第二の課題は注意を必要としないし、成績が落ちるならば注意が必要ということだ。

さまざまな種類の第二課題を、注意を要する共通の第一課題と組み合わせておこなった結果、第二の課題には、注意を必要としないものと、注意を必要とするものがあることがわかった。たとえば、写真のジストの識別に注意は必要ない。サバンナに寝そべるライオン、木に留まる鳥の群れ、水中を泳ぐ魚の群れなど、動物が含まれる写真を、動物の写っていない写真と区別するという第二課題は、非常に高度な、注意を必要とする課題に思えるかもしれない（この課題では、動物が含まれていたかどうかだけが問われた。何の動物が含まれていたかは答えなくてよい）。しかし、写真のジスト知覚課題は、それ単独でこなしても、第一課題と同時にこなしても、驚くべきことに成績は変わらなかった。ほかにも、注意のいらない第二課題としては、顔の性別の判断や、その顔が有名人のものかどうかの判断がある。これらの課題は、第一課題と同時だろうと単独だろうと、成績は変わらなかった。一方で、一見単純そうに思えるが、注意が必要な第二課題があることもわかった。赤と緑色に半分ずつ色分けされた円盤を、左側が赤なのか、右側が赤なのかを区別する課題を、第一課題と一緒にこなすことはできない（この実験のポイントは、周辺視野での第二課題も、中心視野での第一課題も、単独でこなす場合は、どれも同じ程度に難しく設定してあるところにある）。また、傾いたTの文字と、傾いたLの文字を区別するというような第二課題も、注意が向けられていないとできない。つまり、ブラウンたちがおこなった一連の実験から、注意がなくても、ある種の視覚認知課題はこなせることがわかった。ただし、この二重課題の実験では、「注意がまったくない」状態はつくれていないため、「ほとんど注意がなくても」ある種の課題はこなせると言ったほうが正確ではある。

とはいえ、心理物理学的な手法は、この「注意なしの意識」という問題を、決定的に解決するには今ひとつ決め手に欠ける。脳の回路を繊細な方法で操作しないかぎり、注意と意識の区別は完全に明らかにはならないだろう。そのような操作技術は現在、マウスやサルなどの実験動物を対象に非常に速いペースで開発されてきている。注意の作用を一時的にオンにしたりオフにしたりしたときに、マウスやサルの視覚関連行動のうち、何が注意なしにできて、何に注意が必要なのかを明らかにできれば、注意と意識を明確に区別することができるようになるだろう。こうした実験については、第9章で再び取り上げる。

エネルギーであれ、原子であれ、遺伝子であれ、がんであれ、記憶であれ、あらゆる科学概念は、その発展の歴史のなかで、定義が細分化され、洗練されてきた。科学における概念や現象の定義は、客観的なものに、ときに数式を含んだ言葉へと置き換えられていく。生物現象は化学の、化学の現象は物理学の、といったように、複雑な現象は、より根本的なレベルで説明されてきた。同じように、意識と注意という概念も、細分化と洗練化の道をたどっている。「意識なしの注意」と「注意なしの意識」という、本章で取りあげた二つの概念も、意識と注意が異なるという前提で初めて成り立つものだ。このような観点に立つと、過去におこなわれた意識と注意に関する多くの実験結果について再検証する必要性がでてくる。これまで意識の機能だと思われていたものが、実は注意の機能であった、などということが今後明らかになっていくと私は考えている。意識と注意を完全に区別し、それらのメカニズムをニューロンのレベルへと還元していくことは容易ではない。しかし、この区別は、意識がどのように脳から生まれてくるかを理解するためには、必要不可欠なステップなのだ。

第5章 神経内科医と神経外科医から学べる四つのこと。

1．脳には有名人に反応するニューロンがある。
2．大脳皮質を二つに割っても意識が半分に減るわけではない。
3．皮質のある部分が損なわれると世界から色が消える。
4．脳幹や視床組織がわずかに損なわれるだけで意識が永久に失われる。

私たちはさまざまな認知機能を持っており、そして我々の脳にはさまざまな部位がある。最近の科学の進歩によって、多くの認知機能が、さまざまな脳の領域に支えられていることが明らかになってきた。そのような意味では、あらゆる認知機能は、ある特定の脳領域によって生み出されているとする「局在原理」に私は共感している。局在原理は厳密に証明されたわけではないが、正しい可能性が極めて高いと私は考えている。しかし、すべての認知機能がそれぞれ脳の一部に局在しているのかどうかを明らかにするのは、今日の科学技術ではほぼ不可能だろう。

——ポール・ブローカ、解剖学会年次総会報告（一八六一年）

歴史を振り返れば、意識がどのように脳から生まれてくるかについての最も重要な知見は臨床の場から得られてきた。自然災害や、自動車・弾丸・ナイフといった凶器や人為的な事故によって、脳に障害が生じることがある。まれに、特定の脳部位だけがダメージを受けて、その部位が意識に果たす役割をわかりやすいかたちで示すような症例が報告されることがある。健康な人々をどれだけ観察してもわからないことが、臨床研究により明らかになることがあるのだ。この章では、さまざまな脳障害を抱えた患者、その担当医、神経内科医、神経外科医たちが教えてくれる、意識の神経基盤に関する四つの重要な知見を紹介しよう。

臨床で得られる知見は、意識と脳について科学的に考えるうえで非常に重要だ。私の研究室には、生命や意識の謎を解明したと謳う自費出版本が頻繁に届く。しかし、送りつけられてきた原稿が、もし研究者が苦労して得た神経科学および臨床の知見を尊重していなければ、直ちに「未分類」のラベルが貼られ、研究室の奥にあるキャビネットのなかに収められる。

特定の意識の中身は、脳の灰白質《かいはくしつ》の一部から生じている

意識が脳全体から生じてくる包括的な特性であると考える専門家は多い。彼らの多くは、意識はとらえどころがないものであって、脳の一部から意識が生み出されるというのはおかしい、むしろ意識は脳の全体から生じるのだと考えている。ある意味では、彼らの主張は正しいと言える。第8章で説明する理論によれば、我々の意識にのぼってくるのは、ニューロン集団が因果的に相互作用しあうという、統合されたシステムの特性だからだ。しかし一方で、意識には驚くほど局所的な側

面もある。

脳卒中や交通事故やウイルス感染の結果、脳が傷ついてしまうことがある。神経外科手術では、計画的に脳の一部を切除することもある。そして、脳へのダメージによって、意識の何らかの側面に障害が永久に残ってしまうこともある。特に、神経科学者の研究対象となるのは、損傷が限局的な場合だ。神経組織の特定の部分が損なわれてしまうと、世界が灰色に見えるようになったり、親しい人たちの顔を認識できなくなったりする。こうした事実から、損なわれた脳領域が、色や顔が意識にのぼるのに少なくとも部分的には関わっているはずだということがわかる。

カリフォルニア大学バークレー校のジャック・ギャランが報告した、ＡＲという患者に関する研究を紹介しよう。ＡＲは五二歳のときに大脳動脈梗塞で倒れ、一時的に目が見えなくなった。二年後にＡＲが受けたＭＲＩスキャンでは、右脳に豆粒大のダメージがあることが判明した。そしてこの部位が一次視覚皮質の下流に位置する高次視覚中枢であると同定された。ギャランたちがＡＲをさらに詳しく検査したところ、色覚が失われていることがわかった。ただし、ＡＲが色を経験していない場所は視野の全体ではなく、視野を四等分したうちの左上の部分だけだった。この部位は、まさにＭＲＩスキャンから推定された部位と正確に対応していた。興味深いことに、ＡＲ本人は、周囲の世界の一部に色がついていないことにほとんど気づいていなかった。

視野の左上部分では色の意識が失われたものの、ものの動きや奥行きの知覚などは正常だった。色覚の異常以外には、形の識別に少々難があることが認められた。ＡＲは、視野の左上の視野に文字が呈示されると、それを読むことができなかった。他の場所に提示された文字は問題なく読めた。

色覚だけが失われる疾患は、医学用語でアクロマトプシアと呼ばれる。アクロマトプシアは、男性に多くみられる一般的な遺伝性の色覚異常(色盲)とはまったく異なる。一般的な色盲の男性は、網膜に三つある感光色素のうち一つの色素の遺伝子をもっていないために、他の人たちのように周囲のさまざまな色を見ることができない。一方、アクロマトプシアでは、視覚皮質のなかの色の中枢が破壊されたために、世界から色が消えてしまう。たとえば、アクロマトプシアの人々には、日没直後に鮮やかな紫色に染められた山の頂《いただき》の色を見ることができない。彼らが経験するのは、白黒に変換されたカラーテレビのようなグレースケールの世界だ。興味深いことに、色の「意識」を失っても、色を示す「言葉」を彼らが失うことはない。また、ある色を表す言葉から連想される言葉のパターンも変わらない。たとえば、「赤」といえば、「消防車」を思い浮かべるようだ。

　意識と脳の関係を考えるうえで重要な障害は、ほかにもたくさんある。「相貌失認《そうぼうしつにん》」と呼ばれる障害のある人たちは、顔の認識ができず、有名人や近しい人たちの顔を見ても、それが誰だかわからない。彼らには、自分が他者の顔を見ているということはわかるが、すべての顔が似たように見えるため、一人ひとりの顔を見分けられない。彼らにとって人々の顔は、河原に散らばるたくさんの石と同じくらい見分けがつかないものなのだ。私たちは普段、いとも簡単にさまざまな顔を区別しているが、考えてみれば、なぜこんなことが可能なのかは、それほど自明ではない。実際には、顔にも石にも、それぞれに特有の多くの特徴がある。一つひとつの石を見分けることは難しい。ところが、私たちは数百人の顔を容易に識別することができる。その理由は、脳の回路のかなりの部分が顔認識の処理に特化しているのに対し、石の見た目の認識に割り当てられる脳回路はほとんど存在しないことにある(ただし、地質学者か石のコレクターの場合は、そうとは限らない)。相貌失認の人たちの場合、大脳皮質の高次領域に存在する、顔の見分けに関与するニューロンが破壊されているか、あるいはそもそも存在しない(生まれつき顔の識別ができない人というのも実はかなりたくさんいる)。彼らは、空港の人混みのなかから自分の夫や妻を見つけることができない。愛する人の顔を見ればすぐに容易に認識できるメカニズムを欠くためだ。

相貌失認の患者は、人の顔の見分けがつかないので、会話を交わしている相手の名前を言うこともできないし、そもそも誰と会話しているのかもわからないという状況にもよく陥る。そのため、社会的に孤立しがちで内向的になりやすい。ちなみに彼らは、顔全体の印象以外の特徴をたよりに人々を区別している。たとえば、ほくろの位置や鼻の高さなどの顔の一部の局所的な特徴や、派手な色のシャツや声などといった特徴に注目する。そのため、化粧や髪型が変わったりすると人の見分けがつかなくなるし、同じ制服を着ている人たちを見分けることはどうしてもできない。

重度の相貌失認になると、顔を顔として認識することさえできなくなる。そうした患者も、感覚入力器官としての目や、低次の視覚処理に問題はない。目、鼻、耳、口といった顔を構成する要素を認識することはできる。しかし、それらを統合して一つの顔として知覚することができない。このような興味深い数々の症例を鮮やかに描いたのが、神経内科医オリバー・サックスによる『妻を帽子とまちがえた男』だ。本のタイトルは、大時計の文字盤を人の顔と間違えて握手をしようとした相貌失認患者のエピソードに由来する。

おもしろいことに、細かく調べてみると、重度の相貌失認患者でも、親しみを覚える人の顔を見たときには、汗や呼吸などの自律神経系の反応がみられる。政治家や映画俳優、仕事の同僚や家族の顔を見ると、患者の手のひらはわずかに汗ばみ、見知らぬ人たちの写真を見たときと比べて「皮膚電気反応」が高まる。けれども本人たちは、写真の人物をどれも認識できないと言い張る。ということは、脳のなかに、何らかの感情を引き起こすような、患者にとって重要な顔が無意識に処理されるような仕組みがあって、その部位で処理されている情報には患者が意識的にアクセスできないということだ。

相貌失認と対照的な障害が、カプグラ症候群だ。この障害の患者は、宇宙人が自分の妻や夫になりすましていると訴える。目の前にいる人は、ホンモノの妻や夫に見た目が似ているし、話し方も動き方もそっくりだが、どこかが違うと彼らは言い張る。この障害は症状が特異的であり、ほかに異常はみられない。カプグラ症候群では、顔の認識に問題はないものの、親密な顔を処理したときに伴って発生する自律神経系の反応が失われる。私たちが親しい人や知人を見かけたときに、通常ならば問題なく感じられるはずの、身体に生じる微妙な感情的な反応がなくなってしまうために、患者は親しい人を見てもそれがニセモノのように感じてしまう。

さらに、まれではあるが悲惨な、ものの動きが見えなくなる、アキネトプシアと呼ばれる病気がある。患者は、ディスコやナイトクラブのような、ストロボライトで照らされたような世界で日々をおくる。ディスコのなかでは、踊る人がフラッシュの点滅によって一瞬はっきりと照らし出され、動きが止まったように見える。私たちが、たまにディスコなどに行き、壁の鏡に映る自分の動きを見るのは非常におもしろい(すぐに飽きてしまうが……)。ところが、アキネトプシアの患者にとっては、そのような動きのない意識経験が常につきまとうのだ。彼らは、ものが動いたという事実を推測することしかできない。短い時間に目の前の物体の位置が変化すれば、その物体が動いたのだろうと推測するのだ。患者は、動きの過程そのものを感じることができない。つまり、自動車の位置が変わったことはわかるが、その車が自分の方に向かってくるその動きは意識にのぼらない。一方で、視覚の他の側面、たとえば色や形を見分ける能力、また点滅する光を検出する能力に問題はない。

ロンドン大学のセミール・ゼキは、アキネトプシアの患者のように、脳の局所にダメージを受けた人々を詳しく観察した。ゼキは、意識にのぼる特定の属性は、ある特定の脳内部位によって生み出されていると考え、その特定部位のことを「エッセンシャル・ノード」と呼ぶことにした。たとえば、視覚皮質のある領域は、色の知覚に関わるエッセンシャル・ノードを含む。ほかの視覚領域には、顔の認識や、視覚的な動きの感覚のエッセンシャル・ノードがある。扁桃体の一部は、恐怖の経験に関わるエッセンシャル・ノードだ。どこか一つのノードが損なわれると、関連する知覚は失われるが、他の意識の内容には変化はない。

ただ、臨床データの解釈は、右で挙げた症例のようにわかりやすいものばかりではない。なぜなら、脳(特に若い脳)には、信じられないほど強い回復能力があるからだ。あるエッセンシャル・ノードが失われても、脳内情報は迂回して別の部位に表現され、失われた意識のある側面を患者が徐々に取り戻すこともある。

要するに、大脳皮質の一部が特定の意識内容を生み出しているということだ。皮質上のある小さな領域は顔の意識に寄与し、別の部位は、「目新しさ」という、初めて見たものに対して感じるクオリアを生み出し、さらに別の部位は声の音の意識に関わる、といった具合だ。言い換えると、ニューロンが大脳皮質上のどこにあるかということと、それがどのような機能をもち、どんなクオリアを生み出しているかということのあいだには強い関係性がある。場所と機能のこの強力な結びつきは、神経系の特徴だ。これは他の臓器、たとえば肝臓などにはみられない特徴だ。肝臓は生命維持に欠かせない臓器で、一キログラム強の重さがあり、しかも左右の葉に分かれているなど、脳と似た点がある。しかし、肝臓の細胞は一つひとつが似たような機能を持っており、機能が特化していない。肝臓の障害は、そのダメージの大きさに比例し、損なわれた部位が肝臓のどのあたりであるかということには、ほとんど無関係だ。脳とは事情が大きく異なる。

ホーマー・シンプソンやジェニファー・アニストンを表す「概念」ニューロン

今でもありありと思い出すのは、初めて私がロッククライミング中に崖から落ちたときのことだ。当時の私は、崖のぼりに夢中になり始めていた時期だった。息子は大学へ進学してすでに家を離れており、娘も高校最後の年を迎えていた。大人になったヒナたちが飛び立ち、長く騒がしかった巣がついに空になったのだ！　自分のあり余るエネルギーと情熱を何かに振り向けなければならなくなった私は、トレイルランニングとロッククライミングを始めることにした。

私はその日、カリフォルニアの砂漠地帯のなかに広がるジョシュア・ツリー国立公園の崖をよじ登っていた。ほぼ垂直に切り立ち、右奥へ湾曲した、赤茶色をした花崗岩の岩壁の場所は忘れられない。岩肌には、この岩の結晶が透けて見えていた。鋭い花崗岩は、クライマーの手を切る厄介な岩だが、一方で、表面がざらざらとして摩擦があってつかみやすい。私は、岩の隙間に左足のつま先を押し込み、右足を外側に摺り出し、右手で「カム」と呼ばれる小さな登山用具を岩の隙間にひとつ打ち込み、自分の頭をはるかに越える高みへと進んでいった。そのカムは、あまりに滑らかに岩の隙間に差し込まれたので、私が体重をかけたら同じようにするりと抜けてしまうのではないかと不安になった。そこで、カムの位置を変えようと、隙間の奥へと押し込み直した。その瞬間だった。左足が滑り、三〜五メートルを落下し、背中から地面に直接たたきつけられた。着地したすぐ隣には、鋭く尖った岩が真上を向いており、一歩間違えれば大事故になるところだった。背中はすりむけ、数日間は歩くこともままならなかったが、比較的軽傷で済んだことで、クライミングへの情熱はむしろかき立てられることになった。この事故は、私の記憶に深く刻みつけられた。

この衝撃的な事故の記憶は、脳のなかにどのように表現されていて、なぜ私はいまだにそれを具体的な詳細とともに思い出すことができるのだろうか？　私の頭骨のなかで、ロッククライミング中に見た映像が、あたかも映画のように映しだされているわけではない。そこには、煮込み過ぎたカリフラワーのような、茶色と灰色の混ざった脳があるだけだ。豆腐と同じくらいの硬さの脳は、血液と脳脊髄液による緩衝作用によって守られており、神経細胞(ニューロン)とグリア細胞から成る。ニューロンと、それをつなぐシナプスは、すべての知覚・記憶・思考・行動の基になっている。そして、脳科学が目指しているのは、恐ろしく複雑なネットワークのなかで、大規模なニューロン連合どうしがどのように相互作用することで知覚・記憶・思考・行動が生じているのかを説明するということにほかならない。似たような話は、化学の世界にもある。化学者は、電子とイオンの相互作用を支配する電磁気力を明らかにしないかぎり、常温において、物質がさらに細かい要素から構成されているのかを理解することはできない。

私たち一人ひとりの特定の経験が、脳のなかでどのように表現されているのか？　そして、それがどうやって後に再び経験されるのか？　これは非常に難しい問題であり、今のところ明確な答えは得られていない。ここでは、その謎を覆うベールを少しだけずらした、私たちのグループによる重要な発見を紹介しよう。

てんかん発作は、ニューロン集団の発火のタイミングの同期の程度が並外れて高くなってしまい、同期した発火がさらなる同期発火を生むという連鎖によって引き起こされる症状だ。異常に同期した神経活動は、ときに脳全体へと及ぶことがある。てんかんは比較的よくみられる神経疾患でもある。「脳のけいれん」とも呼べるてんかんだが、興奮性のニューロンの活動を鎮めて抑制性のニューロンの活動を高める薬を使えば、多くの患者でその発作を抑えることができる。しかし、薬剤は常に効くわけではない。何らかの事故で脳の一部が傷ついたり、発達の過程で通常よりもつながりが強くなってしまった脳部位があって、それらの部位がてんかん発作の原因として疑われる場合は、そこを神経外科手術で除去しなければならない。頭の骨に穴を空けるような手術に伴うリスクはゼロではないが、てんかん発作を除去するための外科手術は、発作が他の方法で解決しない患者にとっては最後の頼みの綱となっている。

手術それ自体には、さまざまな副作用が伴う。特に、脳の一部を切り取ってしまうという神経外科手術の場合、切除した部位の機能によっては、たとえば、喋れなくなってしまったり、記憶をなくしてしまったりと、患者の生活の質がいちじるしく低下してしまうことがある。このようなリスクを最小限に抑えるためには、てんかん発作の原因となる部位を、手術の前に正確に見極めておく必要がある。術前におこなわれる検査には、神経心理学の質問票による検査や面接、脳スキャン(MRI)、脳波検査(EEG)などがある。MRIやEEGといった脳の外からの検査で発作の場所がどうしても特定できない場合には、神経外科医の出番となる。頭蓋骨にドリルで小さな穴を開け、そこから一〇本以上の電極を脳内に差し込み、その場所に電極を一週間ほど留置するのだ。患者にはこの期間、病室で寝起きしてもらい、その間、脳内の電極から直接に記録した脳波を、てんかん専門医たちがモニタリングする。発作が起こったら、てんかん専門医と神経放射線医が駆けつけ、異常な神経活動のみられる場所を同定し、てんかんの発生部位を突き止める。発作の原因部位を破壊したり切除したりすると、てんかん発作の回数は劇的に減少し、場合によっては、てんかんが完全に治ることもある。

繊細な手技が求められるこの難しい手術を手がける世界でも有数の一人が、神経外科医で神経科学者でもある、カリフォルニア大学ロサンゼルス校医学部のイザック・フリードだ。脳外科医たちは、洗練された脳科学研究への興味も持っており、ロッククライマーや登山家といくつかの共通点がある。クライマーとしての私が欲しいと願ってやまない、一連の心構えと振る舞いだ。彼らは、ある種の職人であり、高度の技術と精密な測定を誇る。脳外科医は、患者の命に関わる決断に迫られたときも、自分の手技の限界を承知しつつ、自らの能力に大きな信頼を置いて次々と処置を施していく(もしあなたが手術台に寝かされていたとして、頭に穴を開けようとするときにためらったり、グズグズしたりするような医者は嫌でしょう?)。そして彼らは、自らの任務に何時間も集中することができる。

フリードの外科チームは、電極を脳内に埋め込んで、てんかんの発生部位を同定する方法を確立した。彼らの方法では、頭骨に開けた穴から、髪の毛より細い電極を挿入し、脳の灰白質内部に電極の先端が来るように調節する。適切な電極、増幅器、最新の電気信号記録機器を使用して記録された電気信号は、実験の後、高度なシグナル検出アルゴリズムによって解析される。この解析過程で、ノイズのなかに隠れた個々のニューロンの発火、すなわちスパイクが見分けられる。数十本の微小電極から記録したデータから、ときには一〇〜一五個のニューロン間の「小声の会話」であるスパイクを同定することも可能だ。

フリードの指導の下、私の研究室のメンバーであるロドリゴ・キアン=クイロガ、ガブリエル・クレイマン、リラ・レディの三人は、非常に特異的な反応を示すニューロンを、脳の側頭葉内側部のニューロンのジャングルのなかに見つけた。側頭葉内側部は、多くのてんかん発作の発生源なので、フリードがこの部位に電極を埋め込むことは比較的多い。この側頭葉内側部は、記憶の処理で有名な海馬を含んでいる。海馬は、知覚が記憶へと変換される部位だ。

我々はてんかん患者に協力を求め、実験に参加してもらった。電極が埋められてから発作が起こるまで待っているあいだ、患者たちは基本的に何もすることがない。この時間を使って、患者の知人、動物、有名な建物、さまざまなものが写った写真を何枚も何枚も彼らに見てもらった。このようにたくさんの写真を見せれば、一部の写真に対して、記録中のニューロンが激しく反応することがあるかもしれない、という期待のもとでこの実験は始まった。この実験はほとんどの場合、ニューロンがまったく反応せず、期待はずれに終わることが多い。しかし、まれに「動物」とか、「屋外の風景」とか、「人の顔」などのある特定のカテゴリーの写真ならばどんなものにでも反応するニューロンに突き当たることがあった。さらに、そうしたカテゴリー特異的なニューロンのなかには、驚くべき特異性を示すものもあった。ガブリエルが実際にそのようなニューロンを最初に見つけたとき、私はものすごく興奮した。そのニューロンは、患者が当時のアメリカ大統領ビル・クリントンの写真を見ているときにだけ発火し、他の有名人の顔には発火しなかったのだ。また別のニューロンは、漫画『シンプソンズ』の主人公ホーマー・シンプソンとその息子のバート・シンプソンだけに反応した。

初めてこのようなニューロンが見つかったときは、てんかん患者に見せた刺激にたまたま偏りがあったとか、何らかの偶然が重なった結果なのではないかなどと、結果をすぐに信じることはできなかった。というのも、ある特定の人物の写真や絵にしか反応せず、逆にその人物の写真であればどんなものでも反応するというようなニューロンなど、過去に見つかっていなかったからだ。ところが、研究を進めてゆくうちに、側頭葉内側部で見つかるニューロンには、このような反応選択性をもつものが多いことがわかってきた。海馬で見つかったあるニューロンは、女優のジェニファー・アニストンが写った七枚の写真にだけ反応し、他の金髪の女優の写真には反応しなかった。また、海馬の別の細胞は女優のハル・ベリーだけに発火した。このニューロンはさらに興味深いことに、ベリーの似顔絵や、文字で書かれた彼女の名前にも反応した。ほかにも同じように、マザー・テレサの写真に反応する細胞、ウサギなどのかわいらしい小動物に反応する細胞も見つかった。独裁者サダム・フセインの画像に反応した細胞は、患者が、「サダム・フセイン」という名前を文字として見せられたときも、音声として聞かされたときも反応した。さらに、数学を趣味とするエンジニアの脳内からは、ピタゴラスの定理($a^2 + b^2 = c^2$)に反応するニューロンが見つかった。このような特異的な反応性をもったニューロンが、側頭葉内側部で相次いで見つかったのだ。

フリードは、こうした細胞を「概念ニューロン」と呼んでいる。個々の概念ニューロンは、その近くのニューロン集団とともに、ある概念、たとえば「ジェニファー・アニストン」を表している。側頭葉内側部では、どんな概念に対しても、おそらく数千個ほどの細胞が対応していると考えられる。そして、細胞の持ち主であるてんかん患者が、アニストンの名前を文字として目で見ているのか、あるいは耳で聞いているのか、さらにはアニストンの写真を見ているのか、それとも想像しているのかにかかわらず、アニストンの概念が活発化されると、アニストンに対応する概念ニューロン集団が活発化する。ギリシャの哲学者プラトンの言う、「イデア」の細胞版のようなものだと考えればいい(ここではアニストンのイデア)。アニストンが座っているのか、走っているのか、髪をおろしているのか、まとめてアップにしているのかに関係なく、患者が彼女を意識すれば、それらのニューロンは活性化するというわけだ。

ジェニファー・アニストンに選択性を示す細胞を、生まれつき持つ人はいない。彫刻家がミロのビーナスやピエタ像を大理石の塊から苦心して解放するように、脳の学習アルゴリズムが、概念ニューロンを、膨大な量のシナプスでつながる脳内のニューロン集団から彫り出すのだ。ある特定の人やものに遭遇すると、似たような神経細胞集団のスパイク活動パターンが高次視覚皮質に現れる。そして、高次視覚皮質から入力を受け取る側頭葉内側部のネットワークは、そのような繰り返し現れるパターンを認識して、特定のニューロンを対応させ、これが徐々に概念ニューロンとなっていく。家族、ペット、友人たち、職場の同僚、テレビで見る政治家、ノートパソコン、壁に掛けられたお気に入りの絵画などの、日常で私たちが頻繁に遭遇する概念を表現する小さなニューロン集団は、こうして段々とできあがっていく。９１１にまつわるさまざまな出来事、円周率π、神など、抽象的であってもなじみがありさえすれば、それぞれの概念に対応したニューロン集団が側頭葉内側部につくられているはずだ。

逆に、カフェのカウンターでチャイ・ラテを手渡してくれるだけの女性店員のような、たまに遭遇するだけの人に対する概念ニューロンはつくられない。しかし、彼女と親しくなり、仕事の後にバーで酒を酌み交わすようになり、彼女があなたの生活のなかに入り込むようになれば、話は別だ。側頭葉内側部のニューロンのネットワークが、高次視覚皮質で生じる同じスパイクパターンを認識し、その女性に対応した概念ニューロン集団がつくられる。

低次視覚皮質のニューロンは、そのニューロンが好む特性をもつ視覚刺激(たとえば、ある特定の傾きをもった線、灰色のしみ、平均的な顔など)に非常に激しく反応し、たくさんのスパイクを生み出す。一方、側頭葉内側部の個々の概念ニューロンは、それぞれが表している概念に反応を示すときでも、スパイク発火頻度は非常に低い。さらに、ある人物やものが意識にのぼるときには、視覚皮質では非常に多くのニューロンがスパイク活動を示すのに対し、側頭葉内側部では極めて少数のニューロンしかスパイク発火しない。後者の情報表現様式は、「スパース《まばらな》・コーディング」と呼ばれる。

概念ニューロンの「スパース・コーディング」は、意識の神経基礎を考えるうえで非常に重要だ。ある一瞬の意識経験は、非常に特異的で他の瞬間の意識とは非常に異なる。この意識の特異性に細胞レベルで直接的に対応するのが、概念ニューロンのスパース・コーディングだ。

たとえばあなたが、マリリン・モンローの有名なポーズを思い出そうとしているとしよう。地下鉄の送風口の上に立ち、吹き上がる風でスカートがまくれ上がらないように押さえているあの有名なシーンだ。そのような知覚を表現するとき、一般に脳は、非常に多くのニューロンの活動が少しずつ意識に参加するという「ポピュレーション・コーディング」を用いていると考えられている。ポピュレーション・コーディングの方法では、数千万個のニューロンが、それぞれのスパイク発火頻度を微妙に変化させて、「集団としての発火パターン」によって情報を表現する。マリリン・モンロー、ジェニファー・アニストン、エリザベス女王、自分のおばあさんなど、違う人の概念が意識にのぼるときには、「同じニューロン集団」が発火のパターンを変えて、巨大なニューロン集団が意識の内容を生み出すという考え方だ。

しかし、我々の概念ニューロンの発見によって、自分にとって親しみのある概念や人については、「ポピュレーション・コーディング」ではなく、「スパース・コーディング」が使われているということがわかった。というのも、側頭葉内側部のニューロンは、一日の長さで考えると、ほとんどの時間、「まばらに」しか発火していないからだ。これが、さきほど述べた「スパース・コーディング」の特徴だ。マリリン・モンローの写真を見たときだけに、少数の細胞だけが発火し、アニストンに対しては別の細胞集団が発火する。ある一つの意識知覚は、数百万個の巨大集団が常に関わっていると考える「ポピュレーション・コーディング」ではなく、数百～数千個と考えられるニューロンの連合が重要と考える「スパース・コーディング」によって生み出されていると考えるほうがよいだろう。

私の研究室のモラン・サーフたちは最近、フリードとともに、ニューロン記録装置を外部ディスプレイと接続して、複数の概念ニューロンの活動を可視化することで、患者に自分の考えを自分でコントロールさせることに成功した。このアイデアは単純なように思われるかもしれないが、いざ実現しようとすると非常に困難だ。以前はコンピューターセキュリティの専門家をしていて、映画を作っていたこともあるモランも、カルテクの大学院生となってからこのプロジェクトを成功させるまでに三年も費やしたほどだ。

実験の内容を詳しく説明しよう。モランはまず、俳優のジョシュ・ブローリンの画像に反応して発火する一個のニューロンの活動を記録した(ニューロンの持ち主であるてんかん患者は、ブローリンの出演した映画『グーニーズ』のファンだった)。それと同時に、マリリン・モンローの例の地下鉄のシーンに反応して発火する別のニューロンの活動も記録した。そして、この二つの画像を透明にして重ね合わせた画像を患者に見せた。この状態で、患者がブローリンに集中すると、ブローリンに反応するニューロンが強く発火することがわかった。そこでモランは、二つの細胞の発火活動をフィードバックとして使い、ブローリンまたはモンローの写真の濃さを、リアルタイムで患者の意志でコントロールできるようにした。フィードバックを調節して、ブローリンに反応するニューロンの発火頻度がマリリン・モンローに反応するニューロンの発火頻度よりも高まると、透明に重ねられたブローリンの姿がより濃くディスプレイ上に映し出されてはっきりとし、逆にモンローの画像は薄くなるようにした。もちろん、逆の反応がみられれば、モンローの画像が濃くなるようにも設定した。このような条件で、一回一回の実験の試行は、画面上の画像が、ブローリンのみ、またはモンローのみが見えるようになるまで続く。患者はこの実験を気に入った。なぜなら、自分の思考だけで自分の見たい映像をコントロールできるからだ。患者がモンローに注目すれば、モンローに対応する概念ニューロンの発火頻度は増し、競合するブローリンに対応する概念ニューロンは同時にその活動が弱まった。一方で、モンローにもブローリンにも反応しない他の多くのニューロンは影響を受けなかった。

この実験の状況は、二つの見方から考えてみることが可能だ。一つの見方は、患者が意識的にモンローとブローリンのどちらを選ぶかを決めて、それによって脳活動が調整されるというもの。もう一つの見方は、ニューロン活動が増えたり減ったりした結果、患者の意識の中身が決定されるというものだ。患者の「意識」と「脳活動」。どちらがどちらをコントロールしていることになるのだろうか？

意識の神経相関(NCC)が、意識でコントロールできる活動であるとすれば、てんかん患者の脳にフリードが刺し込んだ電極は、ＮＣＣの中心に触れていたと言える。実験に参加した患者は、自分の側頭葉内側部のニューロンの発火頻度を、自分の思うがままに、かつ選択的に上げたり下げたりすることができた。しかし、脳の多くの領域では、同じように意識的に活動をコントロールできるわけではない。たとえば私たちは、周囲の世界を灰色のトーンで眺めようとしても、そのようなモードで世界を意識的に見ることはできない。これは、視覚領域中の色覚関連ニューロンの発火を意識して抑えることはできないからだろう。また、いくら努力しても、脳の痛覚中枢をオフにすることはできない。

脳と意識の問題（マインド・ボディ・プロブレム）のあらゆる奇妙さは、ここに尽きている。実験に参加したてんかん患者は、モンロー・ニューロンが発火することを直接感じることができない。患者がブローリンを画面から消すときには、「抑制せよ、抑制せよ、抑制せよ」と、ニューロン発火を直接コントロールしようとしているわけではない。確かに、結果としてはニューロンの発火は抑えられることにはなるが、患者が考えているのはモンローのことだけだ。そして、モンローのことを考えはじめると、特定の神経活動パターンが勝手に生じてくる。ところが、患者には、自分の頭のなかで起きている脳活動を直接モニターすることはできない。言い方を変えれば、患者が意識的に操作しているのは意識の中身であって、脳活動ではない。そして、意識の中身の変化は、物質である脳で生じる変化と対応している。意識が揺れれば、同時に脳も揺れるということだ。

意識は左右どちらの脳半球からも生まれる

脳には、他の臓器と同じように、顕著な左右対称性がある。脳のかたちは、クルミの実に似ている。脳の一方の半球は、もう一方の半球を鏡に写したものとは異なるが、だいたいは同じような構造になっている。特定の機能をもつ脳構造(海馬や扁桃体など)はほぼすべて、一つが左の半球にあり、もう一つが右の半球にある。そして、視野の左側は、右半球の視覚皮質によって表現され、逆に視野の右側は左半球の視覚皮質によって表現される。ところが、私たちが世界を見るとき、視界を二つに分ける垂直の線が見えるわけではない。二つの半側視野は、切れ目なく統合されている。このように、意識経験は常に統一されている。この統一性に哲学者たちは以前から注目してきた。私たちは、二つの意識を、一方は脳の片側で、もう一方は別の側で経験するということはない。常に意識は一つだ。そして、視覚について言えることは、触覚や聴覚などの感覚についても同様に言える。

二つの脳半球間で役割分担が異なること、そして意識は一つであるということを指摘したのはデカルトだ。デカルトは、主観的な経験は分割できないという事実を裏づける、ただ一つしかない器官を探した。そして、松果体《しょうかたい》と呼ばれる脳内構造は、脳のなかにたった一つだけしかなく、左右に分かれていないことから、この器官が魂(精神)の座である(今日の用語で言えば「NCCである」)という仮説を立てた。この仮説は、後に誤りだと判明したという話は有名だ。私が大学の講義で、デカルトによる松果体のエピソードを紹介すると、一部の学生はくすくす笑って「何と愚かな」とつぶやく。しかし、構造と機能の関係について考えていたデカルトは、同時代を生きていた哲学者たちよりも数世紀先を歩んでいた。デカルトは、中世のスコラ哲学が支配する時代が幕を下ろそうとする時期の埃っぽくてカビくさい環境に、近代的思考と啓蒙主義の新風を吹き込んだ。そして、「木が燃えるのは木にそもそも物を燃やそうとする成分が含まれているからだ」というような、結局は何も説明しない時代遅れのアリストテレス派の目的論のような説明を、機械的な考え方で置き換えた。デカルトは、フランシス・クリックや、先ごろ亡くなった神経外科医ジョセフ・ボーガンとともに、私の個人的な偉人殿堂のメンバーだ(ついでに言えば、少年レポーターのタンタンと名探偵シャーロック・ホームズも殿堂入りしている)。

二つの半球で処理された情報を統合し、一つの意識を生み出すのに重要な役割を果たしているのは脳梁《のうりょう》だ。脳梁は、約二億本にものぼる軸索《じくさく》(アクソン)の太い束だ。一本一本の軸索は、脳の各半球にある錐体細胞(ピラミダル・ニューロン)から伸びている。ほとんどの錯体細胞は自身の近くに軸索を伸ばしているが、なかには反対側の半球まで軸索を伸ばしているものもある。そのような軸索が束になったものが、脳梁や、その他の左右脳半球をつなぐ軸索の束だ。これらの軸索を通して、二つの大脳半球の間で情報がスムーズにやり取りされており、その結果、一つの統一された意識が経験される。

左右の脳半球をつなぐこの軸索の束が切断されたら、何が起こるだろうか? 他の脳内構造を傷つけることなく、脳梁だけが慎重に切断されたらどうなるだろうか? 患者の意識は、左か右の視野だけを含むように縮小するだろうか? そして意識も半分になってしまうだろうか? しかし現実には、そうはならないのだ。

実際に、脳梁の一部または全体が手術によって切断される場合がある。そうした手術を受けた患者は、どのような内容の意識を経験するのだろうか？　治療の困難なてんかん発作のなかでも、一方の脳半球で発生した発作がもう一方の半球へ広がって大きな発作を引き起こしてしまうようなてんかんの場合、脳梁が切断されることがまれにある。この手術を分離脳手術という。一九四〇年代初頭に初めておこなわれたこの手術では、発作を緩和する効果が認められた。驚くべきことに、分離脳手術後の患者には、手術から回復した後、日常生活で目立つような障害は見当たらなかった。患者は手術前と変わることなく、ものを見たり、聞いたり、匂いを嗅いだりすることができたし、身体を動かし、言葉を交わし、他者と接することもできた。知能指数（ＩＱ）も変わらなかった。自意識にも変わったところはなく、患者に「世界はどのように見えているのか」と訊ねてみると、「別に世界が違うように感じられるわけではない」と答えた。具体的に、視野が狭くなるというようなことはなかった。南カリフォルニアのロマ・リンダ大学に当時所属していたボーガンをはじめとする、この手術の開発に関わった外科医たちは当初、脳梁を切断するような大手術の後にもかかわらず、患者の意識にははっきりした変化が現れなかったことを不思議に思った。

しかし、分離脳患者をカルテクの生物学者ロジャー・スペリーが詳しく調べたところ、持続的で重大な「離断症候群」の存在が明らかになった。離断症候群では、ある情報が一方の脳半球に提示されても、その情報が、もう一方の脳半球と共有されない。また、会話に関与するのは一方の半球、典型的には左の脳半球だけであることも判明した。つまり、右半球が失われたり、麻酔で眠らされたりしたとしても、患者は話すことができるということだ。これは、左半球が会話に関する「優位半球」であるためだ。ちなみに右半球は、言語の理解に関しては機能が限られており、言葉を話すことはできないが、うなり声をあげたり歌ったりすることはできる。このため、分離脳患者と会話をするとき、会話に関わっているのは左半球だけということになる。患者は、左側の視野に提示されたものの名前を言うことはできない。なぜなら、そのイメージは、会話のできない右の視覚皮質で処理されるからだ。ところが患者は、右半球の運動皮質がコントロールする左手を使えば、同じものを、たくさんのものが入った箱のなかから選んで取り上げることはできる。

分離脳患者は右手で触れれば目で見なくても、ものの名前を、たとえば鍵なら鍵と、すぐに答えることができる。これは、右手から伝わる触覚情報が左の脳半球へ伝えられ、対象物が鍵であると確認され、鍵という名詞が脳(左半球)の言語中枢へと伝えられるからだ。ところが、鍵を左手でつかんだ場合は、「鍵」と言葉にすることができない。右半球は、触っているのが鍵だとはわかっているのに、その情報を左半球の言語中枢へ伝えられない。左右の脳半球をつなぐ連絡経路が断たれているからだ。

分離脳患者の脳の半分は、文字どおり、別の半球がしていることを知らない。そのため、悲劇と喜劇の入り交じった状況が生まれる。ノースダコタ大学の神経内科医ヴィクター・マークによる、ある分離脳女性のインタビューの模様を録画したビデオを私は見たことがある。手術後に何回のてんかん発作が起こったかと訊かれると、彼女は右手の指を立てて二回と答えた。すると、彼女の左手が勝手に動き、右手の指を折り曲げた。発作が何回起きたかを数え直してから、彼女は、右手で三回、左手で一回と同時に答えた。マークが、右手と左手の違いを指摘すると、患者は、自分の左手はよく勝手に動いてしまうのだと答えた。左手と右手の争いはさらに続き、その光景はまるでドタバタ喜劇を見ているようであった。そしてついに、左右の手が繰り広げる争いに絶えきれなくなった彼女は泣き出してしまった。彼女の置かれた悲しい状況を、私は思い知らされた。

スペリーに一九八一年のノーベル賞をもたらした分離脳患者の研究からわかることは、脳梁の切断は皮質−視床複合体を二つに分割するものの、意識を損なうことはないということだ。右半球も左半球もそれぞれ独立に意識経験が可能であるが、左半球は右半球よりも言語が達者だ。また、スペリーの研究により、NCCは、その正体がどのようなものであれ、大脳皮質の両半球に独立に存在するはずだということもわかる。脳梁を切断すると、二つの意識が、左右二つの脳半球に宿り、それが一つの頭蓋骨に収まっているという状況が生まれる。このテーマについては、第8章で再び取り上げよう。

意識が失われても、無意識のゾンビ・システムは働き続ける

私たちは、眠りから覚めて起きているあいだ、常に何かを意識している。歩く先に伸びる道路や、頭から離れないヘビーメタルバンドの曲や、セックスをめぐる妄想など、いつも何かが意識にのぼっている。一方で、ある種の瞑想状態に陥ると、覚醒しているにもかかわらず何も意識していない、いわゆる「無」の状態になることがある。そして、たとえ身体が眠っているときでも、夢を見てい

るあいだは鮮やかな意識がある。これらの状態とは対照的に、夢を見ずに深く眠っているときや、麻酔が効いている期間、気絶しているあいだ、脳震盪《のうしんとう》を起こしているあいだ、昏睡状態では、意識経験がまったくなくなる。意識経験に黒いスクリーンがかけられているのではなく、スクリーンそのものが存在しない、意識自体がない状態だ。このように、意識レベル（覚醒レベル）と、意識の中身は、常に相関しているわけではない。

脳の大部分がダメージを受けると意識が戻らないことがある。交通事故や転落事故に遭遇したり、戦場で負傷したり、ドラッグやアルコールを過剰に摂取したり、海で溺れたりすると、深刻な無意識状態に陥る場合がある。しかし、ありがたいことに今日では、大事故によって脳に大きな損傷を負っても、死なずにすむ確率が高くなってきた。外傷を専門とする看護師と医師から成るケアチームが、最新の機器や医薬品を備えた救助用ヘリコプターや救急車に乗って患者の元へと駆けつけることで、多くの人々が命を落とさずにすむようになってきたのだ。しかし、大事故を生きながらえた患者がすべて幸せかというと、そうとも言えない。なかには、意識が回復しない状態で数年間を生き続ける患者もいるからだ。

以上のような重度の意識障害は、覚醒を担う脳部位が損なわれることで生じる。そのような意識障害に陥ると、視床や大脳皮質のニューロンは、意識の中身を表現するニューロン連合をつくることができなくなる。脳がダメージを受けることで意識が失われる状態には、昏睡状態、植物状態、最小意識状態の三つがある。覚醒の状態は大まかに言って、完全に意識が消失した昏睡状態から、睡眠―覚醒のパターンが周期的にみられる植物状態を経て、最小意識状態というように意識レベルが高くなっていく。夢遊病や、ある種の部分てんかん発作中の患者の意識レベルは、通常の覚醒状態と比べると、意識レベルがはるかに低い。

米国だけで二万五〇〇〇人もの患者が、数年間を植物状態で生きている。特に、回復の見込みがほとんどない植物状態は「永続的植物状態」と呼ばれる。このような患者を抱えた家族は、非常に辛い状況におかれる。というのも、植物状態の患者は、反射行動すらほとんどみられない昏睡状態の患者とは異なり、いくつかの反射行動が残っており、睡眠・覚醒の周期も毎日みられるため、はたから見ていると意識があるように見えるからだ。永続的植物状態の患者が「覚醒」しているように見えるあいだ、患者の目は開いており、反射的に動く場合もある。四肢が動くこともときどきはある。顔をゆがめることもあれば、頭を動かしたり、うめいたりすることもある。看病している家族がこのような患者の身体の動きを目にしたり、発する声を聞いたりすると、患者に意識があるのではないかと思い込んで、懸命にコミュニケーションを図ろうとする。しかし残念ながら、永続的植物状態の患者には意識はなく、回復もほとんどしない。悲劇的なことに、家族の患者への思いが強いほど、奇跡的な回復が起きると信じて献身的な看病を続けてしまう。その結果、数十年間もの間、ホスピスや養護施設での介護に疲れ切ってしまい、それにかかる費用も膨大なものになってしまう。

テリ・シャイボの話を覚えている人もいるだろう。フロリダ州に住んでいた彼女は、二〇〇五年に薬剤による死を迎えるまで、一五年間を永続的植物状態で過ごした。妻テリの生命維持装置を停止したいと主張する夫と、娘にはある程度の意識が残っていると信じる両親とのあいだにおいて、公衆の面前で繰り広げられた醜い争いのために、この症例は世間の大きな注目を集めた。医学的に言えば、シャイボの例に議論の余地はない。頭を動かしたり目を動かしたりといった、短時間の自動的な動きはみられたが、再現性や一貫性のある意図的な挙動はみられなかった。脳波の記録からも、大脳皮質が活発に活動していないことが確認された。そして、それ以上シャイボの状態が改善する見込みもなかった。彼女の死後におこなわれた解剖では、大脳皮質が半分に縮小していることが判明し、視覚中枢は萎縮していた。この事実は、シャイボの生前にマスコミが報じていた内容に反して、彼女には周囲のものが何も見えていなかったことを意味する。

ここで少し、脇道に逸れる。米国の現行法では、「医療行為の中止」と「積極的な安楽死」とのあいだには明確な線が引かれている。前者の場合、末期患者は、自らの病気・症状の進行にしたがって死を迎える。後者の積極的な安楽死の場合、医師が、アヘンや他の薬剤を使って死の訪れを早める。私は個人的には、安楽死を禁ずる法律の制定に至った歴史的な経緯を理解できる。しかし、シャイボのような意識のない患者に対して、水や栄養の補給を止めて死を迎えさせることには残酷な印象を受ける。私の愛犬トリクシーは、一二歳のときに心筋症を患った。餌を食べるのを止め、腹部には水が溜まり、嘔吐を頻繁に繰り返し、排便にも問題がみられた。妻と私は最終的に、トリクシーを動物病院へ連れていった。私の腕のなかで何の疑いもなく身体を横たえ、私の顔を優しくなめている間に、大量のバルビツール酸溶液が獣医の手によって、トリクシーの心臓が停止するまで注入された。ひどく悲しくはあったが、時間は短く、痛みはなかった。そして、私はあれが正しい処置だったと信じている。いつか私が同じような状況に陥ったら、誰かに同じ処置を施してもらいたいと個人的には考えている。

さて、植物状態患者の意識について話を戻そう。残念なことに、睡眠・覚醒の周期がみられる永続的植物状態の患者と、散発的に周囲の人たちとコミュニケーションを図ることのできる最小意識状態の患者の区別は難しい場合が多い。この区別をおこなうためのツールの一つが、第9章で紹介する、ある種の「意識メーター」である。そしてもう一つのツールが、第4章でも紹介した機能的脳イメージング(fMRI)だ。fMRIによる意識状態の区別とはどういうものか、以下に説明しよう。

ケンブリッジ大学の神経内科医エイドリアン・オーウェンは、交通事故で脳が大きく損なわれ、さまざまな刺激に対しても反応がまったくみられない女性患者をfMRIスキャナーのなかに横たえた。そして彼女の母親に、イヤフォンを介して娘に対して、テニスをしているところと、実家のなかを歩きまわるところを、言われたタイミングで数十秒にわたって想像するように語りかけてほしいと頼んだ。外から見たかぎりでは、患者が母親の話を理解しているようすはなく、何の反応もみられなかった。ところが、fMRIで計測された患者の脳活動のパターンは、目を閉じて同様の状況を想像した健常者にみられるパターンと似ていた。患者は、自らの手や目や声でシグナルを伝えることができないが、少なくとも散発的には意識があり、外部からの命令に従うことができたということだ。この患者の脳活動は、言語を介した複雑な無意識の反射であるという可能性も考えられなくはない。しかし、このような複雑で意図的な精神活動を、数分間も無意識に持続させるというのはありえないだろう。

つまり、オーウェンの患者の場合は、外からは植物状態に見えたが、脳活動からすると「最小意識状態」であったということだ。ただし、脳に大きなダメージを受けた他の患者を対象とした同様の検査では、ほとんどの患者では、意識があることを示す脳活動はみられず、彼らのほとんどは、意識がまったくない永続的植物状態であることが確認された。このfMRIスキャナーを使った技術が発展すれば、彼女のように大きく脳が損なわれた患者たちとコミュニケーションをとることができるようになるかもしれない。「痛みがあればテニスをしているところを思い浮かべて下さい。痛みがなければ家のなかを歩いているところを想像して下さい」と頼めば、患者が痛いかどうか、また他の意識の中身についても聞くことができるようになるかもしれない。

さて話をメインテーマに戻そう。大脳皮質の大部分が破壊されても、回復後には脳の機能の多くが失われるわけではないことをまず言っておきたい。既に述べたように、皮質の限られた部分にのみダメージがある場合は、脳の限られた一部の機能だけが失われ、意識そのものがなくなることはない。また、一次運動野や一次視覚野などの入力や出力に近い皮質部位では、ダメージとその部位の機能の関係がはっきりするが、前頭葉などの高次の皮質領域で限定的な損傷が起こったときには、はっきりした障害は残らないことが多い。そのため、初期の神経内科医たちは、前頭葉のことを「沈黙野《ちんもくや》」と呼んでいたほどだ。このことは、脳内の直接電気刺激でも確かめられる。脳外科の手術中に患者の一次運動野を刺激すると手足がピクピク動くし、一次視覚野を刺激すると患者は一瞬光を感じる。しかし、前頭葉を刺激しても何も起きない。

古典的な「精神外科手術」であるロボトミーでは前頭葉を破壊するが、意識は失われない。前頭前野と視床および基底核をつなぐ軸索を切断するロイコトミーでも意識はなくならない。いずれの手術とも、アイスピックのような器具を眼窩から差し込むという乱暴な方法でおこなわれた。このような処置は、「狂気を白痴にする」ことで患者のケアを容易にし、人格破壊と精神障害を招くが、患者の意識を大きく奪うことはない。

しかし、左右の脳のちょうど真ん中あたりにある皮質下の一部が損なわれてしまうと、それがたとえ小さな損傷であっても、人を無意識にしてしまう場合がある。私が意識の「可能要因」であると考えているこの部位は、脳の覚醒の程度、意識レベルをコントロールしている。もし、左右両方にあるこの皮質下領域が破壊されると、患者は意識を永久に失ってしまう(一般に脳は、その片側の構造体だけが破壊されてもなんとか回復できるが、両側が破壊されると取り返しのつかない状態になる)。皮質下にある意識の可能要因の一つは、網様体賦活系《もうようたいふかっけい》だ。網様体賦活系は、脳幹上部や視床下部にあるさまざまな核の集まりだ。ここで言う「核」とは、似たような細胞構造や神経化学的性質を持ったニューロンが密集している粒のような構造のことだ。網様体賦活系の核は、その軸索から前脳全体へ向けて、セロトニン、ノルエピネフリン、アセチルコリン、ドーパミンなどの神経伝達物質を放出している。

網様体賦活系と並ぶ意識のもう一つの可能要因が、視床内に位置する五つの髄板内核《ずいばんないかく》だ。これらの核も、脳の真ん中辺りに位置する。髄板内核は、脳幹の核および前頭葉からシナプス入力を受け取っており、大脳皮質全体へ出力を送っている。左右両方の髄板内核に、角砂糖ほどの大きさのダメージが生じると、意識が失われ、回復することはほとんどない。

脳幹の網様体賦活系と視床の髄板内核は、前脳を十分に覚醒させ、意識の中身が経験される基礎となる土台を提供する。これら二つの意識の可能要因は、具体的にどのような意識を経験するかを決定することはないが、さまざまな神経伝達物質を大脳皮質に提供することで意識経験を可能にする。そして、特定の意識の中身が生み出されるのは、これらの脳幹や視床の構造がシナプス接続している先の、一六〇億個にものぼるニューロンからなる大脳皮質であり、その大脳皮質と密に連絡をとっている視床、扁桃体《へんとうたい》、前障《ぜんしょう》、基底核だ。脳の奥深くに位置する髄板内核と網様体賦活系は、さまざまな神経伝達物質の放出をコントロールすることで、皮質―視床複合体がつくるニューロン連合の活動の度合いやタイミングを微妙に調整し、さまざまな意識の中身が形成されるのを助けているのだ。

まとめよう。大脳皮質と、大脳皮質と強い結びつきのある脳部位の局所的な神経活動の特性によって、意識の内容の特定の側面が生み出される。一方で、大脳皮質の全体的な活動レベルが維持されないと、意識状態そのものが失われる。ニューロン連合がつくられ、特定の意識の中身が経験されるためには、皮質―視床複合体が適切な神経伝達物質の供給を受けなければならない。そして、さまざまな神経伝達物質は、脳の深部、すなわち進化的に古い部分に位置するニューロンから伸びる長く曲がりくねった触手、軸索終末から放出される。大脳皮質の局所的な活動も全体的な活動も、ともに意識に非常に重要だ。

さて、神経解剖学と神経伝達物質についての講義はもう十分だろう。次章では、無意識について語ろう。

第6章 若いころの自分にはバカバカしく思えた無意識についての二つの事実。

1．ほとんどが意識にのぼらない脳内プロセス。

2．自分の行動のほとんどをコントロールしているのは、自分の意志ではなくゾンビ・システム。

人間は自分自身について一体何を知っているのだろう！　実際、人間は明るく照らされたガラス箱のなかにでも寝かされたようにして、いつか完全に自分の姿を知覚することが、わずかでもできるようになるのだろうか。自然は人間に最もありふれたことさえも、人間の身体についてさえも、秘して語らないではないか。それも腸の曲りくねりとか、血行の速い流れとか、からみ合った筋肉繊維の慄えなどから眼をそらさせて、人間を得意満々の奇術師的意識の世界へ封じこめ、鍵を掛けて密閉してしまうためにほかならない！　自然は鍵を投げ棄ててしまったのだ！

——フリードリヒ・ニーチェ『道徳以外の意味における真理と虚偽について』（一八七三年）
（西尾幹二訳、ニーチェ全集2（白水社）より）

自分もいつか死ぬ運命にあることに私自身が心の底から気づいたのは成人してからのことだ。その直感は、今から一〇年以上前に突然訪れた。ある日の夜、当時ティーンエイジャーだった息子が持っていた、一人称視点のシューティングゲームに私はどっぷりとハマっていた。不気味に静まりかえった空っぽのホール、水に沈んだ回廊、恐ろしくねじれたトンネル、別世界の太陽が照りつける無人の広場を走り抜けながら、プレイヤーである私を冷酷に追いかけてくる無数のエイリアンに銃弾を撃ち込んでいくというビデオゲームだ。夜更けにゲームを終えてベッドに入り、いつものようにすぐに眠りに落ちた。その数時間後、突然目が覚めた。そして、その瞬間、言葉のうえではわかっていたことが確信へと変わった。「自分もいつか死ぬんだ！　今すぐにではないにしても、自分の命には終わりがくるんだ！」。

　何かの事故に遭う予感がするわけでもなく、がんの自覚症状があるわけでもなかった。ただ出し抜けに、自分の命にもいつか終わりがくることを心の底から実感したのだ。その一〇年以上前のことになるが、私は不意に訪れた死を経験している。娘のガブリエルと双子の姉妹だったエリザベスは、乳児突然死症候群のために生後八週間で世を去った。子どもは親より先に死ぬべきではない。それは、自然の摂理に明らかに反する。この辛い経験はその後、私の人生のあらゆる面に暗い影を落とすことになったが、不思議なことに私の死生観にはなんの影響も及ぼさなかった。けれども、娘の死から十余年後にゲームに耽った日の夜に感じたことは違った。私はそのとき、自分もまた死にゆく存在であることを心の底から理解したのだ。そして、死が確実に訪れる出来事であるという考えは、その後も心のなかに居座り続け、私を以前より賢明にはしたものの、幸福にしたとは言えなかった。

ゲームの夜の不思議な出来事を私なりに解釈してみる。おそらくビデオゲームで数多くのエイリアンを殺したことが、自分自身の死について無意識に考え始めるきっかけになったのだろう。そしてこの無意識の思考は私が寝ているあいだも続き、脳の皮質—視床複合体が外部からの刺激なしに突然動き出すほどの不安感を生んだのではないか。目が覚めた私の自意識にはスイッチが入り、自分は死すべき運命にあるという考えが前面に出たのだ。私がこんなことを経験したのは、後にも先にも一度きりだ。しかし、似たような経験は多くの人に共有されている。こういうエピソードは、「自分の頭のなかで進行する大半の過程に、頭の持ち主である私はアクセスできない」という事実を鮮やかに思い起こさせる。脳のなかのどこかで私の身体はモニタリングされている。脳のどこかの部位で、愛、喜び、恐怖が生まれる。アイデアが生まれ、検討され、却下される。計画が立てられ、記憶が固定される。しかし、意識をもつ存在としての私は、そうした活発な脳内活動にまったく気づかないのだ。

我々はみな死すべき運命にあるという考えを抑えつけることが、フロイトが「防衛機制」と呼んだ心理メカニズムの進化につながった決定的な要因だ。防衛機制は、脳が意識から負の感情、不安感、罪悪感、不適切な考えなどを追い出すプロセスだ(ところで、防衛機制をもつ動物は人間だけなのだろうか？ チンパンジーは頭に浮かぶ不吉な考えを抑えつけたりはしないのだろうか？)。防衛機制という除去の仕組みがなかったとしたら、初期の人類は自分たちが死ぬ運命にあるという想念に押しつぶされてしまって、自分たちの生態的地位(ニッチ)を広げていくことはできなかったかもしれない。おそらく、うつ病とは、そのような防衛機制の喪失を意味するのではないだろうか。

ふつうは我々の意識ではアクセスのできない無意識の処理だが、何らかのきっかけで無意識の思いや感情が突然あふれだしてくることがある。まさにそのような場面に遭遇した私の個人的な体験を紹介しよう。私は、所用でボストンにいるときはいつも、時間の許すかぎり、エリザベスの墓を訪れることにしている。シューティングゲームをして、自分が死にゆく運命にあることを実感した夜の数年後、私はボストン郊外にあるセント・ジョセフ墓地を一人で訪れた。春の小雨の降るなか、たくさんの墓石のあいだを次々に抜けていくと、遠くに見える娘の墓石に何か変わったものがあることに気づいた。近寄ってみると、エリザベスの名前が刻まれた大理石の墓石の上に、羽が折れた小さな天使の素焼きの置物があることに気づいて私は驚いた。娘の眠る場所に立つ無惨な人形の姿を見た私には、突然、圧倒的に耐えがたい哀しみと喪失の気持ちがあふれてきて感情を抑えきれなくなった。草のなかに膝を落とし、雨に打たれながらあふれる涙を止めることができなかった。電話に出た妻は、遠くから私を落ち着かせようとしてくれたが、その日は終日、私の動揺は収まらなかった。誰がなぜ、羽の折れた天使を墓の上に置いていったのかは未だにわからない。とにかくその日に私が学んだことは、人形でもなんでも、ある象徴が適切な文脈に置かれると、長く潜んでいた記憶と感情が突然あふれ出ることがあるという事実だ。

私が大学生のころ、二人の親しい友人が、心理療法の一種である原初療法(プライマル・セラピー)を受けたことがあった。この療法は、ビートルズのジョン・レノンによってポピュラーになったことで知られる。「自分のなかの抑圧された記憶や本能的な欲望や欲求が、自分では気づかないうちに自分の行動に影響を与えている」と言い張る友人たちを、当時の私はバカにしていた。私自身はといえば、自分の頭のなかで進行することは自分が完全にコントロールしていると心の底から信じていた。フロイトのいう無意識にも、トラウマによる記憶の存在にも強い抵抗があった。そもそも母親から生まれ出てくるときに感じた痛みの記憶など自分に残っているわけがないと考えていたが、原初療法ではそうした痛みの記憶が重要な位置を占めていた。当時の私には、無意識やトラウマ記憶が自分の行動に影響を与えているという考えは、非常にバカげたお話しとしか思えなかったのだ。

それから三〇年を経て、私の無意識に対する考えは変わった。今では、自分の行動が、意識によるチェックを受けずに、癖や直感や衝動によって無意識に引き起こされることに納得している。神経科学を学べば学ぶほど、いかに多くの脳内プロセスに意識がアクセスできないものなのかということにあらためて驚かされる。歩行者で込みあう繁華街の狭い道を、向こうから来る人たちにぶつからないようにスイスイと歩くためには、非常に高度な視覚処理と運動処理が求められるが、その処理は意識にのぼらない。耳に入ってくる音のパターンを分析し、それを言葉として解析し、さらにその言葉は誰が発したどういう質問なのかと理解するための処理も無意識におこなわれている。自分の考えを声に出すときでさえ、喋る前に意識的に話す内容をチェックしているわけではなく、無意識に言葉を適切な順番に並べて文章として発している。ショッピングモールなどで、ド派手で鮮やかな深紫色や青紫色のシャツを見かけると、私はどうしてもそれを買わずにはいられないが、その衝動も無意識にわきあがる。いずれの行動も、私の意識の与り知らないところで展開されている。意識が届かない脳内のプロセスのなかには、このような単純にみえるものだけでなく、以下に紹介するような、極めて高次の脳内プロセスもある。

何らかの出来事をきっかけとして、強い感情に振り回されたことがあなたにはあるだろうか？私たちはときとして、怨み・怒り・恐怖・絶望・希望・悲嘆・情熱などの感情が激しく交錯する渦に巻き込まれることがある。感情の嵐はときに、精神の安定を揺るがすこともある。自分の心の奥底に隠れている欲望、夢、動機を見つけ、意識の俎上に載せ、頭で理解できるかたちに変換することはとても難しい。かと言って、そのようなことをおこなえると主張する精神分析などは、完璧なものにはほど遠い。そうした手法は、なぜ人々はある行為をするのかという問いに対して、もっともらしい、直感的な説明に基づくストーリーを作りあげ、新たなフィクションを提供するに過ぎない。たとえば、誰か他人との関係性が壊れてしまったときに、会話療法をおこなったところで、何がその原因だったのかを明らかにすることは決してできないだろう。真の理由は、意識が光を当てることのできない、脳のなかの暗い部屋の中にしまい込まれているのだ。

以上の考えに、新しいところは特にない。サブリミナル、無意識、意識下——これらはすべて、意識経験を直接生じない脳内でのプロセスであると私は考えている。無意識については、一九世紀の後半から学術的な研究がなされている。たとえば、フリードリヒ・ニーチェは、無意識という概念を取り入れて人間の闇の部分に光を当てた最初の西洋の哲学者だ。ニーチェは、他者を支配して力で屈服させたいという無意識の願望が我々にはあり、それが「同情」というようなニセの形に変わって外に出てくるという可能性について考えた。一方、フロイトによって築かれた精神分析医学では、子どものころの経験、特に性的な経験や感情的に激しい傷を負うような経験は、成人してからの行動を大きく左右するが、その原因となったトラウマ経験が意識にのぼることはないとされる。

フロイト流の説明で使われる専門用語や概念は、私たちが日常生活で使う言葉のなかに深く入り込んでいるが、最近では、脳科学研究によって確立した用語によって少しずつ置き換えられつつある。

さて、逸話や個人的なエピソードはそろそろ切りあげ、客観的な科学の領域へと舞台を移そう。とはいっても、神経症患者にソファにゆったりと座ってもらい、一時間あたり二〇〇ドルの料金をとって、自分の経験をべらべらと絶え間なくしゃべり続けてもらって報告される症例研究を紹介するわけではない。むしろ、一時間一五ドルのバイト代でおこなわれる、多くの大学生たちを相手にした無意識に関する実験で明らかになってきた事実について述べたい。数多くの実験が、「あなたの行動は、あなたの与り知らない無意識の過程によって大きく形づくられている」という結論を裏づけている。

脳のなかのゾンビ

神経内科医による症例研究や心理学実験から、脳のなかには、ある特定の感覚―運動過程に特化し、それを自動的に処理するような専門的なシステムがたくさんあることが明らかにされつつある。自動制御装置とでも言うべきそのような脳内システムは、目や耳や平衡器官などの感覚器官からの情報をもとに、目、首、胴、腕、手、指、膝、足をコントロールしている。朝、髭を剃り、シャワーを浴び、服を着替えるという一連の作業も、この自動制御装置がおこなっている。車の運転も、コンピューターのキーボードを叩くのも、携帯電話からメールを送るのも同じだ。バスケットボールの試合をするのも、夕食後に皿を洗うのも、そのほかさまざまなことを請け負っているのが、この自動制御システムだ。フランシス・クリックと私は、このような無意識のメカニズムを「ゾンビ・エージェント」と呼んだ。個々のゾンビ・エージェントは、筋肉と神経のあいだの滑らかで速やかな相互作用を操っている。ゾンビ・エージェントが集まって、あらゆる技能に熟練したゾンビ軍団、「ゾンビ・システム」が構成されている。ゾンビ・システムは、私たちの日々の生活を支えている。

個々のゾンビ・エージェントの働きは、反射に似ている。反射には、瞬きや咳、熱いストーブに触れて手を引っ込める、突然の大きな音に驚く、といった行動などがある。古典的な反射は、意識とは関係なく自動に生じる、すばやく実行にうつされる行動であり、脊髄や脳幹の回路が関わると定義されている。一方でゾンビ・エージェントが制御する行動は、大脳や視床などが関わる、より柔軟で適応的な反射だと考えるといい。

ゾンビ・エージェントは、日常の決まりきった身体行動を実行している。それを支える脳活動は意識のレーダーでは捉えきれない。ゾンビ・エージェントのしたことを後から意識することはできるが、ゾンビ・エージェントが働いている最中にその働きが意識にのぼることはない。例を挙げよう。私が先日、トレイル・ランニングをしていたとき、足もとに何かがいることに気づいた。と同時に、右足の歩幅は自動的に長くなった。足が着地する寸前に、石だらけの地面の上にガラガラヘビがいたのを、私の脳内のゾンビ・エージェントが見つけて足の着地場所を調整したのだ。ヘビが意識にのぼる前に、そしてアドレナリンが吹き出す前に、さらにはガラガラヘビが尻尾を振って鳴らす不気味な警戒音が聞こえてくる前に、ゾンビ・エージェントが歩幅を調節してくれたおかげで、私はヘビを踏まずに済んだ。もしヘビが意識にのぼってから驚いてよけようとしていたら、まにあわずにヘビを踏みつけていたに違いない。

ゾンビ・エージェント研究の第一人者が、マーク・ジャンヌロッドだ。フランスのブロンにある認知科学研究所でジャンヌロッドがおこなった実験では、行動が思考に先立つことが証明された。いったん動かし始めた身体の動きを細かく補正しようとする運動は、意識的にその運動の開始を知覚するよりも、〇・二五秒も先に開始されるということがわかった。〇・二五秒というとどれだけの遅れかわかりにくいかもしれない。では、一〇〇メートルを一〇秒で走るランナーで〇・二五秒をたとえるとどうなるか。もしそれだけの遅れがあったなら、ランナーがスタートの号砲を意識するころには、スターティング・ブロックから数歩先を進んでいる、というほどの非常に大きな遅れなのだ。

無意識のゾンビ・エージェントは、脳内の学習プロセスがつくられていくのに伴って徐々にできあがってくる。同じ動きを何回も繰り返すことで学習がなされ、身体の各部分が滑らかに連動するようになる。トレーニングをすればするほど、私たちは複雑な動きを簡単におこなうことができるようになり、体全体の動きが調和してくる。運動選手にとっては、トレーニングの結果、体の動きからどれだけの無駄を省けるか、その一瞬の差が試合の勝敗を分ける。兵士たちに至っては、一瞬の差は生死を分ける差にもなりうる。

ゾンビ・エージェントの例をほかにも紹介しよう。私たちは、周囲の状況を常にチェックするために、しょっちゅう目を動かしている。この速い眼球の動きは「サッカード」と呼ばれる。私たちの目は一秒間に三〜四回もサッカードによってあちこちに動いている。一日の回数にすると一〇万回を越える。心臓の鼓動の回数に匹敵するほどの回数だ。しかし、この眼球の動きに私たちが気づくことはほとんどない。「隣に立つ男性の唇が切れていて血が出ていて気持ち悪いから視線をそらせる」とか「物乞いと目を合わせないようにする」など、我々は意識的にもサッカードを制御できる。しかし、一日の中でおこなわれる膨大な回数のサッカードのうち、意識しておこなうものなどほんのわずかだ。

眼球運動が無意識にコントロールされていることを鮮やかに示したのが、カリフォルニア大学サンタ・クルーズ校の心理学者ブルース・ブリッジマンだ。ブリッジマンは、暗い部屋のなかに被験者を座らせ、一点の光がついた場所を目で追うように指示した。実験では、光が一旦消され、次に視野周辺の離れた部分に再び点灯された。被験者はまったく問題なく、新たな場所に移動した光に視線をすぐにうつした。そこで、ごくたまにブリッジマンは「ずる」をして、「被験者が周辺の光の位置に向かってすでに目を動かし始めた後、サッカード中にもう一度光の位置をずらす」というトライアルを混ぜた。つまり、被験者にとっては、到着すると思っていたターゲットの光の位置が、最初の目的地から勝手に変更されてしまうことになる。ところが、被験者の「サッカード・システム」、すなわち眼球の位置をコントロールする脳内システムは、この突然の位置変更に戸惑うことなく、変更先の光の場所へと正確に視線を移すことができた。にもかかわらず、被験者が意識的に、サッカード中に光の位置が変わったことに気づくことはなかった。なぜなら、サッカードのあいだは視覚意識が部分的にシャットダウンされるため、光の点がジャンプしたことは被験者の意識にのぼらないからだ。意識にはのぼらないターゲットの光のジャンプも、ゾンビであるサッカード・システムによって正確に検知されているということだ。

さらに言えば、光が最初に照射された場所から、試行ごとにランダムに少し内側または外側へ動かされるという実験では、被験者が意識的に光が内側と外側どちらの方向に動いたかを答えようとすると、当てずっぽうになってしまい、正解率は五〇％であった。このとき、サッカード・システムは、標的の場所の変更に合わせて、視線を正しく、内側・外側に微妙に視線の到着場所をしっかり追えている。つまり、サッカード・システムは、ゾンビとして無意識に正確に仕事をこなしているということだ。ちなみに、サッカード中の視覚のシャットダウンのために、私たちは自分自身の動く目を見ることができない。鏡の前で目を動かして自分の眼球を見ようとしてみればわかる。ただし、他人の眼球運動を見ることはもちろん可能だ。

サッカード・システムは、高度に専門化したシステムだ。このシステムに要求されるのは、毎回同じように正確に、眼球を向ける方向を決定し、眼球をすばやく動かすことだけだ。ということは、サッカード・システムに意識が関わる必要はほとんどない。仮に、あらゆる目の動きを意識して行動しなければならないならば、ほかに何もできなくなってしまうだろう。眼球まわりの一〇種類以上の筋肉を適切にプログラムしながら、「さあ、左を向くぞ、次は下、次は上、その次はまた下！」などといちいち考えながら他のことができるわけがない。ルーチンワークの処理は、ゾンビ・エージェントという専門家にまかせ、意識システムは、意識がないとできない仕事に集中するほうが効率がいい。

ゾンビ・エージェントは、オンラインで現在進行中の問題を解決するためだけに働いている。ということは、ゾンビは、たとえ数秒先であろうと、未来に起こりうる問題に対処するように計画を立てられないということでもある。私たちが、熱い紅茶の入ったカップを取ろうと手を伸ばすとき、車線をいきなり変えた車を避けようとして自転車のハンドルを切るとき、テニスのボレーを打ち返すとき、キーボードを速く打つとき、いずれも行動は直ちにおこなう必要がある。数秒後の展開を見越して行動する必要がないこれらの状況は、ゾンビ・エージェントの得意分野だ。

セイリングや登山といったスポーツを新たにマスターするためには、肉体と精神を相当鍛えなければならない。ロッククライミングで言えば、手、足、身体をスムーズに動かして、靴を岩壁にこすりつけるようにおいたり(スメアリング)、足を大きく開いて突っ張ったり(ステム)、足を突っ張りながら手で岩を引いて登ったり(レイバック)、岩の隙間に手または指を入れて腕の力で身体を引き上げたり(ロックオフ)、といったさまざまな技術を身につけなければならない。一つひとつの感覚処理と身体のコントロールは比較的単純なルーチンワークであっても、それらを滑らかにかがり、縫い合わせられなければ、絶壁をよじ登ることは不可能だ。数百時間の集中的なトレーニングを経てついに、身体の動きは滑らかになり、俗に「筋肉記憶」と呼ばれるものができあがる。絶え間ない繰り返しによって初めて、ロッククライミングに必要なすべての感覚・運動処理を、意識的な努力なしに、無駄なく、無意識にコントロールできるようになる。つまり、新たな技能を修得するということは、それ専用のゾンビ軍団をつくりあげるということと同じと言っていい。クライミング中は、自分の行動の細部に注意を向ける余裕などまったくない。注意を向けるべきは、垂直に切り立つ大理石の絶壁を登るための手がかり、手を引っ掛けられそうな岩のでっぱりや窪みだ。一方で、意識の果たすべき役割は、ゾンビ軍団によって無意識にコントロールされる一連の動作が最高のタイミングで滑らかにおこなわれるように、数秒後までの動きを頭に入れてどのように動くべきかを計画することだ。

注意を必要とする視覚処理や、意識的な運動計画を効果的にするためには、簡単な処理はどんどん「アウトソーシング」していくほうが効率的だ。一連の感覚・運動行動は、トレーニングを積む前は前頭前皮質のニューロン集団が処理にあたっているが、トレーニング後は、処理は基底核や小脳でおこなわれるようになる。その結果、これらの感覚・運動行動は、自動的で無意識に処理されるようになる。

矛盾するように思われるかもしれないが、学習がひとたび完了した後に改めて細部に注意を向けると、獲得済みのスキルの動きが悪くなることがある。高度の訓練が必要とされるスキルの何かある側面、たとえば、ドリブル中に右足の内側がサッカーボールに触れる瞬間などに注意が向くと、ドリブルが遅くなったり、変なところにボールが転がっていったりする確率が高くなる。テニスで言えば、試合中に対戦相手のバックハンドのフォームを褒めると、相手は自分の「完璧な」フォームに注意を向けてしまい、失敗する確率が高くなる。音楽の演奏に関しても同じようなことが言える。昔よく練習した曲を久しぶりに演奏するときは、どのように演奏していたかに注意を向けて思い出そうとするよりも、「指に演奏させる」とうまくいくことが多い。指の動きに注意を向けたり、曲の一部のモチーフや音符の進行について考えたりすると、うまく演奏できなくなる。

熟練したスキルに注意を向けるとパフォーマンスが悪くなることがあるのは以前から広く知られていたが、実験室でそれを簡単に再現し、その神経メカニズムをより詳しく調べるのは困難であった。バンダービルト大学の心理学者ゴードン・ローガンとマシュー・クランプは、私たちがコンピューターのキーボードを使うときに、この現象を簡単に再現できることを明らかにした。彼らのおこなった実験では、被験者はスクリーン上に映し出される単語をできるだけ早くキーボードから打ち込むよう指示された。このとき、被験者が指に向ける注意を操作するために、単語が表示される直前に、その単語を「両手」「左手だけ」「右手だけ」を使って打ち込め、という指示をローガンたちはスクリーン上に示した。「両手」の指示が出た試行では、被験者は単語を両手でいつも通りにタイピングした。「左手だけ」のトライアルでは、右手は使ってはならず、いつも左手でタイプしている文字だけをタイピングするように指示された。たとえば、「army」という単語を「左手だけ」トライアルで打ち込むときは、被験者は「a」の文字と「r」の二つの文字を左手でできるだけすばやくタイピングする。「右手だけ」のトライアルでは、右手に割り当てられる文字だけをタイピングする。「army」ならば、できるだけ早く「m」と「y」とだけ打ち込む。この実験の結果は非常に明快で、「左手だけ」「右手だけ」トライアルでは、たった二文字だけタイピングすればよいだけなのに、「両手」で四文字を打つよりも時間がかかることがわかった。つまり、勝手に動き出すタイピングに特化したゾンビ・エージェントを抑えるのは難しく、その抑制のためにタイピング速度が遅くなるということだ。ところが、実験の状況を少しだけ変えて、左手で打つべき文字を緑、右手で打つべき文字を赤、と色を変えて、注意が色にいくように仕向けると、どの条件でもタイピングのスピードは同じになった。この結果から、ゾンビ・エージェントの特徴についてわかることがいくつかある。

どちらの手がどの文字をタイピングするかは、低レベルの決まりきった運動であり、ゾンビ・エージェントによって無意識にコントロールされている。勝手に動き出したゾンビを抑えるために、後から意識的にどちらかの手だけを抑制しようとすると、それは非常に難しく、タイピング速度が遅くなる。しかし、あらかじめ色などによってタイピングに関する情報に目印がついていれば、ゾンビ・エージェントにまで情報がいきわたらない。その結果、ゾンビが勝手に動きだすことはなく、右手だけだろうと、左手だけだろうと、タイピング速度は遅くならない。このように、過度の注意が向けられるとパフォーマンスが悪くなることは実験室でも証明されている。

注意によって熟練スキルのパフォーマンスが落ちることを防ぐために、世のスポーツコーチやトレーニングマニュアルは、伝統的に「心を無にする」ことの重要性を説いてきた。心を無にし、注意を無駄に働かなくさせることで、ゾンビのパフォーマンスが最大限引き出される。たとえば、オイゲン・ヘリゲルは名著『弓と禅』のなかで、瞑想について以下のように述べている。

剣術を学ぶ者はまず、新しい感覚を身につけなければならない。より正確に言うならば、すべての感覚をもう一段階敏感にさせなければならない。洗練された感覚により、危険な突きに対しても、それをあたかも予感していたかのごとく、ひらりとかわすことができるようになる。

突きをそのように回避できるようになりさえすれば、もはや、相手の動きに対し、極度の集中をつぎ込む必要はなくなる。数人を同時に相手にすることすら可能になる。次の動きを前もって見、感じ、また同時に、知覚と回避は一体化し、それらの区別はなくなる。ここが要点である。それは、意識にものぼらないくらい電光石火の反応だ。そして、一度その域に達すれば、何をすべきか意識する必要はなくなる。これが極意である。

ゾンビの働きに関しては、興味深く重要な症例研究もある。神経心理学者のメルヴィン・グッデイルとデヴィッド・ミルナーは、ある女性患者の視覚・運動能力を詳しく研究し、ゾンビ・エージェントの驚くべき特性を明らかにした。彼女は一酸化炭素中毒事故で命を落としかけたことがあり、そのせいで脳の視覚部位の一部が酸素不足になり、その部位のニューロンが死滅してしまった。結果的に彼女は視覚機能の一部を失い、視覚の「失認症」と呼ばれる症状を呈していた。何か物を見ると、その色や表面の模様などはわかるのだが、それがどんな形なのか、どちら向きにおかれているのか、それがいったい何なのかが彼女にはわからない。たとえば、郵便受けの投函口のような水平な線と、垂直な線との区別が彼女にはつかない。水平な線も垂直な線も同じように見える。ところが、彼女が実際に封筒を手にとり、手を伸ばして投函口に入れなくてはならない状況におかれると、何の問題もなく封筒を差し入れることができる。しかも、投函口の向きが水平であっても垂直であっても、もしくは水平と垂直の間であっても角度を調整して、問題なく封筒を入れることができる。彼女の意識には投函口の向きはのぼってこないのに、無意識に働く脳の視覚運動系のゾンビ・エージェントは、投函口の向きの情報を得て、彼女の手を滑らかに動かすということだ。同じように彼女は、ものが自分の目の前に置かれれば、その大きさや形に合わせて、指の開きや手首の角度を適切に変えて、正確にそれをつかむことができる。ところが彼女は、つかんだものが細いガラス製の笛なのか、あるいは大きなマグカップなのかがわからない。つまり、ものの認識を司る視覚皮質の一部の機能は失われているものの、網膜からの入力を使って自分の手と指の形を決めて動かすための脳領域は、意識に関係なくゾンビとして問題なく機能しているということだ。

この患者は、事故によって物体認識のための視覚システムを失ったが、運動制御のための無意識の視覚システムは失わずにすんだ。この症例の解釈は、患者を対象におこなわれた過去の臨床研究で提唱されてきた「視覚情報処理の流れは二つある」という仮説と非常に相性がよい。二つの視覚処理システムという仮説の正しさは、その後、サルでのさまざまな実験からも支持されている。二つの視覚システムはともに、その出発点は一次視覚皮質(V1)だ。V1からの視覚情報は、シナプスを介して二つの方向へと運ばれ、さらなる高次の視覚認知処理を受ける。一方のルートは、頭の後ろから耳のあたりに向かう「下」の経路であり、V2およびV3を経由して下側頭皮質と紡錘《ぼうすい》状回《じょうかい》へと至る。このルートは、知覚経路、腹側経路、「なに」経路とも呼ばれる。もう一方のルートは、頭の後ろから始まって頭のてっぺんへと向かう「上」の経路だ。行動経路、背側経路、「どこ」経路とも呼ばれ、データを後部頭頂葉の視覚運動領域へ伝える。ミルナーとグッデイルは、右で紹介した非常にまれな患者の視覚運動能力とその欠損の詳細な分析から、意識的にものを見ることに関わる「なに」経路が、前述の女性患者では一酸化炭素中毒で破壊されてしまった一方で、手と指を操る「どこ」経路は、ほとんど無傷だったのでないかと考えた。「どこ」経路が司るのは、すばやく直接的な判断が必要な行動をコントロールするためであり、熟慮を重ねたうえでの慎重な判断は前頭前皮質がおこなっているということだ。正常に機能する脳では、この二つの経路は、多数の交差する連絡によって緊密に統合されている。そのため、脳の持ち主である我々には、意識にのぼってくる視覚処理しかアクセスできず、自分の行動・認識を支えている視覚処理が、よもや二種類以上の情報の流れから成り立っていることに気づかないのだ。

無意識にコントロールされる社会的行動

私たち人間は社会的な動物だ。芸能人や有名人にまつわるさまざまな噂話やスキャンダルは、つねにテレビ番組、週刊誌、ウェブサイトで人気のネタだ。私たちがゴシップに目がないことは、私たちが他人の行動に強烈な関心を寄せる、まさに社会性の高い動物であることをはっきりと再認識させてくれる。人間は本来、気高い存在であると思うのであれば、グーグルの検索ランキングのアーカイブのページを開いて、上位一〇個の検索ワードを眺めてみてほしい。一年を通じていつでもエントリーしているのは、映画スターやポップスター、音楽グループ、トップアスリート、最新の政治イベントに関するワードだ。ちなみに、科学者と科学上の発見に関するエントリーはまったく見あたらない(しかもこの結果は、最も人気の高い検索ワードであるセックスに関連する言葉が除かれた後の結果だ)。

私たち人間は、大海に浮かぶ孤島のような存在ではない。世捨て人と呼ばれるような人たちでさえ、他者との関係性なしに生きてはいけない。たとえ現実の生活で他者との関わりあいをもたなくても、彼らは本や映画やテレビを通じて、他者と何らかの関わりを持っている。

そのような社会的関係性は、自らが自分の意志で意識的に選択して築きあげてきたものだと考えている人もいるかもしれない。若いころの私がまさにそうだった。しかし、何十年にも及ぶ社会心理学の研究では、はっきりと反対の結果が得られている。周囲の人々との関係は、あなたの与り知らない力、すなわち無意識の欲望や動機や恐怖に大きく支配されているのだ。

アメリカにおける心理学の父、ウイリアム・ジェイムスも同じようなアイデアをもっていた。小説家ヘンリー・ジェイムスの兄でもあるジェイムスは、ある行動について考えたり、ある行動を観察したりすると、その行動を自分でも起こす可能性が高まると主張した。これは「観念運動性行為」と呼ばれる原理だ。この原理は、最近サルの脳内で見つかった、いわゆる「ミラーニューロン」と呼ばれる種類のニューロンの発見によって支持を得ている。大脳皮質のニューロンのレベルでも、知覚の表現と行動の表現が部分的に重なっていることがわかってきたのだ。

誰かが何かものを食べている姿を目にすると、あなたの脳内にある、自分自身がものを食べるときに活性化する領域が(弱くはあるが)活性化する。恥ずかしがっている人の姿を見ると、自分も身をよじられる気持ちがする。なぜなら、実際に恥ずかしさを感じるための脳内メカニズムが活性化されるからだ。同じように、誰かがほほ笑みかけてくれれば、あなたは少し幸せな気持ちになる。誰かに好意を抱けば、その人の身体の動きや、発する言葉を自然と真似するようになる。近々、友人とカフェで会う機会があれば気をつけてみるといい。あなたも友人も、同じ側の肘をテーブルにつけ、頭を同じ向きに傾けているかもしれない。あなたが小声で話せば、友人も声を落とす。友人が頭をかけば、あなたも頭に手をやる。あなたがあくびをすれば、友人もあくびをする。似たような行動を共有し、それを繰り返すことで、人はだんだんとお互いに親しみを感じていくのだ。

日常生活のなかで誰か新しい人と出会ったときには、非常に多くの因子が、お互いの行動に影響を与え、その影響がさらにお互いの判断に影響を与えるというループが生じる。相手の年齢、性別、人種、衣服、物腰、感情表現などが、その人の印象をつくって、あなたの心に刷り込まれると、今度は逆に、それらの印象が、あなたがその相手に対してどう接するか、話すか、判断するかということに影響を与える。そしてこれらの影響は、意識による吟味を受けない。「第一印象」が重要な理由はここにある。

どの国にも、特定の人々に対し、強烈なステレオタイプを持つ人というのはいるものだ。そしてたいていの場合、そうした意見はネガティブなものであることが多い。たとえば、「リベラル派は自分の国を嫌っている」とか、「キリスト教徒はかたくなに反科学の立場をとる」とか、「黒人は攻撃的である」とか、「高齢者は退屈だ」といった意見を持つ人々だ。彼ら偏狭な人々は、自分たちの偏見に基づいて意図的な選択をおこなう。あなたは、そういう人たちと自分は違うと言いたいだろうか？　しかし残念ながら、たとえあなたが、ステレオタイプなものの見方を避けようとしても、無意識におけるバイアスや偏った好みは消えない。あなたを育ててきた文化や教育の影響を打ち消すことはできず、幼いころに聞いた童話や神話から、過去に読んだ本から、観た映画から、夢中になったゲームから、そして両親、遊び友だち、学校の先生たち、同時代の空気から、知らず知らずに影響を受けて判断を下してしまうのだ。私の言うことが信じられないのであれば、「暗黙連想テスト」を受けてみるといい（ネット上にアップされているハーバード大学版のテストがお勧めだ）。これは、一連の質問にできるだけ早く答えてゆくというテストだ。このテストでは、自分で操ることのできない、また偽ることもできない偏ったものの見方、そして特定の宗教や性別や性的傾向や民族集団に対するバイアスの程度を間接的に測ることができる。

無意識の偏見

無意識の偏見は意識的な偏見よりも、二つの理由でたちが悪い。第一に、脳内で働く無意識のプロセスは低レベルの処理から高レベルの処理まで範囲が広く、きっかけさえあれば自動的に立ち上がり、勝手に働き始めるという点が挙げられる。どの文化・社会・歴史においても無意識の偏見は常に存在し、その影響は極めて強力なこともある。

例を挙げよう。ハワイの真珠湾に駐留していたアメリカ太平洋艦隊に対して、一九四一年一二月七日に決行された日本の帝国海軍による奇襲と、アルカイダによる二〇〇一年九月一一日の世界貿易センタービルおよびアメリカ国防総省へのテロ攻撃について考えてみよう。いずれも、国家を危機から守る任務を負った大きな組織が犯した諜報活動の大失敗だった。ところが現実には、これらの失敗を防ぐための膨大な情報は、その数日前、数週間前、いや数か月前から、諜報組織自身によってすでに得られていたのだ。そうした事実は、後の学術的およびジャーナリスティックな調査によって明らかにされている。９１１に関していえば、諜報組織は政府に対して、オサマ・ビン・ラディンの脅威について警告を四〇回も発していた。しかし、結果はご存じの通り、すべては無駄に終わった。

なぜこのような失敗が起きたのだろうか？　その一因は、無意識の偏見にあったと言われている。数多くの政府委員会の議事録や報告書が同様の見解を発表している。機能不全はもちろん、いくつもの階層で生じていた。警告を聞き入れなかったという個別の失敗は確かにあった。しかし、さまざまなレベルで決定権を持っていた重要人物が持っていた偏見が果たした影響は非常に大きい。意識的にしろ無意識的にしろ、白人以外の人種や欧米以外の文化を見下すような態度が、このような失敗を招いたのだ。太平洋艦隊を束ねる任にあったキンメル提督は、議会が実施した調査のひとつのなかで以下のような本音を漏らしている。「ちびの黄色人種の日本人どもに、日本からあれだけ遠く離れた真珠湾で、あれだけの攻撃をやれるはずがないとバカにしていた」。そして五〇年を経て、当時の国防副長官であったウォルフォヴィッツも、ビン・ラディンを「アフガニスタンのちびのテロリスト」と見下していた。一般の人々に広くみられるステレオタイプは、権力を持つ人たちをも盲目にしてしまったのだ。「頭に変なタオルみたいなものを巻いて洞穴に住むような無教養な奴らが、世界最強の国、アメリカの我々の脅威になどなるわけがない」といった発言からも、他の人種・文化に対する根強い偏見がうかがわれる。二〇〇八年のリーマン・ショック、そしてそれをきっかけとして世界恐慌の一歩手前までいったあの一連の事件にも、偏見による思考の病理の影響が強くみてとれる。投資のリスクはコントロールされており、適切な金融商品によってリスクは相殺されるはずだと広く信じられていたが、実際は世界的な景気後退に陥った。

政治や経済の場で利益を得る目的で、意図的に一般大衆の無意識の心の動きがつくられることがある。メディアの影響が大きい今日の民主主義社会においては、大きな選挙の前には、数か月も前から、決まってバカバカしいニュースが流され続ける。これは非常に悩ましく、まさにバカげているとしか言いようがないのだが、現実に選挙の結果はこのニュースに左右されてしまうのだから仕方がない。広告業界が宣伝する情報の海に浸り切っている私たちは、そうしたニュースのバカバカしさに気づくことすらできない。たとえば、二〇一〇年の一年間だけでも、世界中で約五〇〇〇億ドルもの金が広告業界に支払われた。商品やサービスを購入しようという消費者の判断に実際に影響を及ぼすためだ。そうした戦略は現実に成功するのだ!

無意識の偏見のたちの悪さの第二の理由は、その影響をなくすのが非常に難しいという点だ。意識的な差別や偏見であれば、法律や何らかのイベントによって根絶やしにすることは可能だ。しかし、変える必要があると気づくことすらない無意識の偏見を、一体どうやって変えることができるというのだろうか?

しかし、本当に我々の意識の届かないところで、無意識の偏見が私たちの行動に影響を与えることなどあるのだろうか? ここでは、ある実験を、読者であるあなたを被験者としてやってみたい。これは「プライミング」という現象に関する実験だ。「プライミング」は、ある写真や音や言葉などの先行する刺激(プライマー)を処理した後に、他からくるターゲット刺激の処理を促進したり、抑制したりする現象のことだ。今から、リラックスして、次の文章を読んで、最後の質問の答えを口に出して言ってほしい。では始めよう。

何も書かれていない紙の色は何色？
ウェディングドレスの色は？
雪の色は？
玉子の殻の色は？

では、牛が朝に飲むものは？

あなたの答えは「牛乳」だろうか？　ほとんどの人は牛乳と答える。しかし、ちょっと考えてみれば、間違いにすぐ気づくだろう(答えは「水」)。プライマーの単語が、「白」というイメージを繰り返し頭の中で呼び出したときに、他の白いものと関連するニューロンの活動が引き起こされ、特におそらく決定的なことに、白に関係するシナプスの活動が引き起こされたのだ。そのため、牛と朝食に飲む液体の双方に関係のある液体の名前を挙げるように言われたときに、「牛乳」という答えが自動的に心のなかに浮かんだというわけだ。これが基本的な「プライミング」現象だ。おもしろいのは、プライマーは直接に「牛乳」という単語を意識にのぼらせたわけではないという点だ。

イェール大学のジョン・バーグは、社会性に関するプライミングの実験をおこなった。大学生たちを対象に、「rude(粗野な)」と「polite(上品な)」という概念のプライミングを試みたのだ。実験は、学生たちの言語能力を調べるという名目で、リストにある言葉から短文を作ってもらうことでおこなわれた。第一の学生グループには、「bold(厚かましい)」「rude(粗暴な)」「disturb(邪魔する)」「intrude(出しゃばる)」「brazen(ずうずうしい)」「impolitely(無礼に)」といった単語が書かれたリストが与えられた。第二のグループには、「respect(敬う)」「patiently(辛抱強く)」「yield(譲る)」「courteous(礼儀正しい)」といった単語が記載されたリストが与えられた。短文が完成した学生は、廊下にいる実験者を探して次の実験についての説明を受けるように指示された。ところが、廊下で見つかった実験者は、他の人と話していて忙しそうにしている(実はこのとき実験者と話している人も、「サクラ」の実験チームのスタッフだった)。

このとき、学生がいらいらして待ちきれずに、実験者たちの会話に割って入るまで、どれだけの時間がかかるかをバーグたちは密かに測定していた。丁寧な単語によってプライムされた学生たちは、驚くほど我慢づよく、会話に割って入ってくるまでに九分以上も待った。一方、粗野な単語でプライムされた学生たちは、五分強しか我慢することができなかった。言葉のテストが待ち時間に影響を及ぼしたのではないかと考えた人は、被験者の学生のなかに一人もいなかった。耳にしたり使ったりする言葉が行動を決めるという、この実験の結論は、私の祖母のような人にとっては真新しい情報ではないだろう。祖母は、店でチップを渡したり、ささやかな贈り物をしたり、丁寧な態度で人に接したりすることは、なぜかわからないが報われるとつねづね言っていたものだ。

似たような実験によって、高齢者に対する偏見の程度を操作することができる。高齢者に対するステレオタイプを引き出すような一群の単語、たとえば、「old(年老いた)」「lonely(寂しい)」「forgetful(忘れっぽい)」「retired(引退した)」「wrinkled(しわのある)」「ancient(もうろくした)」「helpless(体が不自由な)」「Florida(フロリダ[訳者注:フロリダは高齢者の引退後の生活の場として人気の保養地])」といった単語をプライマーとして使って、バーグは被験者の学生たちに短文を作らせた。比較として他の被験者集団には、高齢者に対する偏見と関係のない単語を使って短文を作ってもらった。バーグたちのおもしろいアイデアは、被験者たちが短文を作った後に、実験会場からエレベーターに至る一〇メートルを歩くのにかかる時間が、プライマーの影響を受けるのではないかという仮説だ。実際に、高齢者に関係する言葉でプライムされた学生がエレベーターに向かうまでは約八秒かかったが、老化とは無関係の単語が与えられた比較集団は約七秒しかかからなかった。学生には、使う言葉によって歩く速度が遅くなる可能性があるということは事前に知らされていなかった。自分に直接関係のない単語を使って短文を作るだけで歩く速さが遅くなってしまうのであれば、友人や配偶者があなたに対して「最近老けたんじゃない？」などと言おうものなら、どれだけ強い影響が現れるだろうか？　まさに、「口は禍《わざわい》の門《かど》」だ。

自己啓発の世界では、ポジティブで楽天的な態度をとることが大切だとされる。たしかに、良いことを頭に浮かべれば、直接がんが完治するわけではなくとも、病気の受けとめ方にはプラスの影響を及ぼす。実際、この考え方は、どうして私がアメリカの西海岸に住み、科学者をやっているかという理由の一つでもある。アメリカ人、特に西海岸へ自らの意志で移り住んできた人たちは、何ごとも「やればできる」と考えているところがある。十分な意欲、努力、熱心さを持って、科学技術を賢明に利用していけば、およそ何ごとも可能だと信じている。私もそうだ。自分のもつすべてを出し尽くして、それで失敗したとしても、それはむしろ名誉なことだ。失敗を恐れて挑戦しないのが一番良くないと考えているところがある。

さて、無意識の情報処理に関しては、自分の行動が無意識にコントロールされるなどバカげていると多くの人々が強く否定するという点は、科学的に見ても注目に値する。若いころの私も同じだった。しかも、無意識を直感的に否定し、自分にそんなものはないと主張する傾向は、研究者や学者の世界で特に強くみられる。彼らは自分たちのことを、誰よりも客観的で、バランス感覚に優れていて、公平な判断力を持っていると考えている。大学教授たちは、集団としては、誰かを雇ったり学生を指導する際に、性差や人種に関するバイアスが入り込まないよう格別の配慮をする。ところが、政治や宗教の話になると、彼らは他人の意見を受け入れなくなることがよくある。保守派の人たちや信仰心の厚い人々の意見を、極端な考えしか持てない人たちのものだと決めつけがちだ。大学教授たちは、ほぼすべての宗教、特にキリスト教に対し、あからさまな蔑視を隠そうともしない。そのため多くの学生にとって、宗教がらみの話を口にするのは憚られる雰囲気がある。

たとえ脳内のプロセスには意識にのぼらないものが多くあることを認めたとしても、現実の生活においては、二つの理由から無意識は重要でないと反論する人もいる。一つ目の理由は、無意識の存在を認めてしまうと、自分の行動が、自分でコントロールできていないことを認めてしまうことになるという懸念だ。それでは、人が生きている意味もよくわからなくなってしまうし、法律などの社会を成り立たせている仕組みも成り立たなくなってしまう。もしあなた自身の意志で何かを決断していないのならば、誰がその決断をしているのか？　誰が責任をとるのか？　あなたの親か？　メディアか？　友人か？　同僚か？(この自由意志と無意識、それと法律などの社会システムについては次章で詳しく取り上げる)　そして二つ目の理由は、無意識の偏見には、そもそも自分で気づいていないのだから、現実世界への影響があったとしても、それをどうすることもできないというものだ。その証拠に、もしあなたが、「あなたの判断の根拠には無意識の差別がある」と非難されたとしよう。そのような差別意識がもしあなたにないのであれば、あなたには何を言われているのか心あたりがないし、どうしようもないだろう。実際に、具体的な行動を挙げて、それがあなたの無意識の差別の証拠だと言われたとしても、自分では覚えのないことなのだから、もっともらしい理由をでっちあげてなんとか自己正当化を図ろうとするだろう。そして決して、あなた自身のなかに巣食う無意識の差別には考えが至らないはずだ。不思議に思われるかもしれないが、これこそが心の動きなのだ。つまり、無意識の偏見というものが実際にあったとしても、それを我々が認めることに、どれだけの重要性があるかは、そう簡単な問題ではないということだ。

この現実生活と無意識の関係を考えるうえで、重要な現象が最近みつかった。我々が何かを選んだときに、その選択の理由が自分の意識にはアクセスできないという現象、「チョイス・ブラインドネス（選択盲）」だ。この現象を明らかにした実験では、スウェーデンのルンド大学の一〇〇人の学生が、二人の若い女性の顔写真を比較するというテストを受けた。実験者が、それぞれの女性の写った写真を並べて手に持ち、学生はどちらの女性が魅力的であるかを数秒以内に判定した。写真はいったん、被験者の目の前から隠された。そしてすぐ後に、学生は自分が先ほど魅力的だと言った女性の写真を再び見せられ、なぜ自分がその女性を選んだのかの理由を説明した。そのような通常のトライアルに混ぜて、実験者が手品のようなトリックを使って、学生が魅力的だと「選ばなかった」ほうの写真を学生に見せて、なぜその写真を選んだのかを訊ねた。すると、選んだ写真と選ばなかった写真の女性が大きく違っていても、ほとんどの学生は気がつかなかった。四人に一人の学生だけが、再び見せられた写真が自分の選んだ写真ではなく、二枚の写真が入れ替えられたことに気づいた（この場合、実験は直ちに中止とされた）。残りの学生たちは、ほんの数秒前に選んだものとは異なる写真を前に、自分の「選択の理由」を他の通常のトライアルと同じように説明した。「彼女のまぶしい笑顔がいいね。バーで見かけたら声をかけたくなるのはこちらの女の子さ。このイヤリングがすごく似合ってる」などと答える学生もいた。彼が数秒前に「本当に選んだ」ほうの写真の女性は笑ってもいなかったし、イヤリングなどしていなかったにもかかわらずだ。

選択盲は、二枚の写真のどちらの女の子が気に入ったか、という実験室で人工的に作られた選択だけでおこる現象ではない。人生のなかで私たちがおこなっていくさまざまな意志決定全般に対しても同じような現象はみられる。たとえば、自分がしていることに気づいて、なぜ自分がその行為をしているのかわからないことは誰にでもあるだろう。けれども、理由を説明したいという気持ちはとても強いので、その場で理由をでっちあげ、自分の選択を正当化して、自分では気づかないうちに事実を偽ってしまうのだ。このような、日常で生じる無意識の行動に対しての意識的な正当化を鮮やかに切り取ったのが、ルンド大学でおこなわれた選択盲の心理実験だということだ。

私がここまで説明してきたよりも、無意識のプロセスが日常生活に与える影響はもっと強く、より広くみられると考える心理学者もいる。彼らは、競合する複数の要素のバランスを取る必要のある判断を下さなければならない状況では、無意識下の情報処理のほうが、意識的な思考より優れていると主張する。どのアパートを借りるかという選択を考えてみよう。最適なアパートの部屋を選ぶためには、月々の家賃、入居時期、広さ、場所、契約期間、部屋の状態など、数多くの要因を考えたうえで決断を下さなければならない。一部の心理学者の唱える「無意識的思考理論」によれば、関連するあらゆる物件情報を手に入れた後は、それ以上深く考えることはせず、たとえばクロスワードパズルを解くなどして、物件を最終的に決めるまで情報から距離を置くべきだとされる。問題を気にし過ぎてはいけない。何かほかのことを考えれば、無意識のプロセスが懸案を解決してくれるというわけだ。

「無意識下の情報処理のほうが意識的な思考より優れている」という仮説は、無意識のプロセスの強力さを信じ、それを利用できないかと考えている人々の注目を大きく集めている。しかし、そのような仮説を証明しようとする実験の多くは説得力に欠ける。統計学的な有意性は弱く、しっかりした対照群も置かれていない。このような欠点は、人間集団を研究する際には常についてまわるものであり、人間集団の遺伝学的背景、取り巻く環境、食生活、生理現象などの条件を揃えることはとても難しい。そのような観点から、「無意識的思考理論」を提唱した論文の実験のデータを注意深く読むと、より正確な論文のメッセージは「第一印象を決めた後に、すみやかに意識的に判断を下すほうが、いつまでもあれこれ考えてから判断を下すよりも、最終的な判断が優れている場合がある」ということがわかる。「判断を下し、自分を信じ、その決定を変えるな」ということだ。

意識よりも無意識のほうが優れているという仮説については、私自身、それを示したという実験や論文の方法論に疑いを持っている。もっと言えば、理論的にもその仮説は疑わしいと考えている。たしかに、歴史を少しひもといてみれば、一般人から意思決定者までに広く共有された、無意識の偏見が良くない結果をもたらすという例はたくさんあることは既に述べた。さらに、日常生活における判断には常に、意識と無意識の処理過程が混ざっており、意識的な過程に重きが置かれる判断もあれば、無意識的な過程が大きな役割を果たす判断もある。しかし、「非常に複雑な推論が無意識によってなされ、それが意識による推論よりも優れている」という事例については、説得力のある証拠にお目にかかったことはない。「もしAならばBである」式の推論、複雑な記号処理、想定外の事態への対処などは、意識的に、注意深く、時間をかけてよく考えないとうまくおこなえない。もし、無意識にこれらの複雑な論理処理ができるのならば、我々すべてが無意識に複雑な物理方程式を解けてしまう。ならば、みんながアインシュタインになってしまうではないか。複雑な推論、想定外の事態への対処などをおこなうのは、やはり意識の機能なのだろう。これは、何か重要な決断を下す際には、自らを振り返って、合理的に考えるのが一番だ、という古くからの知恵にも合致した考えだ。

無意識がわかれば意識がわかる⁉

眠りから目が覚めると、数秒のうちに意識は立ち上がる。意識がはっきりしてくると、めまいがするほど豊かな世界が経験される。起きているあいだは、意識がフリーズしたり、固まったりすることはない。コンピューターと違って、脳をリブートする必要などない。使いやすいパソコンやタブレット端末は、アプリケーションがどのように動いているかをユーザーに気づかせることなく、ユーザーの使い勝手の良いインターフェイスを提供する。同じように、意識を支えているのは水面下でなされている無意識の処理だ。つまり、目で光子を捉えてから、さまざまな「無意識の」情報処理の過程があって初めて、たとえば目の前の美しい女性が意識にのぼるのだ。

今日の心理学や神経科学が取り組んでいる課題の一つは、どれだけ複雑な処理が無意識におこなえるのか、そして無意識のプロセスがどこまで我々の現実生活に影響を与えているかなどを明らかにすることだ。無意識の重要性に気づくのは、自分の人生の意味を理解するためにも必要だ。人生の意味を理解し、自分を高めるには、自分の行動のかなりの部分が無意識に支えられていること、意識による慎重な選択だけがあなたの人生を形づくっていったのではないことを理解しなければならない。かといって、無意識の意志決定が「非常に」強力だと証明されているわけでもない。恋愛関係のもつれ、家庭の不和、金銭トラブル、仕事上の問題を解決するのに役立つような無意識のプロセスは存在しない。「あなたの脳にはまだまだ利用可能な未開発の強力な無意識の力が眠っている」などという宣伝文句を裏づけるような科学的データはない。このような複雑な問題は、考えに考えを重ね、自分で自分を律し、すぐれた習慣を年月をかけて地道に身につけていかなければ解決できないのだ(まあ、これは聴く耳が持たれない退屈なメッセージかもしれないが……)。

私の探究は、無意識ではなく意識を理解することだ。無意識の謎は、意識の謎よりもはるかに浅く思える。無意識による情報処理は結局のところ、コンピューターがおこなうようなことだ。それに引きかえ、意識が世界に入ってくる過程はまったくの謎だ。それでも、あちこちに顔を出すゾンビ行動と、無意識の欲望や恐怖は、以下の三つの理由で、私の意識の探求に重要である。

第一に、脳内のプロセスのどこまでが無意識のプロセスで、どこからが意識的なプロセスなのかを理解することは大切だ。ここをはっきりさせなければ、最初は「意識を探求する」といって始まった研究が、無意識の行動とそれを生み出す無意識の脳活動の研究ばかりをやっていた、と後で気づく恐れがある。もしも私たちの行動や感覚のかなりの部分が無意識の処理に支えられているのならば、脳の大部分と、その活動の大半は、意識とはまったく関係がないことになる。

そして現実に、脳内のニューロンのほとんどは、直接意識の中身を生み出すのに関わっていないのだ! 私はこれまで、視覚意識の神経相関(NCC)が、脊髄、小脳、網膜、一次視覚皮質には

「ない」と熱心に指摘してきた。私が意識の中身が生み出されている可能性が高いと紹介した、皮質の高次視覚領域と前頭前皮質でさえ、そこに位置するニューロンのほとんどは、意識を直接生み出しているわけではないと私は考えている。おそらく、意識の内容を担っているのは、脳の前方にある前頭前皮質と、後方の高次視覚領域を互いに長い軸索でつないでいるピラミダル・ニューロンの集団のネットワークだろう。長距離を連絡しているピラミダル・ニューロンは、これらの領域のニューロンのなかでも圧倒的に少数派だ。そして、これらの数パーセントにも満たないニューロン集団の活動が、我々が一瞬一瞬に経験する意識の中身を直接生み出していると私は推測している。逆に言えば、ほとんどすべてのニューロンは、健康な人間が目覚めているあいだ絶え間なく活動しているが、これらの活動は意識には直接関係のない、無意識の処理をおこなっているのだ。

この説明が疑わしく思われるのなら、意識の基礎となるメカニズムと、遺伝の基礎となるメカニズムを比べて考えてみて欲しい(ただし、あらゆる比喩がそうであるように、この例も完璧なものではない)。複製、転写、翻訳といった、ある細胞がその子孫細胞へと情報を伝える分子レベルの過程には、DNA、tRNA、mRNA、リボソーム、足場タンパク質、中心体をはじめとする、数百に及ぶ非常に精密で驚くべき生化学的装置が関わっている。しかし、これらの装置をまとめあげて遺伝を可能にしているのは、たった一つの分子、DNAだけだ。それぞれの細胞のなかには、数百万個の分子が含まれているが、たった一組みの非常に長くて安定した二本鎖分子であるDNAにすべての重要な情報は書き込まれている。そして、DNA配列上のわずか一か所のつづり間違いが、死に至る突然変異や遺伝病などの深刻な結果を招くことがある。意識の基礎となるメカニズムもまた、非常に特異的である可能性が高い。皮質―視床ニューロンの連合を構成する何か一つの要素をノックアウトすると、その要素に関連する意識的な知覚や思考のわずかな変化を招くかもしれない。まとめると、細胞のほとんどの要素は遺伝に直接関係しないし、DNAのなかにもイントロンと呼ばれる遺伝に直接関係ないものが非常に多くふくまれている。同様に、脳内のほとんどの部位は意識に関係せず、意識に関係が深い部位のなかでも、直接意識を生み出すのに関係しないニューロンは圧倒的多数なのだ。

私の意識研究にとって無意識研究が重要な第二の理由は、ゾンビ・エージェントという無意識の存在が、意識を研究しようとする者にとって非常に厄介なものであるという点だ。どんなに複雑に見える行動も、ゾンビ・エージェントがその行動を無意識に生み出しているという可能性がある。この可能性を完全に否定できないならば、その行動は、被験者が「意識的に」生み出したかどうかはわからない。たとえば、重症を負った人が、自分の横たわる病室に誰かが入って来たときに、その方向へ目を向けたとしよう。この場合も、その複雑な行動だけでは、その怪我人には意識があって、状況を理解しているかどうかはわからない。同じことは、未熟児、イヌ、マウス、ハエについても言える。彼らが複雑な行動を見せるからといって、それが決まりきったゾンビ・エージェントによる無意識の行動である可能性があるかぎり、彼らに意識があることは証明できない。ある生物に主観的な経験があると証明するためには、行動による基準だけでは十分でない。

無意識の研究が重要な第三の理由は、ゾンビ・エージェントによる決まりきった行動が広範囲にみられることが、意識の神経相関(NCC)という謎をより際立たせるという点だ。意識を生み出すような神経活動と、そうではない神経活動には、一体ぜんたい、どんな差があるのか、という疑問だ。大脳皮質のある領域が活性化するのかどうか、たとえばミルナーやグッデイルが言うように、背側領域が無意識の行動に関わり、腹側領域が意識的な視覚に関わるというような単純な話なのだろうか？　あるいは、同じ回路が、処理モードに応じて、意識と無意識の双方に関わっているという可能性はないのだろうか？

フランシスと私は、生じた途端に消えていく神経活動は意識にのぼらないと論じてきた。網膜で生じたスパイクは速やかに視覚皮質に到達し、視覚運動領域を経由して運動ニューロンへと伝わり、それがすばやい行動を引き起こす。このような短寿命の神経活動は、単独では意識にのぼらない。しかし、皮質と視床のループを介したニューロン連合が、ほかの競合する連合を抑えて、しばらくのあいだ優勢な状態を保つことができれば、その連合が関わる意識の内容が生み出される。意識には、物理学でいう定常波のようなものの形成が必要だということだ。この優勢なニューロン連合の形成を妨げるマウスを、遺伝子工学の手法を駆使して作るというテーマについては、第9章で紹介しよう。

さて、ここからは、私が前著『意識の探求』で意図的に避けてきた意識と脳の問題の一つ、「自由意志」に迫る。脳はその持ち主の行動に関してどれほどの自由を持っているのだろうか。「自由意志」は、哲学における第一級のテーマだ。そのルーツは古代にさかのぼる。そして遅かれ早かれ、私たち一人ひとりが直面する問題でもある。自由意志をはじめとする抽象的な形而上の問題の多くは、古くから哲学的な論争が絶えないわりには、ほとんどなんの進歩もないのが一般的だ。ところが、次の章で見るように、自由意志問題の重要な側面に関しては、知覚意識の問題へと還元することで、大きな前進が脳科学によって達成されたのだ。

第7章 自由意志、ニーベルングの指輪、そして決定論について物理学が言えること。自分が思っているほどには、私たちは自由な意志決定ができない。脳内の意志決定に関わる処理と、それが意識にのぼるまでの時間の遅れ。自由意志も一種の主観的な感覚である。

いいか、この宇宙にはたった一つしか不変の法則はないんだ。因果律、それだけが真実だ。行動があれば、それに対する反応がでてくるし、原因があるから結果が生じるんだ。

——メロビンジアン『マトリックス・リローデッド』(二〇〇三年)

広大な宇宙の端の、その端っこに位置する銀河系の、さらにその隅っこにあるありふれた恒星である太陽を周回する、地球と呼ばれる小さな青い惑星で、原始の泥沼のなかから生命が生まれた。原始の生命は数十億年もの年月を経て、生存のための壮大な闘いを勝ち抜いてきた。人間がそうしたちっぽけな生物から進化してきたという証拠は至るところにある。にもかかわらず、この二足歩行生物は、自分たちが非常に特別な生き物だと考えるようになった。無数の星々がひしめく宇宙のなかで独自の地位を占め、増長した彼らは、自分たちだけが、この宇宙を支配する因果律、すなわち厳然たる原因と結果の法則から逃れられると信じるようにさえなった。「自由意志」と呼ばれるもののおかげで、自分たちは物質的な因果律を超えて行動できるのだ、と。

私たちは、真の意味で自由に行動できるのだろうか？　自分の性格、そのときの気分や状況にまったく関係なしに、なんでも言ったりやったりできるだろうか？　そもそも、あなたがこの本を読もうとしたのは、あなた自身の意志によるのだろうか？　たしかにあなたは、ランチに出かけるのでもなく、友だちにメールを送るのでもなく、この本を読むことに決めた。自分の自由意志で決めたような気がするだろう。でも、本当にそうなのだろうか？　自分の意志以外の要因の影響は本当になかったのだろうか？　たとえば、この本が授業の読書課題であったとか、友人に読みやすいと薦められたとか、そういう要因はなかったのだろうか？　あるいは、そのような外部からの要因は十分なものではなく、別の要因、すなわち自分の「自由意志」こそが、「この本を読む」という決定に寄与したのかもしれない。

宿命の原則、一般に「決定論」と呼ばれる考え方を採用すれば、あなたが本を読むことはすでに決まっていたことであり、他の可能性はなかったということになる。真の意味で、他の選択肢はなかったのだと決定論は言う。私たちは因果律という法則に縛られた、自由をまったく許されていない奴隷でしかないのだ。昼食をとるという選択肢はそもそもなく、この本を読むように最初から運命づけられていたのだ、と。

自由意志の問題を考えてきたのは哲学者だけではない。一般の人々も自由意志の問題に興味を持っている。自由意志は、非常に抽象的な形而上の問題だが、広く興味を持たれている珍しい問題だ。実のところ、私たちがそれぞれに自由意志を持っているという前提は、さまざまな社会システムの基盤になっている。私たちは意志によって行動を自由に選ぶことができる一方で、選んだ行動に対しては責任をとらなければならない。そして、善い行いを意志によって選んで実行すれば賞賛されるし、罪を犯せば責任をとって罰を受けなければならない、という理屈も自由意志を前提としている。そして自由意志は究極的には、あなたがどれだけ自分自身の人生を自分でコントロールしているのかという問題に行き着く。

あなたは今、愛する人と暮らしている。ある日、見知らぬ異性とあなたは出会う。偶然の出会いから始まったほんの数時間の語らいが、あなたの人生を大きく揺り動かす。悩んだ末にあなたは、住んでいた家を出る。二人は電話で言葉を交わし、胸の奥の秘密を互いに打ち明けあい、そして男女の関係を結ぶ。完全に恋に落ち、強迫神経症のような、圧倒的で強力な感情に押し流される。二人の関係が倫理的に正しくないことは承知のうえだ。多くの人々の人生を狂わせるだろうし、自分が幸福で実りある未来を得る保証はどこにもない。けれども、あなたのなかの何かが変化を求めてやまない。

そのような胸が締めつけられるような選択に迫られてみると、「自分自身の行動に対して自分が実際にどれだけ理性的に、そして意識的にコントロールできるのか」という根本的な疑問が浮かんでくる。私たちは単に、さまざまなパートナーとのあいだに自分の子孫を残そうとするDNAに支配されて踊らされているだけではないのか？　体内のホルモンや下半身に操られているだけで、私たちに自由などないのではないのか？　確かに頭では、不倫をやめて家へ帰るべきことはわかっている。けれど、わかってはいるがやめられない。わかっていながら大嵐のなかを船出し、長年にわたって穏やかだった結婚生活という船は難破する。

自由意志は、学者の世界に埋まった地雷原でもある。自由意志については、賛成または反対のどちらの立場に立つにせよ、難解な議論が展開されてきた。私自身も、激しい感情の揺れと苦しみを経験しながら、自由意志に関していろいろと考えてきた。しかし本章では、過去千年間に展開された哲学的な議論は脇に置き、代わりに物理学、脳科学、心理学で得られた知見に集中しよう。なぜなら、これらの学問が、大昔から続く自由意志という難問に対して、部分的にではあるが、答えを提供しつつあるからだ。

強い自由と現実の自由

「自由意志」の定義から始めよう。「まったく同じ環境において、別のやり方で行動できるのであれば、あなたは自由である」。これが一つの定義だ。「まったく同じ環境」とは、外的な条件が同じだけでなく、脳の状態も同じであるということだ。この定義は、「強い自由意志」「リバタリアン（完全自由主義者）にとっての自由意志」、または提唱者の名前をとって、「デカルト流の自由意志」とも呼ばれる。

映画『マトリックス』には印象深いシーンがある。主人公のネオが、モーフィアスがくれた青か赤のどちらの錠剤を飲むかを決めなければならないという場面だ。青い錠剤を飲めばすべてを忘れ、平穏な仮想世界へと戻る。赤い錠剤を飲めば、仮想世界から目覚めて、痛々しく寒々とした現実に戻るというものだ。ネオは、「自由意志」で赤い錠剤を選んだ。そこに「自由があった」ということは、ネオが青い錠剤を飲む可能性が同程度にあったということだ。もしネオが青いほうを選んでいたら、最も感動的な映画のワンシーンがなくなっていたかもしれないが……。「強い自由意志」の意味でネオに自由意志があったとすれば、たとえ彼の欲望、恐れ、思考などを司る脳内の状態と彼を取りまく環境すべてが、赤い錠剤を選んだときとまったく同じであっても、青い錠剤を選べる可能性が同程度にあったことになる。

私は最近、ロサンゼルスの連邦地方裁判所の陪審員を務めた。被告は、麻薬を密輸して売りさばいていたストリートギャングのメンバーだった。体が刺青だらけだった彼は、仲間のギャングの頭に二発の銃弾を打ち込んで殺した罪で告発されていた。陪審員として裁判に参加するために、私は日常の仕事を突然、強制的にストップすることになった。ところが、裁判所で提示される証拠を聞くうちに、さまざまなことを考えさせられ、自由意志に対する私の考え方の幅も大きく広がることになった。裁判では、銃、麻薬、金、仁義、信用を中心に展開される彼らギャングの生きる社会のおぞましい日常がつまびらかにされた。彼らストリートギャングの住む世界は、まるで「並行宇宙」のように、私たちが住む世界とは別世界なのだ。二つの世界は数キロメートルも離れていないにもかかわらず、人が行き来することはまずない。

犯罪の背景が次々と明らかにされるにつれて、私は、被告という人間をつくった個人および社会の力について考えずにはいられなかった。警察、親族、そして過去から現在までに被告と関わったギャング構成員たちが次々と被告がどのような過去を経て今に至っているかを説明したのだ。被告の仲間のギャングのなかには、手錠がはめられ、明るいオレンジ色の囚人服を着たまま証言台に立つ者もいた。これだけの環境がそろっていれば、被告が最終的に人を殺すことになったのも仕方がなかったのではないだろうか？ 言い換えれば、被告の男性には、デカルトの言うところの「強い自由意志」で、別の人生を選択することなどできなかったのではないだろうか？ しかし幸いなことに、陪審員団には、そうした哲学的な難問に答えることや、被告の刑罰を決めることは求められなかった。陪審員たちはただ、被告が告発されたとおりの罪を犯さなかった可能性があるかどうか、そして彼が特定の人物を特定の場所から特定の日時に撃ち殺さなかった可能性があるかどうかを、合理的に判断すればいいだけであった。私たちがしたのはそれだけだった。

「強い意味での自由意志」という定義は、机上の空論であって役に立たない。というのは、現実世界では、過去に戻って他の行動ができたかどうかを確かめようがないからだ。古代ギリシャの賢人ヘラクレイトスが言ったように、「同じ川に二度入ることはできない」のだ。それでも、デカルト流の強い意味での自由意志が私たちには備わっているという考え方は、一般人がもっている自由意志に対しての考え方としては最もポピュラーなものだ。実に、この「強い意味での自由意志」という考えは、魂に対しての一般人の信仰と密接に結びついている。一般人のイメージでは、魂とは、ハリー・ポッターのグリフィンドール寮に住み着く幽霊「ほとんど首無しニック」のように、頭のうえに浮かんでいるものだ。そして魂は、脳を操って自由自在に身体を動かす。まるで、私たち自身が車に乗り込んで、自由自在に行きたい場所にいくようなイメージだ。

デカルト流の強い自由意志に比べて、より現実的な考え方が、「両立主義」から見た自由意志だ。両立主義は、生物学、心理学、法学、医学の世界でより広く受け入れられている考え方だ。「もしあなたが自分のやりたいように、やりたいことができるならば、あなたは自由である」というのが両立主義による自由意志の定義だ。この宇宙のすべてが決まっているとする決定論と、この見方の自由意志は互いに矛盾しないため、両立主義と呼ばれている。何か切迫した状況にいるとか、他人や何らかの権力に支配されているとか、そういうことがなければ、あなた自身が運命を意識的に決定することができる。そういう意味では、長くタバコを吸ってきて、何度止めようと意識的に試みても禁煙できない人は自由ではないと言える。タバコをやめたいという彼の願望は、中毒によって妨げられている。両立主義の考え方からすると、完全に自由な人間はほとんどいない。両立主義は、魂のような空想上の概念に訴えるところはない。両立主義は、地に足の着いた考え方だ。

世界史には、ときに尋常ではない強さの自由意志を持つ人が現れる。崇高な倫理上の目的のために覚悟を決めて何週間も断食をするマハトマ・ガンジーのような人物や、一九六三年に南ベトナムの抑圧的な政権に抗議して焼身自殺を遂げた仏教僧ティック・クアン・ドックといった人たちだ。ドックの焼身自殺については当時の写真が残っており、多くの人々の脳裏に二〇世紀の最も印象的なシーンとして焼き付けられている。彼が身を焼かれているあいだのその落ち着いた様子と、そこに込められた強い意志は非常に衝撃的だ。火に包まれて死に至るまでのあいだ、ドックは瞑想の蓮華座の姿勢をとり続け、炎のなかで筋肉を動かしたり、声をあげたりすることはまったくなかった。

彼ら偉人たちとは違って、私たちのような一般人は、食後のデザートの注文を我慢することすら難しい。自分が意識的に思ったことをどれだけ貫徹することができるかが、両立主義の意味でいうところの自由である以上、私たちにどれだけ自由意志があるかは人による。程度問題だ。

刑法では、被疑者が自由に行動できなかったと認定されたとき、その責任は小さいと評価される。たとえば、夫が数週間前から冷酷な計画を立てて妻の愛人に復讐をおこなった場合に比べ、浮気の現場を生で目撃し、逆上して愛人を殴り殺した場合は罪が軽いとみなされる。妄想型の統合失調症の患者が六〇人以上の人を無差別に銃殺した場合も、「精神異常により無罪」とみなされ、精神病院に収容される。このような情状酌量の余地がある場合を除いたうえで、被疑者が自由に行動できたと認定されれば、被疑者は裁判を受ける能力があると判定される。このように、今日の社会と司法制度は、両立主義に基づく自由意志の考えのもとに築かれている。

リヒャルト・ワーグナーの不朽の名作『ニーベルングの指輪』は、運命と自由の葛藤をテーマとする四部からなる歌劇だ。恐れるものがなく、社会的な道徳も気にしない主人公ジークフリートは、大蛇を殺し、ブリュンヒルデに求婚するために炎のなかに飛び込み、ヴォータンの槍を砕き、神々による旧世界の秩序を破壊しようとする。ジークフリートは法に従わず、自分の欲望と衝動に従う。彼は自由であるが、行動は無計画であり、自分の行動がもたらす結果を気にしない(思うに、ジークフリートは、脳の扁桃体が障害のため失われていたのではないか? そのために恐れを知らなかったのだろう。もしかすると、腹内側前頭前皮質にも異常があって、正常な意思決定能力がなかったのかもしれない。遺伝と環境も、彼の異常な振る舞いに寄与していただろう。ジークフリートの両親は兄と妹の関係にあり、孤児としての彼を育てたのは、唯一の保護者であって黄金に取り憑かれた短気な小人だった。またジークフリートは、ドイツの深い森のなかで他者と関わることもなく成長したために、社会的な生活能力に欠けており、最終的には、信頼する友人ハーゲンによって殺されることになった)。歌劇のヒロインであるブリュンヒルデは、自らの意志で炎のなかに飛び込んだ。両立主義の視点から見ると、ジークフリートもブリュンヒルデも非常に強い意志をもって自らの思うままに自由に行動していると言える。

さて、強い自由意志、社会通念上の両立主義的な自由意志などの概念の紹介はこれくらいにして、さらに一歩踏み込んで、「自由な」行動のメカニズムについて考えていこう。日常は、選択の連続だ。どの服を着るか、車のなかでどのラジオ局を聴くか、昼食に何を注文するか、選択は山ほどある。ところが、第6章で挙げたように、自分の行動の多くが、意識の精査と制御が及ばない無意識のプロセスによるものだ。あなたが過去におこなった選択は積み上げられて、無意識のうちに習慣や癖を築きあげる。家族や文化などの、あなたが育ってきた環境もまた、無意識のうちにあなたの考えにバイアスをかけている。そういう意味では、あなたが自分で決めて自分が好きなように「自由に」やっていると信じていることですら、すべてが前もって決定されていると考えられる。

遺伝、環境、日常のランダムな出来事は、確かに私たちの行動にバイアスを与えている。問題は、そうした影響をすべて考慮した後で、それでもわれわれに自由は残っているのか、ということだ。この問題をより深くとらえるために、自由意志の概念を、物理学の観点から考え直してみよう。

古典物理学と決定論——時計じかけの宇宙

宇宙の謎を理解しようとする人類にとって大きな一歩は一六八七年に訪れた。アイザック・ニュートンが主著『プリンキピア』を著した年だ。この書物では、万有引力の法則と、運動に関する三つの法則が述べられている。ニュートンの第二法則では、孤立系(たとえば緑色のフェルトの上を転がるビリヤードの球)に加えられる力が、その加速度、すなわち速度の変化と結びつけられている。この法則には大きな意味がある。ある瞬間における系のすべての構成要素の位置と速度、そして要素間に働く力がわかれば、系の運命(すなわち未来の位置と速度)が一義的に決まることを意味するからだ。系の運命は、宇宙の終わりまで変わらない。

ニュートンの第二法則の及ぶ範囲は広い。木から落ちるリンゴ、地球を周回する月の軌道、さらには銀河の中心を回る数十億の星々。ニュートンの法則は万物を支配する。系に加わる力と、系の現在の状態がわかれば、未来のいかなる時点における系の状態をも予言できるのだ。

これが「決定論」の本質だ。太陽を周回する惑星の質量、位置、速度がわかり、惑星に作用するすべての力がわかるならば、今日から千年、百万年、未来永劫にわたって惑星の位置が完全に決まる。ニュートンの法則は、宇宙を一つの系と考えれば、宇宙の全体にも及ぶ。この考えについては、フランスの数学者ピエール・サイモン・ド・ラプラスが一八一四年に雄弁に語っている。

現在の宇宙の状態は、それに先立つ過去の状態の結果であり、それ以後の未来の状態の原因である。ある時点において、自然界に働くすべての力と自然を構成しているすべての物体のすべての状態がわかれば、宇宙のなかの最も大きな物体だろうと、最も軽い原子の運動だろうと、それらの物体の過去の状態と未来の状態を厳密に予測することができる。

時計じかけの宇宙は、ひとたび動き始めれば、それを止めるすべはない。もし、すべてを厳密に計算することができるスーパーコンピューターがあれば、未来の出来事は、私たちの脳内で起きる現象も含めて、すべてが予測可能なはずだ。すべてが物理学の法則に従うのだ。ということは、決定論によれば、脳の働きの結果、あなたが自分の意志で何かを決めようと思ったならば、そのあなたの意志ですら、宇宙が動き始めた瞬間に決められていたのだということになる。

一一世紀のペルシャの天文学者にして数学者、さらには詩人でもあったオマル・ハイヤームは、その心情を、『ルバイヤート』に率直に謌《うた》っている。

空と呼ぶあの逆《さか》さ盃に　閉じこめられて
這いまわりつつ　生き死ぬわれら。
その空に両手《もろて》をのべて　助けを求めることの愚かしさ。
——むなしく廻るその回転は　われらにおなじ。

（井田俊隆訳、ルバイヤート——オウマ・カイヤム四行詩集（南雲堂、一九八九年））より宇宙というこの巨大な装置は、実は決定論が言うほどに簡単には予測できないものであることを最初に言い出したのは、一九世紀末期のフランスの数学者アンリ・ポアンカレだった。その後、デジタルコンピューター時代が到来して、「決定論的カオス」の正体が明らかにされ、「未来は正確に予測できる」という考えは、完全に過去のものとなった。決定論的カオスは、気象学者のエドワード・ローレンツによって、大気の運動を表現する三つの単純な方程式を解く過程で見出された。コンピュータープログラムによって予測された方程式の解は、初期値がわずかに異なるだけで、さまざまな値をとる。方程式を解き始める際に初期値がほんの少し違うだけで、劇的に多様な結果を招くというのがカオスの特徴だ。ローレンツは、「バタフライ効果」という用語を考案して、初期条件に対する感度の大きさを表現した。つまり、蝶の翅ばたきが大気中に作り出す非常に弱いざわめきが、最終的には、遠く離れた場所の竜巻の進路を変えてしまうというのだ(一見ランダムに思えるカオス系の振る舞いは「決定論的」であることに注意されたい。初期値がまったく同じであれば、複雑な運動も完全に再現できる)。

カオス系の好例が株式市場だ。ほんの小さな変化、たとえば、どこかの企業で役員どうしがもめているといううわさや、遠く離れた国で起こったストライキが、企業の株価に予測不可能な影響を及ぼすことがある。カオスはまた、正確な長期の天気予報が不可能な要因でもある。

天体の運行は、ニュートンやラプラスが言うとおり、時計じかけのように厳密だ。惑星は測地線上に静かに乗っていて、太陽系を形成した星雲の最初の回転によって動いている。このため、冥王星がカオス的な軌道を回っていることが、一九九〇年代におこなわれたコンピューターモデリングによって判明した際は大きな驚きをもって受けとめられた。冥王星が一〇〇〇万年後に(地球から見て)太陽のこちら側にあるのか、それとも向こう側にあるのかについて、天文学者たちはもはや確実なことは言えないのだ。

冥王星という、内部構造が比較的単純で、重力を唯一の力として受けて真空の宇宙空間を動く惑星の動きについてさえ、将来の予測には、この程度の不確実性がつきまとう。ならば、数え切れないほどの因子の影響を受ける人間の行動など予測できるものだろうか? ちっぽけな昆虫、さらには、肉眼では見えないほど小さな神経細胞の振るまいは予測できるものなのだろうか?

ショウジョウバエの集団について考えてみよう。二四時間の明暗周期を再現したプラスチック管のなかでともに孵化して成長した、数百匹の遺伝的に同一なショウジョウバエのコロニーだ。ハエの行動は、たとえ厳密に管理された実験条件の下でも実に気まぐれだ。プラスチック管で作られた迷路のなかに放たれたハエの集団が分れ道に出会うと、一部のハエは左の管へ、一部は右の管へ、そして一部は方向転換して元来た道を引き返す。他のハエたちは分れ道に留まり、決定を下せない。

未来の生物学者は、そうした状況でのハエの行動を、集団レベルでは予測できるようになるだろう。しかし、個々のハエの選択を予測することは、株式市場で株の値動きが予測できないのと同じように、不可能なことが証明されるだろう。決定論的カオスの未来を正確に予測することはできないのだ。

しかし、ローレンツの言うバタフライ効果によって、原因と結果の自然法則が無効になるわけではない。因果の法則は、いささかも揺るがない。惑星物理学者たちは、数十億年後の冥王星の位置を明言できないものの、その軌道が常に完全に重力の支配下にあることについては疑ってはいない。カオスの発見によって、作用反作用などの物理法則が影響を受けたわけではない。予測が不可能だということが明らかになっただけだ。宇宙が巨大な時計じかけであることには変わりない。ただし、私たちには時計の短針と長針が一週間後にどこを指すかはわからない。

同じことは、生物の細胞の働きについても言える。シナプスや細胞核などの細胞小器官はどれも、細胞内を満たす液体のなかに浮かぶ莫大な数の分子からつくられている。個々の分子は絶えず押し合いへし合いしており、それぞれがどのように動くかは正確には予測できない(個々の分子の運動は捉えられないが、たくさんの分子集団の挙動は確率論、熱力学というツールによって予測できる)。ただし、個々の分子の動きが予測できないとは言っても、分子の世界で決定論があてはまらないから、というわけではない。予測できないのは、現実には何億、何兆個もの分子の動きを正確に観測できないからだ。古典物理学の法則の下では、細胞内のすべての分子の初期状態(力と位置と速度)がわかりさえすれば、全分子の未来の状態を完全に予測できる。

すべての細胞内の初期状態が厳密にわかりさえすれば、決定論的カオスがあろうと、将来の細胞の状態は正確に予測できるはずだ。これは重要な事実だ。もし古典物理学のいう決定論が有効ならば、デカルト流の「強い自由意志」は私たちにはないことになる。あなたのすべての行動や、それを生み出す脳の活動パターンを含む、宇宙で起こるすべての出来事は、宇宙の誕生時に既に決定されているということだ。あらゆる出来事が、あらかじめ決まっている。あなたは自分専用の、生涯にわたって上映され続ける映画を観るしかない。映画監督である物理学の法則は、たった一つのシーンを変えたいというあなたの願いにさえ耳を貸さない。

時計じかけの宇宙の死

「宇宙は神によってつくられた精密な時計のようなものだ」という決定論的な宇宙の見方は、一九二〇年代の量子力学の誕生によって劇的な終焉を迎えた。量子力学は、非相対論的な速度における原子、電子、光子の振る舞いを最も正確に記述できる体系だ。すばらしい予測力を備えた量子力学理論の体系は、人類の偉大な知的業績であることは疑いない。

決定論的な宇宙というニュートンとラプラスの夢(といっても私の意見では悪夢だが)を葬り去ったのが、量子力学の「不確定性原理」だ。名高き不確定性原理は、理論物理学者ウェルナー・ハイゼンベルクによって一九二七年に定式化されたもので、この宇宙ではどんな粒子(たとえば光子や電子)についても、「粒子の位置」と「運動量(質量に速度を乗じたもの)」の両方を同時に正確に測定できないという原理だ。粒子の速度が正確にわかれば、粒子の位置は明確に決定されず、逆に、位置が決まれば速度がわからないということだ。今日の測定機器の精度が低いだけで、技術さえ進歩すれば不確定性原理は克服可能であるというわけではない。不確定性原理は、現実の宇宙の法則、構造そのものなのだ。私の愛車、赤のミニ・コンバーチブルのような大きくて重い物体は、特定の速度で高速道路を走っているあいだ、空間中に正確な位置を占める。しかし、素粒子や原子や分子のような微小な粒子には、そのような一般常識は通用しない。微小な粒子の位置を正確に決定しようとすればするほど、その速度は不確定に(あやふやに)なる。逆に、速度を正確に決定しようとすればするほど、位置は不確定になる。

ハイゼンベルクの唱えた不確定性原理は、古典力学との決定的な決別であり、その余波は今日でも完全に収まってはいない。古典力学で原理的に導かれる確実さが、不確定性原理によってあいまいさに置き換えられる。量子力学によると、万物の根底にあるのは、シュレーディンガー方程式によって決定論的に変化する「波動関数」と呼ばれる数学上の抽象的な法則だ。この法則から物理学者たちは、どんな出来事が起こる確率も正確に計算できる。たとえば、電子が水素イオンの特定の原子軌道を占める確率も計算可能だ。ただし、確率そのものは極めて正確に計算できるが、ある特定の瞬間に、ある電子がどの位置にあるかを予測することはできない。

ある電子銃から電子を放出したときに、左側に電子が到着する確率は九〇パーセントで、右側に到着する確率は一〇パーセントであるような実験システムを作ったとしよう。実験を千回繰り返せば、だいたい九〇〇回の試行では電子は左側に、残りは右側に到着することになる。しかし、このような統計結果があったとしても、電子が次の試行時にどちらに到着するかの予測にはつながらない。左側の方が右側よりも確率は高いが、実際にどちら側に到着するかは偶然による。アルバート・アインシュタインは、その生涯を終えるまで、自然界にみられるこの偶然性と折り合いをつけることができなかった。この文脈で出たアインシュタインの有名な言葉が、「神はサイコロを振らない」という一節だ。

アインシュタインは気に入らなかったかもしれないが、息を呑むような美しい星空を見上げれば、偶然がこの宇宙で果たしてきた役割を見てとることができる。銀河は、広大な宇宙空間の全体に一様に広がっているわけではない。銀河を形づくる数々の恒星は薄く広がって並んでおり、銀河と銀河のあいだには、あまりの広さにため息しか出ないような、何もない空間もある。その空間を光が端から端まで渡るのに数百万年もかかるほどだ。太陽系を含むわれわれの銀河系は、おとめ座超銀河集団の一部だ。私たちの太陽は、その銀河集団のなかの一〇兆個もの恒星の一つに過ぎない。これらの星や銀河の位置的な偏りは、偶然性によってつくられたものだ。

確率的な量子の偶然の振る舞いこそが超銀河集団の偏りをつくったとするのが、宇宙論のインフレーション理論だ。宇宙はビッグ・バンによって始まったとされるが、誕生直後の宇宙は、針の先端よりはるかに小さかった。そして、この膨張し始める前の極小の宇宙の雫のなかでは、質量エネルギーの密度に場所によって濃淡があったと考えられるのだ。この誕生直後の宇宙が拡大して宇宙空間がつくられたのだが、膨張当時の量子レベルの濃淡の差が増幅された結果、今日観測される銀河にみられる膨大で不均一な分布へと至った。

宇宙を構成する物質の運命は、最初から完全に決められているわけではない。宇宙が時計じかけというならば、その歯車、ばね、てこに、メイド・イン・スイス並みの精密さは望めないということだ。非常に小さい物質スケールでは、古典物理学がいうような未来が完全に予測できるという意味での決定論は成り立たたず、確率だけが予測可能な量子力学的な決定論が支配している。ということは、大きなスケールでも確実に決定している未来がないということだ。量子力学的な決定論は、多様な未来が生じるそれぞれの確率を決定するが、どの未来が起きるかを決定するわけではないのだ。

しかしここで、「ちょっと待った！」という強い反論の声が聞こえてきそうだ。私たち人間が経験する巨視的な世界が、微視的な量子世界の上に構築されていることに疑問の余地はないではないか。たしかにそうだ。しかし、だからといって、自動車のように日常的に見かける物体が、量子力学の奇妙な特性のすべてを受け継いでいるというわけではない。私が愛車ミニをどこかに駐車するとき、その速度は道に対してゼロである。車は電子と比べてはるかに重いので、位置も完全に決定でき、曖昧なところは一ミリもない。駐車した場所を私が忘れたり、車が駐車違反で撤去されたり、盗まれたりしていなければ、最初に止めた場所と寸分違わない場所に車があるはずだ。私たちが生きる巨視的な世界では、数秒、数分のスケールで見れば、物体は古典力学的な決定論に従って予想通りに振る舞う。カオスのバタフライ効果によって冥王星の位置が特定できなくなるのは数万年、数十万年後のことだし、初期宇宙の量子効果によって宇宙の形に予測不可能性が入り込むのは数十億、数百億年という長い時間スケールでの話だ。

自動車の内部構造は比較的単純だ。それに引きかえ、ミツバチの脳、ビーグル犬の脳、少年たちの脳は、さまざまな種類の神経細胞によって複雑に構成されている。神経系の働きには非常にノイズが多く、視覚ニューロンも、嗅覚ニューロンも、筋肉を制御する運動ニューロンも、どれもランダムな振る舞いを示す。神経発火の強さやタイミングにもランダムな振る舞いがみられる。

第5章で紹介した概念ニューロンの一つについて考えてみよう。実験に参加したてんかん患者がジェニファー・アニストンの写真を見ると、毎回、概念ニューロンが興奮して、五〇〇ミリ秒以内に約五回の活動電位を発した。しかし実際には、活動電位発火の正確な数は、写真を見るたびに異なり、発火は六回のときもあれば三回のときもあった。このように数がばらつくのにはさまざまな原因が考えられる。たとえば、患者自身の目の位置が試行ごとに少しずれていたり、心臓の脈拍や呼吸のタイミングが異なっていたりすると、活動電位の回数が左右される。それらを加味してもまだ発火回数が正確に予測できないのは、神経細胞のなかの水分子や他の分子のゆらぎが原因だと考えられる。そして、この分子のゆらぎ自体は古典物理学に完全に従う。つまり、発火回数のばらつきは、古典物理学の枠組みで説明することが十分可能だということだ。

分子レベル以下のスケールで起きるランダム性を引き起こしうる現象に、量子レベルでのゆらぎがある。しかし、今のところ、量子ゆらぎが神経発火のばらつきに重要な役割を果たしているという証拠はない。量子ゆらぎの可能性は、細胞の構造をタンパク質や脂質二重膜のレベルで研究する生物物理学者によって研究されている。それらの研究によると、脳の神経系の振る舞いが量子ゆらぎによって予測困難になっているという証拠はない。神経系は、他の系と同様に量子力学の法則に従う。しかし、大量の分子集団が激しく動きまわることで、量子の不確定性は平均化され、ならされてしまう。この効果は「デコヒーレンス(コヒーレンスの崩壊)」と呼ばれる。言い換えれば、「コヒーレンス(干渉のしやすさ)が消失する」ということだ。デコヒーレンスが起きるということは、生物の細胞をつくっている分子集団の振る舞いは、原理的には、量子力学による確率論的な法則ではなく、古典物理学の決定論的な法則によって記述し、予測できるということだ。だとすれば、動物の行動をなかなか予測できないのは、量子ゆらぎのせいだというわけではないことになる。行動予測の困難さは、現実的に、次々と展開していく分子レベル、細胞レベル、細胞集団レベルでの出来事を、正確に計測し続けることの技術的な限界が原因なのだ。

かといって、量子レベルの不確定性が、行動レベルの不確定性を引き起こす可能性がまったくないわけではない。むしろ、量子レベルのランダム性には、「わざと動物の行動を予測しづらくする」という機能的な役割がある可能性もある。というのも、ときに予測不能に振る舞う生き物は、行動が完全に予測されうる生物よりは、獲物を見つけたり捕食者から逃れたりする確率が高くなり、進化の過程で生き残りやすかったのかもしれないからだ。たとえば、捕食者に追いかけられているハエが、空中で突然ランダムに飛ぶ方向を変える習性があるなら、動きが予測されやすい仲間のハエより生き伸びる確率は高くなるだろう。そうしたことを考えれば、「特定の行動や決定に量子レベルのランダム性を利用する神経回路が進化の過程で選択されて生き残ってきた」というのはありえる話だ。脳の奥深くで生じる小さくランダムな量子ゆらぎが、ローレンツのバタフライ効果、決定論的カオスによって増幅され、そのせいで私たちの行動がたまに予測不可能になっているのかもしれない。あなたの周りに、ミツバチやビーグル犬や小さな男の子らがいればわかってもらえると思うが、彼らの行動は、はっきりした理由はなく不規則だ。量子力学と決定論的カオスが組み合わされれば、進化的に有利に働くランダムな行動を生み出すことが可能になるということだ。

予測不能でランダムな突発的な意志決定は、ときとして残酷な結果をもたらす。トルーマン・カポーティの書いた『冷血』は、一九五九年のある夜に農場に押し入った二人の前科者が、農場主、その妻、二人の子供を無差別に殺害した実際の事件をモデルとした犯罪小説だ。その場にいた家族全員を殺すという決定は、事前に周到に計画されたものではなく、現場での成り行きであった。それは、あっという間の出来事だった。犯人たちは、押し入った後にそのまま何もせずその場を去っていれば、大量殺人を犯さなかっただろう。そうなれば、最終的に死刑になることもなかったはずだ。彼らの人生を決定した行為は、無意識に決定され、考えもせずにおこなわれ、後から自分で説明ができないような、「(量子的な)コイン投げ」による偶然の結果の積み重ねによって決定されたものだったのかもしれない。それでは、私たちの人生における重要な判断のうち、どれほどの数の行為が、量子レベルの不確定性が生み出す偶然の結果、すなわち非決定論的な効果によるものだと考えられるだろうか?

もしも、量子レベルの非決定論の占める役割が重大であって、本当に未来の宇宙の状態が決定論の言うほどに決まっていないことが明らかになれば、宇宙や人生に対する私たちの見方に大きな影響を及ぼす。人間の行為は、前もって予測できないことになる。宇宙にあるすべての物は自然法則に従うが、未来の世界の状況は常にあいまいであり、離れた未来のことほど不確実性が大きくなる。

私は、個人的には決定論が大嫌いだ。あなたが今まさにこの本を読んでいることもビッグ・バンのときから決まっていたなんて、想像するだけで不愉快だ。とはいえ、決定論に対して私個人がどのように感じていようが、それが世界の真の仕組みとは無関係なことは言うまでもない。

決定論が成り立っていなかったとしても、私がどれだけ自分の人生をコントロールしているか、どれだけ自分がやりたいことを自分の意志でやり始めているのか、という問題にはあまり関係がない。しかし、決定論が成り立たないならば、宇宙全体が予測不可能な方向に展開していっているということにはなる。

意識は量子事象を自由自在に操ることができるか？

共和政ローマ期を生きた詩人ルクレチウスは、著書『物の本質について』のなかで、自由意志と運命の関係性を論じている。ルクレチウスは、原子などの微小粒子はランダムには「揺れる」性質があり、このランダム性のおかげで決定論が否定され、そこに自由意志が運命の支配から逃れる余地が生まれる、と述べている。だが、論理的には、決定論が成り立たないからといって、強い意味での自由意志が保証されるわけではない。決定論が成り立たないことと、私たちに完全な自由意志があることは同じではないのだ。デカルトが考えていた強い自由意志という概念は、原子の揺れなどのランダム性によって決定論が成り立たないこととは根本的に異なる。デカルトの言うように、強い自由意志が私たちに備わっているならば、意識が脳をコントロールできなければならない。脳が無意識に、勝手に意志決定を下してはならないのだ。

では実際に、脳内で起きる物理・化学反応、さらに言えば、量子レベルの事象に対して、私たちの意識や自由意志にはいったいどれほどのコントロール能力があるのだろうか？　この問題に関しては、量子力学が始まったころから提唱されている一つの仮説がある。それは、意識が量子事象に干渉できるという考えだ。別の言葉で言えば、確率的にしか予言できない、起きる可能性のある複数の量子事象のなかから、どれが実際に起こるのかが決定されるためには、意識のある人間が観測する必要がある、という考えだ(ちなみに、サルが観測者となりうるかについて考えられたことは一度もない)。この考えが、悪名高い「観測問題」というものであり、膨大な数の論文が書かれる契機となった問題だ。

この観測問題に関わる最近の議論の中心が、「量子もつれ」現象だ。量子もつれは、詳細に検証され、観測もされている現象だ。ある種の二つの量子系は、互いにどんなに遠くに離れていても、厳密なコントロール下においては、不思議なことに相関性を示す。そのような量子もつれ系の例には、反対のスピン配向を持ち、互いに遠ざかる二個の電子、すなわち二個の偏光光子がある。量子もつれ系では、その要素どうしがどれだけ遠く離れていても(そのあいだに他の何かとの相互作用がなければ)常に相関がある。たとえば、一方の電子のスピンが測定されれば、もう一方の電子のスピンは、たとえその電子が一光年の距離にあろうとも即座に決まる。極めて奇妙と思われるかもしれないが事実なのだ。物理学者のロジャー・ペンローズ、麻酔専門医スチュアート・ハメロフ、またその他の研究者たちは、この想像を絶する非局所性が意識と密接に関連していると提案した。

しかし、つい最近まで、量子もつれのような量子力学効果が生物系で見つかったことはまったくなかった。しかし二〇一〇年に一流科学誌『ネイチャー』に、今までは低温でしか観測されてこなかった電子の量子力学的な干渉効果が、室温の光合成タンパク質の内部で測定されたという報告が掲載された。この量子干渉効果は、五〇億分の一メートルの距離に及ぶ。この量子効果のおかげで、太陽光を有用なエネルギーへと変換する光合成の効率が劇的に高まっていることがわかった。この場合の干渉効果は、捕捉された光子のエネルギーが、光子が一つの分子から別の分子へ動いていく過程を表す確率分布として観測された。つまり、この確率分布が、古典物理学の法則ではなく量子力学の法則に従っているということだ。ただし、同様の量子干渉効果が、脳の機能に何らかの役割を果たしているかどうかは現時点ではわからない。脳のなかは温かくて湿っており、さらに外部と強く相互作用しているような環境だ。このような環境で、神経細胞内の分子が量子もつれを示す証拠は、少なくとも今のところ得られていない。

安定的な量子もつれは、おそらく脳の働きには関与しない。というのも、ニューロンのおこなう情報処理には主に二つの演算があるが、いずれも量子もつれを壊すような生物物理現象だからだ。一つは、情報を一つのニューロンからシナプス経由で別のニューロンへと移す化学的な変換であり、もう一つは活動電位の発生だ。シナプスにおける化学反応では、数百個もの神経伝達物質分子がシナプス間隙に拡散するため、量子干渉状態が壊れやすい。また、活動電位の発生時には、数百個ものイオンチャネルが立体構造を変えるため、量子干渉状態が壊れやすい。これらのイオンチャネルはタンパク質でできており、主にニューロンの細胞膜の上に並んでいる。ニューロンは、イオンチャネルの開閉によって、活動電位を発生させることで情報を受け取ったり送ったりしている。ただし、ある瞬間においては、ニューロンは活動電位を発生するか、あるいは発生しないか、0か1かの状態をもとにした演算しかおこなうことができない。そのような情報処理は古典的情報と呼ばれる。一方、量子情報と呼ばれる情報処理では、ニューロンが、ある瞬間に活動電位を発火して、かつ同時に、発火しないということがなければならない。ニューロンには、そのような「重ね合わせ演算」という量子レベルの情報処理はおこなえないため、量子情報のやりとりは脳内で生じていないと言える。

哲学者のカール・ポパーと神経生理学者のジョン・エクルスは、魂の存在の擁護者であった。ポパーは科学哲学者、そして政治哲学者として有名だ。一方、エクルスは、シナプス伝達が0か1かのデジタル型であることを初めて発見し、その業績で一九六三年にノーベル賞を受賞している。魂の存在を擁護するからといって、彼らの頭がおかしいわけではない。彼らは、シュレーディンガーの猫や、量子もつれや、万物の相互関係性についての量子理論の戯言を延々としゃべり続けるような人たちではない。

ポパーとエクルスの仮説は、ニューロン間のシナプスでの情報交換に直接、意識が働きかけることができるというものだ。この意識のシナプスへの影響が、特に身体の動きをコントロールする皮質領域で働くことで、意識的な自由意志が成立するというのだ。シナプスにおけるシグナルのやり取りを強めたり弱めたりすることで、意識が物質世界に作用していると彼らは主張する。強い意味での自由意志を信じる人々にとっては、ポパー―エクルス説は魅力的だ。なぜなら彼らの説は、非物質的な魂の世界と、物理法則が支配する物質的な世界とのあいだに、科学的な合理的思考をもって折り合いをつけることができるようにみえるからだ。

しかし、物理学的には二人の提案は妥当なのだろうか？

答えは「ノー」だ。非物質的な魂が、物質である脳に命じて身体を動かすことはできない。ポパーとエクルスの説が正しければ、魂がシナプスを揺り動かすときに、ポルターガイストのように音が出る、つまり物理的な痕跡が残るはずだ。それは、物理学の用語でいうところの「仕事」だ。仕事ならばエネルギーが必要となるはずだ。たとえ、シナプス伝達の微調整に必要なのが、ほんのわずかなエネルギーだったとしても、それは自然界のエネルギーという通貨の貸借対照表に計上されなくてはならない。物理学に例外はない。エネルギー保存の法則は、その正しさが繰り返し検証されており、否定されたことは一度もない。

もし意識が、魂のように、物質的な基盤のまったくないフワフワしたものならば、物理的世界と相互作用することはできない。見えないし、聞こえないし、触れて感じることもできない。非物質の魂は、物質である脳に何か働きかけることができない。

強い意味での自由意志を信じる人々が言うところの真の自由な選択を、意識が担っている可能性が一つだけある。それは、シュレーディンガー方程式で説明されるような、ある二つの可能性をとりうる量子力学的事象のうち、どちらかを意識が引き起こすというものだ。たとえば、ある一瞬の状態で、ある特定のシナプスにおいて、二つの量子力学状態の重ね合わせが起こるとしよう。八五%の確率では何も起こらず、一五%の確率でシナプスのスイッチがオンになると仮定する。シナプスが活性化すると、ニューロン間のシナプス間隙に化学シグナルが放出され信号が伝わる。しかし、このような確率がわかっていても、次に活動電位がシナプスに到着したときに何が起こるかは完全には決まらない。言えることはせいぜい、高い確率でシナプスからの化学伝達物質の放出は起きないだろうということぐらいだ(今のところ神経科学者たちは、このようなごく低い確率のシナプス切り替えが、実際に脳内で観測されることは確かめている。ただし、これが果たして量子力学的な「重ねあわせ」を表しているのか、さらには、これは神経系の特性なのか、それとも単なるバグなのかということはわかっていない。つまり、シナプス切り替えが確率的に起きるということが、何らかの機能を担っているのか、それとも約一〇億個ものシナプスが一立方ミリメートルの皮質組織中に詰め込まれているせいで生じてしまう望ましくない結果なのかがわかっていない)。

「量子重ねあわせを表しているシナプス」という仮定がもし成り立つならば、ポパーとエクルスの言う、魂が脳に与えうる影響の可能性が残されている。「非物質の魂が、ある確率のもとで起こるシナプス伝達物質の放出が起きるかどうかを最終的に決めている」というアイデアだ。つまり、魂は、確率そのもの(伝達物質が一五%の確率で放出され、八五%の確率で放出されない、など)を変えることはできないが、シナプスまで活動電位が届くという出来事が一回起きたときに、意識がシナプスからの伝達物質を放出するかどうかを決定する、ということだ。ただ、この仮説が正しいとしても、魂の作用は、おもてだって観察することはできないだろう。というのも、シナプスでの放出を何回も観測して、平均したものを解析しているかぎり、何か変なことが生じているようには見えず、すべては自然法則から予測されるとおりに見えるからだ。ポパーたちの言う魂、意識的な自由意志は、この世界の物理学という拘束衣に縛られたままで働いており、そのため偶然と区別がつかないのかもしれない。

彼らの提案が大きく的をはずしておらず、魂に自由意志があるとしても、その自由の及ぶ範囲は、せいぜいがそんなものだ。たとえば、非常に微妙な選択の場面では、ポパーとエクルスのいう、魂が引き起こす少数のシナプスへの微妙な作用が、大きな行動レベルでの結果を生むかもしれない。

けれども、ある行動が起きる確率が他の行動の確率よりはるかに大きければ、彼らが仮定しているような作用が、たとえ一つのシナプスで生じたところで、最終的に行動レベルでの結果を左右するには至らないだろう。もしも、「起こる確率がほぼ等しい二つの選択があるときにだけ魂に自由意志がある」というのなら、そんな自由なんて不十分だし、貧弱だと言わざるをえない。

一般の人々や、神秘的な話が好きな人たちは、「量子力学の奇妙さが意識に何らかの役割を果たしているに違いない」という仮説に飛びつきがちだ。しかしたとえ、その仮説が正しいとしても、この宇宙の「意識」と「量子力学」という非常に深い二つの別々の謎が、一つにまとまるという以外に何の得があるのか、私にはまったくわからない。「量子もつれ」が意識に何かしら重要な役割を担っているという仮説を受け入れたら、もつれ現象によって、マインド・ボディ・プロブレムのさまざまな側面のどれか一つにでも説明がつくというのだろうか？ そもそも、ニューロンの活性化が主観的な経験へと変換される仕組みを、量子もつれが説明できる可能性はあるのだろうか？

行動の後づけで感じられる自由意志

さて、抽象的な議論はこのへんにして、「自由意志は錯覚である」と多くの人々を納得させた古典的な実験を紹介しよう。一九八〇年代初頭に、カリフォルニア大学サンフランシスコ校の神経心理学者ベンジャミン・リベットが考案しておこなった有名な実験だ。

脳と海には共通点が一つある。どちらも絶えず揺れているという点だ。脳の揺れは、頭皮の外部から脳波計(EEG)を使えば、数十から数百マイクロボルトの電位の微小な揺れとして可視化することができる。大きく上下するEEGの波形は、地震計による記録と同じように、外からは直接測ることのできない内部の活動を反映する。EEGが反映するのは、頭蓋骨に納められた大脳皮質で生じている活動だ。さて、脳波を測られている人が、自分の身体のどこかを動かそうとすると、その動きの直前に、緩やかに上昇する電位がEEGで観測される。この上昇は「準備電位」と呼ばれる。準備電位は、実際に身体が動き始める前、最長一秒前から上昇する。身体を動かそうとする直前には、準備電位のほかにも数種類の電位が脳波上に現れるが、話を簡単にするために準備電位だけについて説明しよう。

自分の意志で自発的に手をあげようとするときには、以下のような現象が、以下のような順序で起こっていくはずだと思うかもしれない。①自分の手を上げようと決める。②脳がその意志を、手の動きの計画および実行を担うニューロンへと伝える(その際に生じる電気活動のかすかな反響が準備電位だ)。③意志を受け取ったニューロン集団が、適切な命令を脊髄内の運動ニューロンへ伝え、その命令によって腕の筋肉が収縮する。簡潔に言えば、「意識的な意志決定によって、脳が実施する」という構図だ。自分自身のことを考えても、この図式はとても納得がいく気がする。〈私が〉意識的にランニングに出かけようと決め、〈私の〉脳が適切な命令を下し、〈私は〉スニーカーを探しにゆく。けれども、リベットはそう考えなかった。意識と脳は、同時に動く可能性があるのではないか？あるいは、脳は意識が動く前に動き出しているのではないか？

そこでリベットは、「人がよく考えたうえで何らかの決断をする」という、頭のなかにおける意志決定という主観的な意識現象のタイミングと、その決定に関わる準備電位がいつ生じてくるか、という物理的な現象のタイミングを比較することにした。千年以上もかかって、ようやく人類は、いつまでも決着のつくことのない哲学上の議論から抜け出し、白黒をはっきりつけることのできる科学的で実証的な問題を扱えるようになったのだ！　この問題に取り組むにあたって鍵となったのは、意識的に決断をするタイミングを正確に決定する巧妙な実験デザインだ。読者の皆さんにも考えてみて欲しいが、自分の腕を上げたいと思う衝動を感じたまさにその瞬間を、どうやったら測定できるだろうか？　これは、口で言うほど簡単なことではない。

リベットの実験を詳しく説明しよう。被験者が自分の決断のタイミングを測る手助けになるようにと、リベットは旧式のオシロスコープを使い、オシロスコープの明るい光点を、時計の針のようにくるくる回して被験者に見せた。脳波測定用の電極が頭部につけられて椅子に座る被験者は、自分のタイミングで、動かしたいと思ったときに手首を曲げる。この際、被験者は、自分が腕を動かそうと意識して決断したときのオシロスコープ上の光の位置を後で報告する、というのが実験のキモだ。一方でリベットは、被験者が一般にどれだけ正確に主観的なタイミングを報告できるかを確認するための対照実験をおこなった。具体的には、手首が実際に曲がり始めるときに筋電位の変化として計測される客観的なタイミングを、被験者が自分の手首が曲がり始めたと思う主観的なタイミングと比較した。その結果、被験者は、実際に手首が動くわずか八〇ミリ秒前に、曲がり始めたという非常に正確な主観的な報告をおこなっていることがわかった。

実験の結果は、はっきりしていた。準備電位の開始は、意識による腕を動かそうという決定より少なくとも五〇〇ミリ秒は、また場合によってはさらに長く「先行」していた。つまり、「脳は、意識が決める前から、腕を動かす決定を下していた」ということだ。この結果は、意識と脳のあいだの因果関係に関して長く抱かれていた、「意識が意志を示した後に初めて脳が働き、その後で身体が動く」という直感にまったく反する。この実験結果こそが、リベットの実験が昔も今も物議を醸している理由だ。しかし、リベットの得た結果は、その後も繰り返し検証され、精度も上がってきている。近年では、脳イメージングを使った実験もおこなわれており、リベットの基本的な結論の正しさは変わらず支持されている。

「手首を曲げよう」という意識的な決断よりも「先」に、準備電位をはじめとする脳活動が生じるというのは一体どういうことだろうか？　たとえば、以下のようなシナリオが考えられる。脳の奥のどこか、おそらく基底核で、数個のカルシウムイオンがシナプス前膜の近くに固まって存在している。シナプス小胞が一つ、二つと放出され、閾値を超えるまでニューロンの細胞膜電位が上昇すると、活動電位が発生する。この一回のパルスが、次々に雪崩を打って多くのニューロンがスパイクを発火させるようになり、これが前運動皮質へと領土を広げてゆき、そこで「手首を曲げる」という行為が開始される準備が整い始める。この「進め！」のシグナルを受け取った前運動皮質は、運動皮質へとシグナルを発し、これを受けて運動皮質のピラミダル・ニューロンが、詳細な命令を下流の脊髄および筋肉へ向けて送る。これらの過程はすべて、意識されないうちに進む。一方で、運動の動作主が自分であるという感じ、すなわち「自己主体感」を生み出す皮質部位がほぼ同時に活性化される。この部位における神経活動は、「私はたった今、手首を動かそうと決めた」という意識を、筋肉の動きとほぼ同時のタイミングで生み出す。つまり、筋肉の動きと、動かそうという意志の感覚のタイミングは同時に生じるが、手首を動かそうという実際の決定は意識に先立つ。これが、リベットの実験の結果を解釈する一つの見方だ。

意識的に感じる自由意志＝自己主体感

ここで、リベットの実験をより深く理解するために、ちょっとした思考実験をやってみよう。まずは手首を曲げてみる。あなたは、①腕を動かすという最初の運動計画、②動かそうという意志、③実際の動き、の三つが結びついた意識感覚を経験する。それぞれの感覚には、特徴的な主観的な感じ、クオリアがある。最初に訪れるのは、手首を動かそうという「意図」だ。自分の手を動かしたとき、あなたは、動いている手は自分の手であるという「所有者感覚《オーナーシップ》」を感じる。さらに、手を動かそうとしたのはほかならない自分自身であるという「自己主体感」を感じる。仮に、友人があなたの腕をつかんで曲げるとすれば、自分の手が特定の方向に曲げられたことは感じるだろうが、「自分が曲げようとした」という意図は経験しないだろう。手首の動きを自分がコントロールしている感じもしないだろう。言い換えると、「所有者感覚」は感じているため、曲げられた手は自分のものだという感覚は変わらない。しかし、自分の意図で自分が動かした、という「意図」と「自己主体感」は感じない。また、机に手をついて無意識に反射的に立ち上がるときには、自分で立ち上がったという「自己主体感」は感じるだろうが、手の動きに関しては、「意図」はほとんど感じないだろう。この簡単な思考実験からわかるのは、「意図」と「自己主体感」と「所有者感覚」の三つのコンポーネントは、通常は同時に感じられるが、常に同時に生じるというわけではないということだ。

以上は、自由意志をめぐる議論で無視されている考えだ。つまり、脳が何らかの自発的な運動命令を発したときには、それに伴う特定の意識的感覚を生じるということだ。それは、「私が自分の意志でこの動きをしようとしたのだ(自己主体感)」とか、「私がこの行為の動作主である(所有者感覚)」というような、抑えようと思っても抑えられない経験のことだ。この意志の感覚には、他の主観的な経験と同じように、特定の意識される内容がある。苦いアーモンドを味わうときにクオリアを感じるのと同じように、自発的な運動をすれば、私たちは自由意志に特有のクオリアを感じるのだ。

リベットの実験では、脳が「手首を曲げるタイミングは今だ」と決定するのに伴って、準備電位が発生する。そしてその少し後に、自己主体感のニューロン相関が活性化する。私たちの意識にのぼるのは、後者の自己主体感だけだ。この自己主体感が生じるタイミングが、実際に生じる運動の少し前であるために、私たちは、「意識が原因となって脳と行動に影響を与えている」と誤って捉えてしまう。この一連の現象は、一秒に満たない一瞬のうちに起こるので、思考実験だけで全貌を捉えるのは容易ではない。

手を動かしたときに感じる自由意志のクオリア、実際の手の動き、そしてそれらに先立つ脳活動、という三者の関係性は、稲妻の光、雷鳴の音、そしてそれらに先立つ、雨雲と地上のあいだに生じる電荷蓄積の解消、という三者の関係性に似ている。「実際に私たちに感じられるクオリアと手の動き」「空に走る光と音」には、それぞれ私たちが直接感じ取りにくい原因がある。前者の場合は、無意識の脳活動であり、後者の場合は、雲と地面のあいだにたまった静電気が均等化することだ。静電気の均等化は、光と音の衝撃波の発生を引き起こす。たしかに、光が先に観測され、音は後からやって来るが、決して光が音を引き起こしているわけではない。このことは、稲妻と雷鳴の原因となるメカニズムを明らかにした現代人の私たちには常識だ。しかし、そんなことは知らない原始人にとっては、稲妻が雷鳴を引き起こしたと勘違いしたとしてもおかしくはない。稲光は神々が怒っていることの現れであり、その怒りがぶつけられた先にあった木は焼け落ちる。神の怒りの声は雷鳴となって耳をつんざいたと原始人が感じたとしてもおかしくはない。つまり、表面に現れてくる現象だけを追っていると、私たちは、原因と効果のあいだに成り立つ本当の因果関係を理解できないことが往々にしてあるということだ。

さて、自由意志、行動、脳活動の関係に話を戻そう。行動を起こそうというあなたの自由意志の感覚は、行動の直接の原因ではない。行動の直接の原因は、それを引き起こす運動皮質の脳活動であり、その行動に伴う自己主体感を引き起こす脳活動とは異なる。しかし、ここで忘れてはならないのは、両方の脳活動とも自分の脳が生み出しているという事実だ。前者の脳活動は意識にのぼらず、後者の活動は意識にのぼる、ということだ。

この自由意志、行動、脳活動のあいだの関係性に関する結論は、リベットの実験結果にだけ成立するものなのだろうか？　リベットの実験では、被験者に許された自由は非常に限られている。自分の右手首を「いつ」動かすかだけが自由に決められる。より広く選択が与えられたときにも、自由意志より無意識の脳活動が先立つのだろうか？　このような疑問に答えるために、リベットの実験は、他の研究者によって少し条件を変えて繰り返されてきた。なかには、右手首と左手首、どちらを動かすかを決めることができるという、より自由度の広い条件で実験したものもあるが、基本的な結果は同じだ。とはいえ、このような単純な意志決定は、私たちが日常で下さなければならない重要な意志決定からはかけ離れている。過去の実験でテストされてきた類の決断は、たとえていうなら、二本のまったく同じコカコーラの缶の一方を選ぶようなどうでもいい決断だ。ならば、長い時間軸で慎重な論理的思考がかかわるような、より重要な決断についてはどうだろうか？　たとえば、「犬を飼うべきだろうか？」とか、「この人と結婚すべきだろうか？」といった類の問題だ。そのような重要な決断にも、選択に先立つ準備電位が伴うのだろうか？　現時点でその答えはわからない。

自由意志のクオリアの一部である自己主体感も所有者感覚も、視覚や聴覚と同じように、科学者や芸術家が創りだした錯覚(イリュージョン)に騙される。前章で紹介した選択盲(チョイス・ブラインドネス)などはその好例だ。さらに、自己主体感などはすべての行動に伴うわけでもない。たとえば、手元を見ないでキーボード入力をする、などといった繰り返しの練習の結果作りあげたゾンビ行動には、ほとんど意志や自己主体感などの感覚が伴わない。一方で、意識がはっきりと伴う運動ももちろんある。ロック・クライミングをしていると、圧倒的な難所を目の前にして恐怖のために身体が動かなくなることがある。そんな恐怖を克服するためには、自分の筋肉一つひとつに丁寧に意識的な命令を出していかなければならない。そしてひとたび難所を過ぎれば、身体が無意識に動き出し、運動にまつわる意識感覚がなくなっていく。

無意識に身体が動くときには、自己主体感が完全に失われる場合がある。たとえば、宗教儀式、後催眠暗示、ウイジャ盤、ダウジング、他人が自分にのりうつるという憑依やトランス、その他もろもろのオカルト現象などだ。そのような場に居合わせた人たちは、自分の身体が勝手に動く、口が勝手に喋る、などということを主張し、自分がそのような行為を引き起こしたという可能性を強く否定し、神や霊や催眠術師が自分の身体を動かしたのだと言い張る。

オカルトと無縁の人生をおくる人でも、自分が何をしているのかわからない状態で身体が勝手に動いていることに気づくことがある。そのような状態は特に、人々が自分の抑圧すべき願望と葛藤しているときによくみられる。ギャンブル中毒の患者は、ふと我に返るとカジノのなかにいることがある。冷静な頭では、朝になればすべての持ち金を失っているだろうということがある程度はわかっていても、知らないうちに、今夜は大勝ちすると信じてギャンブルにのめりこんでしまう。そのような状況では、意識と無意識、理性と感情がせめぎあい、自分の意識的な責任で決断をすることができなくなってしまうのだ。

精神疾患では、自由意志に関する感覚に異常をきたすような症状が現れることがある。食事の量を抑えられない病的な肥満。ドラッグの代金を手に入れるために売春をしたり犯罪に手を染めたりする薬物中毒。身体を突然ねじったり振り回したり顔を奇妙にしかめたりという衝動が頻繁に起こるのをとめられないトゥレット症候群。手がすりむけて血をにじませるほどまで洗い続けたり、トイレの後に異常な儀式をおこなわずにはいられなかったりする強迫神経症などだ。これらの症状を呈する患者たちは、自分たちのしていることが何の意味もないことであり、「クレイジー」なことはわかっている。それでも自分の身体が勝手に動くのを止められない。彼らは明らかに、自分たちの脳と身体を支配しているとは言えず、自由意志が限られている。

自分自身をコントロールできなくなる、という症状は、トキソプラズマ・ゴンディー(T・ゴンディー)という原虫に感染したネズミにもみられる。健康なネズミは、ネコの尿の匂いのする場所を慎重に避ける。しかし、この単細胞生物である寄生虫に感染したネズミは、ネコの匂いに対して自然に備わる回避行動ができず、むしろ逆にネコの匂いに近づいていくことさえある。ネコに対する恐怖感を失えば、ネコの餌となってしまう確率は高まる。しかし、感染したネズミをネコに食べさせるように仕向けることこそが、この寄生虫が自身の遺伝子を残していくための賢い作戦なのだ。ネコが感染ネズミを食べると、狡猾なヒッチハイカーとでも言うべきT・ゴンディーは、ネコの体内という新たな宿主へと移り、ネコの腸内で子孫を増やし、そのライフサイクルを完成させる。この寄生虫によるネズミの行動操作は、ネコの匂いへの恐怖だけを失わせるという非常に特異的なものだ。感染ネズミは全般的に、健康な個体より不安を感じる能力が弱くなるわけではない。また足への痛みを引き起こす電気ショックと関連づけられた音に恐怖を感じる能力も失わない。T・ゴンディーは、「ネコの匂いに対しての恐怖感情」を生み出す脳回路だけを、嚢胞《のうほう》をつくることで破壊する。T・ゴンディーは、匂いの知覚に関わる脳部位内にも、恐怖感情に関わる扁桃体内にも嚢胞をつくるが、扁桃体内につくられる嚢胞の密度は、臭覚皮質の密度の二倍にもなる。

ネズミの自由意志が奪われるというこの話は、私たちにまったく関係のない話とは言えないかもしれない。というのも、現実に米国人口の一〇パーセントの人々がT・ゴンディーに感染しているのだ。この感染症はトキソプラズマ症として知られている。さらに恐ろしいことに、以前から、統合失調症患者の多くに、T・ゴンディーに対する抗体保有者が多いことが知られている。科学者のなかには、T・ゴンディーは人類の脳に寄生し、感染者を神経質にしたりしている可能性を指摘する人もいる。ネコを飼うという文化的な習慣についても、T・ゴンディーの関わりが疑われている。たとえ、そのような仮説が正しく、感染者の行動がある程度T・ゴンディーにコントロールされていたとしても、感染者自身は、自分が自由に行動していることに疑いをもたないだろう。まるでハリウッドのホラー映画のように、感染者は、脳に潜伏したT・ゴンディーの発する命令を無意識に実行しているのかもしれないのだ。

自己主体感の性質と、その感覚がどのように操作されうるかということについて検討しているのが、現代の意志研究の開拓者の一人であるハーバード大学の心理学者ダニエル・ウェグナーだ。その検討結果は、『The Illusion of Conscious Will(意識的な意志の錯覚)』という魅力ある著書にまとめられている。

自己主体感を欺く錯覚の一例として、ウェグナーがおこなった説得力のある実験を紹介しよう。実験では、被験者の女性に黒いスモックを頭からかぶってもらい、白い手袋をつけて、鏡の前に気をつけの姿勢で立ってもらった。被験者の真後ろには、研究室のメンバーの男性が同じ服装で立った。男性はその腕を女性の脇の下から突き出して、彼女が鏡を見たときに、手袋をはめた男性の手が彼女自身の手のように見える姿勢で立った(男性の頭部は見えないようになっている)。そして、ヘッドフォンを装着した二人に対し、マイクを通してウェグナーから「手を叩いて下さい」とか、「左の指をはじいて下さい」といった指示が送られる。指示を聞いて、背後に立つ男性の手の動きを見た後で、被験者の女性はその手の動きがどれほど自分の手のように感じられるか、その程度を報告した。手が自分のもののように思えたという感覚は、ウェグナーの指示を男性の手の動きより「先に」聞いた場合には強まり、指示を手の動きの「後に」聞いた場合には弱くなった。また、同じように手が叩かれる動作を見るだけにしても、後ろの男性だけに指示が与えられて、彼の手が叩かれている様子を見ている場合よりも、二人が同じ指示を聞いた場合には、被験者女性は自分が手を叩いている感覚を強く感じた。ここで忘れてはならないのが、どの場合も被験者の女性は自分の手をまったく動かしていないという点だ。動く手はいつも、背後に立つ男性の手なのだ。

この実験で鮮やかに示されているように、「自分が自分の意志で自分の身体を動かした」という自己主体感が生じるかどうかは、誰がその動作に責任を持つ所有者なのか、という所有者感覚がどの動作に割り当てられるかに強く依存する。所有者感覚の割り当ては、いくつかの単純なルールに基づいている。一つ目のルールは、計画と行為の一致性だ。たとえば、あなたが指をパチンと鳴らすことを計画し、その後に目でその行為を眺めれば、自己主体感モジュールを生み出す脳部位が、あなたがその行為の所有者だと結論し、それに伴って自己主体感が生まれる。二つ目のルールが、「タイミング」だ。暗い森のなかを一人で歩いていて、木の枝が折れる音を聞くという状況を想像してみよう。枝の折れる音が、あなたが枝を踏みつけたすぐ後に聞こえれば何ということはない。

あなたの自己主体感モジュールは、その音をたてたのはあなた自身なので何の問題もないと結論する。しかし、枝の折れる鋭い音が、あなたが枝を踏む前に聞こえたら、何者かがあなたの背後にいる可能性がでてくる。そうなれば、あなたの感覚は研ぎ澄まされ、警戒態勢に入ることになる。

意図や自己主体感といったものに特有の意識感覚が伴うことは、神経外科医たちの研究から既にわかっていた。神経外科医は、激しく発火してけいれん大発作を引き起こすてんかんの原因部位や、脳腫瘍部位などの除去手術をおこなうことがある。メスで切ったり、電気メスで焼いたりして除去すべき組織の大きさを決めるのは、非常に綱渡り的な選択だ。除去が不十分であれば、がんやてんかん発作の原因部位を残してしまうし、除去部分が大きすぎれば、言語や他の行動にまで不必要に重大な障害を残してしまう。脳外科医は、除去する部位の大きさを決めるために、患部組織の周辺組織の機能を綿密に調べる。具体的には、脳組織に短時間電流を流して刺激しながら、患者が親指と他の指をつけたり離したり、数を数えたりといった、単純な課題をこなすことに問題がないかを、細かく一か所ごとに調べていく。

こうした脳外科手術前におこなう脳機能の電気刺激によるマッピングの過程において、第5章で紹介した外科医フリードは、前補足運動皮質(一次運動皮質の前方に位置する大脳皮質の広大な領域の一部)を刺激した。そして刺激が、手足を動かしたいという衝動を引き起こしうることを発見した。刺激を受けた患者たちは、脚を、肘を、腕を動かしたいという感覚がわきあがってきたと答えた。似たような結果は、フランスのブロン市にある認知科学研究所のマイケル・デスマージェットとアンジェラ・シリグが得ている。彼らは、視覚情報を運動指令へ変換する過程に関わる後部頭頂皮質を電気刺激した。後部頭頂皮質を興奮させると、運動計画の意図の感覚が生まれた。患者たちは、「説明はできないが足を動かしたくなる感じがした」とか、「右手をどうしても動かしたくなった」とか、「口の中で舌を丸めたくなった」などと答えた。この結果で注目すべき点は、患者たちが、電極によって誘導された衝動に従って、実際に行動を起こさなかったということだ。また、純粋に運動の意図だけを意識的に感じるだけで完結し、なぜその運動をしたくなったかも報告されなかった。患者の感覚は明らかに、自分たちの内面から生まれたものであり、実験者が何らかの報告を求めたわけではないことにも注目すべきだろう。

自由意志にまつわる神経科学の現状

話をまとめよう。古典的な決定論で説明されるように、私たちの未来は、現在によって完全に決まるわけではない。なぜなら、物質の基本構造には、量子力学のランダム性が内在するからだ。量子力学は、想定されるいくつかの未来がどの程度の確率で起きるかを決定するが、実際のどの未来が現実のものとなるかを決めるわけではない。そういう意味では、私たちの行動は、すべてが前もって定められているわけではないのだ。『ルバイヤート』の作者オマル・ハイヤームによる、嘆き気味の詩の一節は、未来についてはあてはまらない。

綴り終ってなお休みなく　ペン走らせるその〈ひと〉の指！

われらの信仰に心ほだされ　われらの知恵に根負けして、
この定め、せめて半行　棒引きしてくれないものか。
それともこの涙で　一語くらいは洗い流せないものか。

（前掲書より）

日々展開してゆく人生は、未だ書かれていない一冊の書物だ。あなたの運命は、あなたが決めていく部分もあれば、あなた以外の他者の行動や、自然の動きなど、宇宙のすべてのものの影響を受ける。複雑な脳と決定論的カオスのために、未来の研究者がたとえ膨大な量の情報を得たとしても、高い精度で行動を予測するのには限界がある。私たちは突然なんの前触れもなく何らかの行動をとることがあり、そんな行動には説明がつかなさそうに思えることもある。そうしたランダムな行動が出てくるために、量子力学の不確定性がどの程度役割を果たすのかはわからない。

デカルト流の「強い」自由意志は、自然の法則に反するために成り立たない。というのも、強い自由意志が成り立つならば、過去とまったく同じ状況、脳の状態も含んで同じ状況に人が置かれたとしても、違う行動をとることができなければならない。これは物理法則に反する。また、自由意志の基となるのが非物質的な魂である、とする説も物理学によって否定される。非物質的な魂は、物質世界の脳に痕跡を残さずに影響を及ぼすことはできない。物質世界で起こることの原因は、物質世界の一部なのだ。事象がいくつか重なって何かが起きることはあっても、原因も結果もすべて物質世界のなかにある。宇宙は因果的に閉じており、物質界で起きることは物質界で説明されなければならないのだ。

本章で紹介したリベットによる有名な実験では、意識的な決定よりもかなり前に脳が決定を下すことが示されている。これは、少なくとも実験室においては成り立つ。つまり、手を動かすなどの単純な行為をしようとするときに、それを自分が意図しておこなったという自己主体感や、動いている手は自分の手であるという所有者感覚は、実際の脳活動が生じた「後」に感じられる。自己主体感には、それ特有の意識される感じ、すなわちクオリアがある。皮質—視床回路によって引き起こされる、視覚や聴覚などの他の感覚意識に特有のクオリアがあるのと同じだ。心理学実験、精神病患者の観察、神経外科の電気刺激などの研究から、自発的な行為にはクオリアが伴うことがわかってきた。一方で、意志決定は無意識にも成されていることがわかってきた。あなたが何らかの決断をするとき、どうしてそれを選んだのかが、自分にはほとんどわからないこともある。

私は、これらの自由意志をめぐる知見から二つの教訓を得た。一つ目の教訓は、自由意志の現実的で両立主義的な考え方を受け入れたことだ。私はなんとかして、自分の内部から生じる制御できない衝動や、外部から受ける制約条件から可能なかぎり逃れ、自由に生きたいと考えている。ただし、私は個人の自由も例外的には制限されなければならないとも考えている。たとえば、倫理的な問題などの場合は、意識的に自分を抑えなければならない場合もあるだろう。自分がすることが何であれ、他者を傷つけてはならないし、この地球を、昨日より素晴らしい場所にしようと努めなければならない。家庭生活、健康、経済的な安定、心の充実なども考慮すべきだろう。もう一つの教訓は、自分の意識にはのぼってこない動機、欲望、恐怖を深く理解したいと考えるようになったことだ。実際に私は、自分自身の行動と感情について、若いころより深く考えるようになっている。

私がここで言うことに、取り立てて新しいところはない。どれも、さまざまな文化圏に生きた古の賢人たちが数千年前から教訓として残してくれたものばかりだ。古代ギリシャ人たちは、「汝自身を知れ」という言葉を、デルファイのアポロ神殿の門の上に刻んでいた(そのラテン語訳は映画『マトリックス』の登場人物オラクルの台所の壁に掲げられていた)。イエズス会には、ほぼ五〇〇年に及ぶ、日に二回おこなわれる「良心の検査」を重視する精神的な伝統がある。この儀式は、自己を振り返るよい機会と言える。定期的に自己を見つめ直すことは、自らの行動、欲望、動機に対する感受性を鋭敏にする。自らの欠点を正直に見つめれば、それを何とかして除きたいという気にもなる。そして無意識の動機をできるかぎり意識にのぼらせようという努力を払う。そうすることで、自分自身をより深く理解するだけでなく、自分の性格と長期的な目標を調和させながら人生をおくることが可能となる。

さて、私たちにとって未解決の問題は、主観的な自己主体感のクオリアがニューロンの活動からいかにして発生するのか、ということであった。さあ、意識の問題に戻るときが来た! 意識と脳の問題(マインド・ボディ・プロブレム)の核心に立ち戻るときだ。次の章では、この難問に対する情報理論を用いたアプローチについて概説する。第8章は本書のなかで、最も思索的で好奇心をかきたてる章だ。

第8章

いくつかの条件を満たすネットワークの基本特性としての意識。意識にまつわる多くの謎を説明する統合情報理論。統合情報理論に基づく、意識をもつ機械の設計図。

我々の目の前にある「宇宙」という名前の巨大な書物には、この世界の成り立ちと世界の仕組みについて書かれている。しかし、その書物を読み解くためには、そこで使われている文字を解読し、そこで使われている言語、すなわち数学を理解しなければならない。

——ガリレオ・ガリレイ『偽金鑑識官』(一六二三年)

意識現象を科学の言葉で説明することが、私の研究者人生を賭けたテーマだ。私は過去二〇年間を、その探求に費やしてきた。

フランシス・クリックと私は、彼の書斎にある籐いすに座り向かいあって、「生物の構成物質がどのようにして主観的な意識を生み出すのか?」という問題について何日となく語りあった。フランシスと私は、二〇報以上の論文を二人で一緒に書き、また単著として、意識にまつわる専門書を一冊づつ書いて発表してきた。これらの論文や書籍のなかで我々は、「ある一瞬の意識に含まれる色や形などの特定のクオリアが、高次視覚皮質などの特定の脳領域で生じる神経活動、特に神経発火の同期などの特定の神経活動パターンなどと、どのように関わるかを明らかにすべきだ」と訴え続けてきた。たとえば、神経活動の同期と意識の関係性について我々は、二〇〜三〇ミリ秒ごとに発火する皮質ニューロンのリズミカルな発火が意識と関連すると考えた。この「四〇ヘルツ仮説」は、意識との関係は未だ明らかではないが、選択的注意のメカニズムとして今日大いに注目されている。四〇ヘルツ仮説の論文を書いた当時は、「意識が生じるためにはニューロンが活動電位を同期して発火する必要がある」というアイデアに取りつかれていた。大脳新皮質の第五層に含まれるピラミダル・ニューロンは、他の領域と直接的に情報をやりとりしているため、意識の中身、クオリアを他の領域に伝えるのに重要な役割を果たしていると考えていた。また、特定の脳領域と意識の関係についていえば、高次脳領域以外にも、大脳皮質下に位置する「前障《ぜんしょう》(英語・ラテン語ではclaustrum、クローストラム)」と呼ばれる謎めいたシート状のニューロン集団に大いに注目した。我々は、前障が視覚と聴覚のあいだを、また聴覚と視覚と触覚のあいだを橋渡しし、統合された知覚を経験するのに不可欠であると考えた。先に挙げた膨大な量の論文や本を執筆するために私は、数え切れないほどの(そして大半は手にとる価値のなかった)論文や専門書を読みあさり、数百のセミナーを(ときに居眠りをしながら)聴講した。そして、研究者、友人、意識と脳に関心を寄せるあらゆる人々と意見を交わした。意識に関するトピックについて書いた文章が、男性誌『プレイボーイ』に掲載されたこともある。

その過程でつくづく感じてきたことがある。仮に、意識を生み出す神経回路が見つかったとしよう。しかし、それがどんな神経回路やメカニズムであったとしても、それだけでは一九九二年に私が最初に遭遇した根本的な問題への答えにはならないということだ。ここで、話は少しさかのぼる。当時の私は、「意識と脳の問題は、現時点の科学技術によって実験の対象とすることができるし、意識と脳の関係についての合理的な分析も可能だ」という考えを広めなければならないという思いにつき動かされていた。一方で、意識問題について深く考え始め、我々が提唱する研究の行き着く先についても思いをめぐらし始めていた。

いつものように、意識と脳の問題をテーマにしたあるセミナーを終えた後、チューリッヒ大学の神経内科医であった故フォルカー・ヘンが私に素朴な疑問を投げかけてきた。「クリックとあなたの考えが正しいと仮定しよう。将来、意識と緊密に相関関係のある神経活動（ＮＣＣ、neural correlates of consciousness）の正体がわかったとしよう。たとえばＮＣＣが、視覚皮質の第五層にある皮質ニューロンであるとする。このニューロンは確かに、あなたたちが言うとおり、リズミカルに発火するし、その出力を脳の前方へ送るという特徴がある。さて、そこでだ。なぜ、そうした条件を満たすニューロンは意識を生み出すことができるのか？　他の部位のニューロンや、視覚皮質でも第五層以外のニューロンはなぜ、意識を生み出すのに関係がないというのか？　そう考えてみると、あなたたちの仮説は、デカルトの言った、「脳の松果体が魂の座であり、意識を生み出す」という提案と本質的に変わらないのではないか？　リズミカルに発火するニューロンが、赤いものを見たときの感覚、クオリアを生むという説明は、松果体に含まれる〈動物精気〉の動きが精神の高ぶりを生むと考えることと同じくらい不可解だ。たしかに、デカルトが死んでから三五〇年も経っているだけあって、デカルトの使った言葉よりも、クリックとあなたの使う言葉は、神経システムのメカニズム的な観点からの説明にはなっている。でも、基本的なジレンマは昔とまったく変わっていないのではないか？　デカルト説もクリック－コッホ説も、ある種の物理的な脳活動だけが主観的な意識感覚を生み出し、他のタイプの脳活動は無意識であり続けるという考えを信じるか信じないかという意味では本質的に同じだろう」。

ヘンの指摘した問題点に対して私は、「時期が来れば、科学はその疑問に答えられると思う。当面、神経科学は意識と相関する神経活動(NCC)を見つけるべく地道に前進すべきなのだ。そうしないと、意識の真の原因の探索は不必要に遅れてしまう」と答えた。

ヘンの指摘する問題点は、我々の説だけでなく、意識と神経活動の関係性を説明しようとするような、すべての仮説や理論に当てはまる。ためしに、これまでに意識の本質として提案されてきたメカニズムを挙げてみよう。脳全体における情報のグローバルな共有、自己再帰的なネットワーク構造のつくるストレンジ・ループ、アトラクター・ネットワーク、○○という神経伝達物質、△△という脳領域など……、と実に多彩なメカニズムが提唱されてきた。なかには、量子力学の「もつれ(エンタングルメント)」などといった、あまり支持を受けていないような仮説もある。もしも、これらの仮説のどれか、もしくはこのリストにはない仮説が正しかったとしても、はたしてその仮説は、なぜある種のニューロン活動から主観的な意識が生み出されるかを説明する可能性はあるだろうか？　フランシスと私は、意識には皮質内のフィードバック回路が関わっているに違いないと漠然と考えていたが、なぜフィードバックが意識を生み出さなければならないのか？　フィードバック機構なら、エアコンにもサーモスタットとして内蔵されている。エアコンは部屋の温度が設定値になるまで冷暖房をおこない、サーモスタットが設定温度になったことを感知すれば、そのシグナルがエアコンにフィードバックされて、冷暖房は切れる。フィードバックが意識を生み出すならば、エアコンにはいくばくかの意識があることになる。本当だろうか？　もし本当ならば、なぜフィードバックが意識を生み出さなければならないのだろうか？

ヘンの指摘を受けてからも私は長いあいだ、この問題については、今のところ考えても仕方がないという理由で放っておいた。それよりも、意識研究のプロジェクトを着実に前へ進めたかった。分子生物学者や神経科学者たちを説得して、意識の謎を解くためのプロジェクトチームの一員になってもらう必要があった。これらの研究領域では、実験手法の発展はめざましく、最先端のツールを使えば、意識を生み出すのに重要な役割を果たす神経回路を明らかにできると考えていたのだ。

そして今日に至る。今こそ、ヘンの投げかけた問いにどう答えるべきか真剣に考えなくてはならない。私の「意識の探求」の最終目的は、物理法則の支配する物質世界が主観的経験を生み出す仕組みを説明し、なぜある種の神経活動だけが意識を生み出すのかをも説明する理論の完成でなければならない。その理論は、あやふやで非現実的な学説ではなく、具体的で定量的で検証可能なものでなければならない。

私は、何らかの情報理論的な数学的枠組みが適切に定式化されて精緻になれば、意識をめぐる大きな謎の解明につながるのではないかと考えている。そのような理論が完成すれば、どんな生物でも、それがヒトであれ、サルであれ、ネズミであれ、ハエであれ、その生物がどんな意識を経験しているのかがわかるはずだ。ターゲットとなる生物のすべてのニューロンがどのようにつながっているかを完全に明らかにし、それがどのような活動を生み出すのかがわかれば、そこから意識の内容、クオリアが完全にわかるはずだ。さらに言えば、そのような理論さえあれば、意識を持つ機械を設計することも原理的には可能となるはずだ。もっと言うと、宇宙自身が意識をもちうるか、もちうるならば、宇宙の意識が進化する可能性があるかについての手がかりも得られるかもしれない。突然宇宙の意識などと言われても、あまりにも唐突で、わかりにくいだろう。この章では、これらの主張について、一つひとつ説明していこう。

犬に意識はあるか？

私は大の犬好きだ。犬と一緒に暮らしている人なら、彼らが意外なところで賢さを示すだけでなく、多様な感情を表すこともわかってもらえるはずだ。私がともに暮らす黒い雌のジャーマン・シェパード、ノージーが、ロッキー山脈の高地で初めて雪を見たときの振る舞いは忘れられない。興味津々に雪のなかに鼻を突っこみ、顔を上げて雪を空中に跳ね上げては落ちてくる雪をキャッチしようとした。氷になりかけの雪の塊にかじりついたり、雪だまりに吠えかけたり、さらには背中から雪の中にダイブして体を前後によじったり、毛皮についた氷の塊を払ったりした。まさに全身で歓びを表していると言うほかはなかった。ほかにも印象深い感情表現は日常的にみられる。たとえばノージーは、貰ってきた子犬が家族の注目を集めたときには何週間もいじけて落ち込んでしまった。私が投げたテニスボールを走って拾いにいくときには興奮し、他の犬が挑発してきたときには威嚇し、いたずらをとがめられると尻尾を足のあいだに挟んで恥ずかしがった。花火の音に脅えて、人間の飲む精神安定剤(プロザック)が必要なときもあった。私が終日仕事に出かけてかまってやらないと退屈し、家に至る道に知らない車が入ってくると直ちに警戒した。私が料理をしているあいだ、食べ物が来るのを待たなければならないときはそわそわするし、子どもに体をつつかれたりすると困った表情を浮かべた。家族が買い物から帰ってくると好奇心を爆発させ、すべてのショッピングバッグに鼻を突っ込んで中身を確認することさえあった。

本来は群れで行動する犬は、複雑で多様な情報交換能力を進化させてきた。進化の自然選択説を唱えたチャールズ・ダーウィンは犬好きでもあった。ダーウィンは、多くの動物についての鋭い観察眼を示しているが、著書『人間の進化と性淘汰』では、犬の鳴き声について書いている。

犬はさまざまな感情を声で表現する。何かを追いかけているときには、夢中になって激しく吠えたてる。怒っているときには、ウーっと唸るように吠える。怒られて閉め出されたときには、キャンキャンと弱々しく鳴いたり、低い声で弱々しく呻くように鳴く。月夜などには、何かを物欲しそうに遠吠えすることもある。主人と一緒に散歩に行くときには、楽しそうにワンワンと喜びを声にする。ドアや窓を開けてほしいときには、非常に特徴的な、ねだるようなクーンクーンという声も出す。

犬は、尾、鼻、足、胴、耳、舌を使って感情を表現する。犬は感情を偽らない、というか偽ることができない。

さまざまな行動、そして犬と人間の脳のあいだにみられる構造および分子レベルにおける多くの類似性から、犬にも感情を含めた主観的な意識があると私は結論したい。犬に感情はないとする哲学や神学には、どれも重大な欠陥がある(私はこの結論を、子どものころにすでに直観的に悟っていた。どうして神様は「審判の日」に人間は復活させるのに犬はさせないのかまったく理解できなかった。道理に適っていないと思っていた)。そして、犬について言えることは、サルやネズミやイルカやイカや、おそらくミツバチにも言えるはずだ。私たちはみな同じルーツをもった自然選択の結果であり、進化の産物だ。これらすべての動物には、何らかの意識があるはずだ。

私のような考え方は、西洋諸国のように一神教を信じ、動物に魂があることを認めない国々では説得力が弱い。しかし、東洋の宗教はこの点で実に寛容だ。ヒンズー教、仏教、シーク教、ジャイナ教ではいずれも、すべての生き物は家族であり、彼らには意識があるとみなしている。アメリカ大陸に住むネイティブ・アメリカンたちもまた、人間を例外的な動物であるとする考えをもたない。人間を特別視するのは、ユダヤ教・キリスト教の世界観であり、社会に与えてきた影響は非常に根深い。

犬は人間よりも、ブッダの考える理想的な生き物に近いのではないかと私は考えることがある。犬たちは、生きることにとって何が重要かを本能的にわかっている。他者に悪意を抱いたり、嫌がらせをしたりすることもない。犬たちは、生まれてから死ぬまでずっと、命があることを素直に歓び、楽しいことにはすぐに夢中になり、純粋で無垢であり、自らに忠実に生きる。どれも人間に欠けている特性だ。

犬と人は、犬の祖先である狼と人類が近くで生活を始めた数万年前から、サバンナで、大草原で、森のなかで互いに深い関係を育んできた。この良好な関係性は今日まで続いており、お互いの種としての進化にも影響を与えている。

ただ、犬が経験する意識の中身は、私たち人間が感じるような意識とは明らかに異なる。また、犬の思考が人より圧倒的に浅いことに疑問の余地はない。犬は自分のことを振り返って反省したりしない。自分の尾がへんな巻き方をしているのではないかと気に病んだりすることもない。犬の自意識は非常に限られている。犬は自分が最終的には死ぬということに恐れをいだいたり悩んだりすることもしない。一方で、自分は一体何ものなのかとか、自分の生きる意味だとか、そういう大きな問題に押しつぶされてしまうこともない。だから犬は、ホロコーストや自爆テロなどの人間社会にみられる愚行は冒さない。

犬よりも単純な脳から意識は生まれるか？

では、犬よりももっと単純な動物について考えてみよう。ここでいう「単純さ」とは、脳のなかのすべてのニューロンの数や、ニューロンどうしをつなぐシナプスの数という基準で比べたときの単純さだ。ネズミ、ニシン、ハエなどは、このような尺度で見たときには、犬よりも単純な生き物だと言える。これらの単純な生物に共通するのは、犬と比べて行動が多様ではなく、決まりきったものが多いということだ。したがって、これらの生物の意識状態は、犬の意識と比べて内容に乏しいはずだ。単純な生き物は、ものごとを関連づけて記憶したり、出来事に意味を感じたりすることもはるかに少ないだろう。

このような理由から、意識は、複雑な脳が「創発的に」生み出す特性であると論じる学者もいる。そのような考え方をするのは、特に生物学者に多い。けれども、ここで言う「創発性」とは、正確には何を意味する言葉なのだろうか？　創発的な特性とは、あるシステム(系)が全体として機能するときにだけ現れてくる特性であり、系の構成要素だけが孤立して機能しているときにはみられないような性質のことだ。創発系には、その構成要素である「部分」にはみられない特性があるということだ。

「創発」という考え方に、謎めいたニューエイジ的な意味合いはない。たとえば、水の「ぬれ」という特性について考えてみよう。「ぬれ」という水の特性は、突き詰めると、「水がものの表面との接触を維持する能力」のことだ。水のぬれの能力は、近くに存在する水分子どうしの水素結合による相互作用の結果だ。一個や二個のH_2O分子は「ぬれ」の能力を持たない。けれども、莫大な数のH_2O分子が適切な温度および圧力の条件で集まると、「ぬれ」という創発現象が現れる。創発の例は他にもある。たとえば「遺伝」という現象は、DNAや他の高分子の分子特性から創発的に現れる。また交通渋滞は、異なる方向へ向かう数多くの車が狭い空間に集中することで創発的に現れる。

現時点では詳細はわからないが、「非常に少ない数のニューロンが結合するだけでは意識は生み出されない」ということは確かだろう。複雑で高度な意識は、たくさんの細胞からなる大規模なネットワークから生まれるのだ。細胞の集合の規模が大きくなればなるほど、ネットワークの経験しうる意識状態のレパートリーも増える。

「脳と意識の謎を解いた」と言うためには、数百万個以上の神経細胞が織りなすネットワーク構造とその活動パターンによって、私たちの意識の内容、すなわちクオリアがつくられる仕組みが完全に明らかにされなければならない。ただ、ひとくちに脳内のニューロンネットワーク構造を明らかにすると言っても、それはとてつもなく難しい作業だ。神経細胞のネットワークがどれほど複雑かを思い浮かべるには、ジャングルの自然を扱ったテレビドキュメンタリーの映像を思い出すといい。セスナに乗ってアマゾンのジャングルの上を数時間かけて飛んでいるところを想像してみよう。アマゾンの熱帯雨林には、人間の脳内のニューロンにほぼ等しい数の樹木がある(ただしこの比喩は、森林伐採が現在のペースで続けば数年以内に真実とは言えなくなる)。樹木の種類は非常に豊富で、その形は種ごとに多様性に富んでいる。異なる種類の木々にはそれぞれ特有の、幹、根、枝の伸ばし方がある。それぞれの種には特徴的な、つる草の生え方、小さな虫との共生のしかたがある。脳内の神経細胞の多様性は、アマゾンの樹木の多様性に匹敵すると言える。

複雑にからみあった多様なニューロンからなるネットワークには、非常にパワフルな学習能力が備わっている。おかれた環境のなかで最適に行動できるように、また、ネットワークのエネルギー効率を最適化するために、ネットワーク内のニューロンどうしは、周囲の環境や、つながっている他のニューロンとの相互作用を通して、つながりの強さを変えていく。このような学習を可能にするのは、個々のニューロンに備わる非常に複雑な情報処理装置としての仕組み、すなわちシナプスだ。シナプスはニューロン間をつなぐナノスケールのメカニズムであり、その結合の強度は、数秒間という短い時間ですばやく変化する場合もあれば、一生をかけてじわじわと変化してゆく場合もある。他のニューロンからの入力を受け取る樹状突起の形状や、シナプスから他のニューロンへと出力を伝える軸索の構造も、個々のニューロンに独特である。また、ニューロンの形状には非常に個性があり、それはジャングルの樹木の形の個性に匹敵する。この想像を絶する広大で複雑で強力な学習能力をもったネットワークが脳のなかに詰まっているなどということは、私たちの普段の生活からはなかなか考えもつかない。

もちろん、「意識が脳からどのようにして生まれるか?」という問題への答えも、今日の私たちには想像することさえ難しい。しかし、人類はこれまで、思いもつかないような問題に立ち向かい、それを解決するという実績も積み上げてきた。それは、遺伝の仕組みの解明だ。一九世紀から二〇世紀初頭にかけて展開された遺伝の原理をめぐる議論には、現在の意識と脳の問題をめぐる議論と似たところがある。当時、遺伝の基礎となる化学法則などまったく想像もつかなかった。精子と卵子が合体してできる、たった一個の細胞から一人のユニークな個体ができあがるなんて、どうして可能なのか? 個人の個性を指定するような情報が、そんなちっぽけな細胞の中に収まるなんてことがありうるのだろうか? そしてその情報は、どのように複製されて、いかにして細胞の子孫へと受け継がれていくのだろうか? 当時知られていた分子は非常に単純なものばかりだった。そんな分子のどこに、受精卵を成体へと変える能力が秘められているのか？　疑問は尽きなかった。当時の人々が、遺伝現象を可能にする仕組みについてどのように考えていたかについて、イギリスの高名な遺伝学者であったウィリアム・ベイトソンは一九一六年に的確に表現している。

生物の特性は、何らかの形で物質的基盤、おそらく特に核染色質に基づいているだろう。しかし、どれだけ複雑であろうと、染色質や他の微粒子に、我々の遺伝情報を保持する力があるとはとうてい考えられない。異なる生物どうしの染色質は互いに判別不能なほどに似通っているし、これまでに知られているすべてのテストにおいて、どの生物の染色質も化学的にほとんど均質であるということがわかっている。この似たり寄ったりの染色質に、それぞれの生物が受け継いできた高度に特殊化した遺伝情報が備わっているという仮説は、我々科学者にはどう考えても受け入れがたい。

生命とは何かを説明すべく、歴史上の賢人たちは、得体の知れない「生気的な」力の存在を想定してきた。たとえば、アリストテレスは「エンテレキー」を、ショーペンハウアーは「現象的な意志」を、ベルクソンは「生命の飛躍（エラン・ヴィタル）」を想定した。また、自らの名を冠する方程式を導き出した物理学者アーウィン・シュレーディンガーに至っては、「物理学が生命を説明するためには新たな法則を見つけなければならない」と述べた。当時の化学者たちに、糸のような分子であるDNA、そしてDNAを構成する四種類のヌクレオチドからなる塩基配列こそが生命の鍵だと想像することはできなかった。一方で遺伝学者たちは、DNAという高分子の莫大な記憶容量を完全に過小評価していた。彼らは、数十億年に及ぶ自然選択の作用によって形づくられたタンパク質の驚くべき特異性を理解することができなかった。しかしそれでも、最終的に遺伝の謎は解かれた。私たちは今日、生命が創発的な現象であり、究極的には化学と物理学に還元できることを知っている。「生気的な力」などという摩訶不思議な力に頼らなくとも、生命現象が説明できることが明らかになった。さらに、「無機物からなる死の世界」と「有機物からなる生の世界」という区分はフィクションだということも明らかとなった。

有機的な世界と無機的な世界を隔てる境界線ははっきりとしているわけではない。これは、創発現象の特徴だ。水(H_2O)のような単純な分子は明らかに生きていないが、細菌は生きている。しかし、狂牛病の原因であるプリオンタンパク質は生きていると言えるだろうか? ウイルスについてはどうか? ウイルスは死んでいるのだろうか、それとも生きているのだろうか?

意識が創発的な現象であり、究極的には神経細胞の相互作用に還元できるのであれば、ある動物には意識があるが、他の動物には意識はないということになるだろう。しかし、生命の場合と同様に、意識と無意識の境界線はそれほど明確ではない可能性もある。線虫C・エレガンスは、体長が一ミリメートルに満たず、ニューロンの数は三〇二個に過ぎない。C・エレガンスの小さな脳には意識は宿らないかもしれない。一方で、一六〇億個のニューロンから成る人間の脳のような大きな脳には明らかに意識がある。このように考えていくと、そもそも創発現象は、物理学では一般に成り立つと考えられている「無からは何も生じない」という考えと衝突するように思うかもしれない。

確かに、もし、いくつかのニューロンがつながっているのにそこに何の意識も生じていなかったら、どれだけニューロンをそこにつなげていったところで突然意識が生まれるはずがない。

「意識は複雑な神経ネットワークから創発的に生まれてくる」という考えを、かつて私は熱心に支持していた。それは前著の『意識の探求』を読んでもらえればわかる。しかし、数年を経て私の考えは変わった。主観的な意識は、物理的なものとはあまりに大きく異なっていて、創発的な現象であるとはとても言えない。青のクオリアは、目のなかの「コーン(錐体細胞)」と呼ばれる細胞に含まれる光受容体における電気活動とは根本的に異なる。青色が意識にのぼるために神経活動が必要なことはわかっているが、「知覚意識」と「神経活動」はまったく異なる。私が感じる青のクオリアは私だけが直接経験できるもので、他人がそれを感じることはできないし、外部から測定することもできない、完全に主観的なものだ。一方で、青のクオリアを生み出す神経活動は、外部の観察者の誰もがアクセス可能であるという客観的な特性をもつ。意識経験は、物理世界とは異なる世界で生まれ、異なる法則に従う。この異なる法則に従う意識世界と物理世界を行き来するために、「ただ多くのニューロンがあればそれでいい」という創発現象的な考えには納得がいかない。ニューロンが少なければ、意識を持たず、どんどんニューロンがつながっていくだけで、突然、まったく異なる法則に従う意識世界が創発されてくるとは非常に考えにくい。

「創発」という考え方では、「意識がどのようにしてある種の脳活動から出てくるのか」という疑問にはおそらく答えられない。一方、純粋な還元主義の立場から、脳活動をニューロン集団レベル、個々のニューロンレベル、分子レベル、それ以下と、説明のレベルを還元してさかのぼっていっても、どこかのレベルで意識が突然出てくるようにも思えない。創発、そして還元主義以外の考え方として、意識と物質(脳)のあいだに横たわる大きな谷を乗り越えて、その関係性を説明しうる考え方はあるだろうか？　私自身は、ある種の汎心論《はんしんろん》(panpsychism)と呼ばれる考え方が、最も納得いく考えだと思っている。汎心論では、私たちの意識のような高度な意識ほどではないにしろ、非常に低レベルの意識が、非常に単純なシステムにも宿るとされる。そして、その単純なシステムが集まってできるのが高度な意識だと考える。汎心論では、ゼロから意識が生まれてくるとは考えない。汎心論のなかにもさまざまな考え方があるが、なかでも特に注目に値するのが、一八世紀の哲学者、ライプニッツによる汎心論だ。彼の汎心論の核にあるのは、「モナド」という最小の単位であり、一八世紀初頭に、主著『モナドロジー』の冒頭でモナドに明快な定義を与えている。

1. 「モナド」とは、複合体を構成する最小の単位である。モナドをそれ以上の部分に分けることはできない。
2. モナドが集まってできたもののことを複合体と呼ぶ。複合体はモナドによって構成されている。

意識の最小単位が「モナド」であると考えれば、「意識が無から生じてくる」という非常に不可解な問題は解消される。しかし、汎心論的な考え方は、非常に強い反発を受けている。なぜなら、汎心論を認めるということは、意識が脳の物理的性質に完全には還元できないことを認めなければならなくなるからだ。

意識は複雑性から生じる

意識はこの宇宙を支配する究極の基本特性の一つであり、特に生命体に宿りやすいものだと私は考えている。意識は、どんどん極小の世界を探索していけば、それが生まれてくるレベルを突き止められるようなシロモノではない。ライプニッツがいうところの、最小単位のメカニズムに意識が宿っており、それ以上の物質的な基盤はないのだ。

私の言う汎心論的な考えは、電磁気学の専門家による電荷《でんか》についての説明と似たところがある。数世紀前、電荷は生物に宿る創発的な特性だと考えられていた。カエルが足の筋肉をピクピクさせるときに電流が流れていることがわかったのは一八〇〇年ごろのことだ。発見の当初は、電気現象は生体に宿るが、それを構成する物質には備わっておらず、無から電流が生じると考えられていた。しかし今日では、この考えは誤りであることがわかっている。集合したときに初めて電気量を生じるが、それ自体が電気をまったく帯びていない粒子というものは存在しない。一個の電子は一個の負電荷を持ち、一個の陽子は一個の正電荷を持つ。一つの分子またはイオンが担う総電荷量は、単純に個々の電子と陽子の担う総電気量の合計に過ぎない。化学と生物学のレベルで考えるかぎり、電気量はこれらの粒子が元から持っている特性だ。電気量は物質レベルで突然創発的に現れるわけではない。

電気が粒子の特性であるのと同様に、意識は、組織化された物質の塊、何らかの構造を持つシステムが元から持つ特性だと考えることができる。そして、システムの構成要素を調べたところで、意識という特性が説明されることはない。つまり、「意識は何らかのシステムの特性だ」というのが終点で、これ以上は還元主義では先に進めないということだ。

この考えを突き詰めると、「相互作用する部分から成り立つシステムであれば、ある程度の意識を持つ」という法則が、この宇宙を支配していることになる。システムの規模が大きくなればなるほど、また高度にネットワーク化されればされるほど、意識の程度はより大きく、より洗練されたものになる。人間の意識が、犬の意識よりはるかに洗練されたものになっているのは、人間の脳に含まれるニューロンが、犬の脳に含まれるニューロンの数より二〇倍も多く、また高度にネットワーク化されているからだ。

いま私は、「相互作用する部分から成り立つシステム」と表現し、「相互作用する部分から成り立つ生物システム」とはあえて言わなかった。というのも私は、「生命」が意識に必要であるかということに疑いを抱いているからだ。意識を成り立たせるための条件を詰めていくと、システム内の部分どうしの相互作用それ自体が重要であって、この場合の「相互作用」が、生物固有のメカニズムどうしの相互作用でなければならないという理由はみつからないのだ。これは「機能主義」という、意識を研究している哲学者やエンジニアたちのあいだで広く受け入れられている考え方に通じるところがある。機能主義は、掛け算や割り算といった算数の計算を考えてみるとわかりやすい。計算は、紙に鉛筆で書くことでもできるし、計算尺を使うことでも、そろばんの珠をはじくことでも、ポケット計算機のボタンを押すだけでもできる。どの手段でも同じ計算が可能だ。したがって、これらの手段は機能的に同じである。それぞれの方法は、手軽さや、カッコよさや、費用の面などに違いはあるが、いずれも同じことをしている。人工知能の研究は、機能主義の強い信念に基づいている。知能が機能的に成立しているのであれば、見た目はまったく構わないし、それが何からできているのかも問わない、というのが機能主義者の態度だ。哺乳類の脳のように頭蓋骨に収められていても、昆虫のように外骨格に包まれていても、パソコンのＣＰＵのようにアルミ製の箱に入っていても、同じ機能を果たせれば外側のパッケージはどのようなものでもよいと機能主義者は考える。

意識を機能主義の見方から考えると、内部構造が人間の脳と機能的に同じであるシステムは、人間と同じ意識を持つことになる。実際に私の脳を、ワイヤーとトランジスターと電子回路で作り変えるならば、できあがった脳はとてつもなく大きく不格好なものになるだろう。しかし、私の脳内のあらゆる軸索、シナプス、神経細胞を、ワイヤー、トランジスター、電子回路で置き換えたとしても、それぞれの機能が「完全に」同じなのであれば、私の意識経験には何の変わりもないはずだ。

脳が意識を生み出す決定的な要因は、脳を構成する物質の特殊性にあるのではない。そうではなく、システムの構成要素どうしが、どのようにお互いにつながりあっていて、どのような影響を与えあうか、という構造レベルでの特異性こそが、脳が意識を生み出すようになっている根本要因なのだ。「意識は、それを成立させる物質の性質に依存しない」とも言える。生物学者やエンジニアは、機能主義の考え方のもとに、数々の自然現象に原理的な説明を与えたり、また自然の仕組みを模倣したりすることに、大きな成功を収めてきた。意識のメカニズムを考える際にも、機能主義の考え方は役立つと私は考えている。

意識と情報理論

第4～6章で述べたような、意識と脳とをつなぐ鍵となる発見の意味を理解するためには、論理の一貫した大きな枠組みとなる意識の理論が必要だ。意識の大理論は、意識とシナプスやニューロンの関係性を明らかにしなければならない。意識と脳内メカニズムのあいだの関係性を明らかにすることこそが、意識の科学の究極の目標にほかならない。理論というからには、それがどんなものであれ、「意識には脳のこの部分が関わる」とか、「意識にはある種のシナプスが必要だ」といった、単に脳という生体器官でみられる特徴的な現象を記述することだけで終わってはならない。意識の理論は、「これこれという条件は、意識が生まれるための必要十分条件である」というように、意識が脳から出てくるという現象を原理から規定するようなものでなければならない。意識理論は、いくつかの大原則から出発して、意識経験という現象を、この宇宙の基本特性の一部として説明し尽くさなければならない。さらに意識理論は、抽象的な定義を寄せ集めた曖昧で定性的な体系であってはならず、厳密で正確で定量的でなければならない。

科学において、およそ理論と呼ばれる体系は、測定できるものを対象としなければならない。ガリレオは、「測定できるものを測定せよ。測定できないものは測定できるようにせよ」と言ったと伝えられている。つまり意識理論は、意識のレベルを測定できなければならないし、麻酔中や睡眠中に意識が失われる理由を説明できなければならないということだ。さらに意識の理論は、特定の神経回路の構造と特定の神経発火現象を、特定の意識の中身(クオリア)と関連づけなければならない。そして、生物が意識を持つことで、どのような進化上の利点があるのかについても説明できなくてはならない。

意識の理論は、少ない数の基本原理からスタートして、これらすべての要件を満たしつつ、私たちが日常的に経験する意識のさまざまな特性を直感的に説明できなければならない。そのような基本原理から直感に反するような意識現象を予言し、その予言を後から実験で検証することも可能となるはずだ。新しい現象の予言と、その検証という一連のサイクルは、現代物理学が理論を高度に発展させるために用いてきた科学的手法だ。

このような厳しい要求を乗り越えられるような意識理論をゼロから作りあげようという進行中の研究はほとんどない。ただし、脳と意識の関係性を抽象的に記述するような意識のモデルならいくつもある。脳内における特定の情報処理段階をそれぞれ四角形で図式的に表し、個々の四角形を矢印でつないで、それぞれのモジュールがどのように意識に関係しているかを説明するようなモデルだ。たとえば、ある四角形で初期の視覚過程を表し、別の四角形は物体の認識を表し、別の四角形は一時的な記憶を表すといった具合だ。このようなアプローチを採る研究者たちは、どれかある特定の四角形を指して、「このボックスに情報が入ってくればいつでも、意識が(魔法のように)出てくる」という説明をおこなう。

私自身も過去にそうしたアプローチを取ってきたことに一抹のやましさを覚える。フランシスと私による、「視覚皮質の高次領域と、前頭前皮質のプランニングに関わる領域のあいだを行き来する情報が意識にのぼる」という説明は、その最たる例だ。脳の前の方にある前頭前皮質と、後ろの方にある視覚皮質のあいだで交わされる双方向の情報のやり取りが、特定の経験内容を意識にのぼらせることは、これまでの実験結果を総合的に考えると経験的には正しい記述であることは間違いない。しかし、この説明は、なぜ、そのような情報のやり取りが意識を生み出すか、という問いに対してはまったく答えていない。

フランシスと私の仮説と同じカテゴリーに含まれるのが、認知心理学者バースの唱えた「グローバル・ワークスペース」モデルだ。このモデルのもとになったのは、人工知能の黎明期における「黒板アーキテクチャ」だ。黒板アーキテクチャでは、特殊な作業に専門化した各種のプログラムが、「黒板」と呼ばれるスペースに載せられた情報にアクセスでき、それによって、高度に特化した局所的な専門プログラムが全体の状況を知るとされる。バースは、「人間の意識とはまさに、専門化した局所的なモジュール群が共有アクセスすることができる「グローバル・ワークスペース」に載った情報のことだ」と提唱した。グローバル・ワークスペース上に書かれたデータには、一時的な記憶、言語、プランニングなどといった、より専門的な処理をするためのモジュールがいつでも簡単にアクセスすることが可能だ。バースは、「情報がさまざまなモジュールに知られるように広く伝達するという作用は、その情報が意識にのぼることと同じだ」と説明した。仮定されたグローバル・ワークスペースは非常に狭く、そのため、ある一瞬においては、一つの知覚、思考、記憶だけが、その狭いワークスペースに入ることができる。そして、新しく入ってきた情報は古い情報と競合して置き換えられていく、とバースは説明する。

グローバル・ワークスペースモデルは直観的に正しいような気がするし、実際の実験結果などとも確かにつじつまはあう。意識にのぼる情報は、システム全体がアクセスでき、逆に、常に限られた量の情報だけが、システム全体からアクセスできるような状態になりうる。一方で、ゾンビ・エージェントが処理する専門的な情報の多くは、他のシステムモジュールからはアクセスができない。ゾンビ・エージェントが扱う情報は、意識にのぼらない情報に対応させることができる。

このバースのグローバル・ワークスペースモデルに神経科学の味つけを施したのが、パリ大学の著名な分子生物学者ジャン＝ピエール・シャンジューと、その若い共同研究者であり数学者で神経科学者でもあるスタニスラス・デヘーンだ。前頭前皮質のピラミダル・ニューロンは、離れた脳部位と広く結合しているため、彼らはこれらのニューロン群が、バースの言うグローバル・ワークスペースの役割を担っていると考えた。デヘーンのグループは、さまざまなテクニックを駆使して、グローバル・ワークスペースという概念によって表される機能が、どのようにして現実のニューロン集団によって実現されているのかを明らかにしようとしている。彼らは、最新の心理物理学実験、脳機能イメージング（ｆＭＲＩ）、脳波（ＥＥＧ）、また、外科手術患者の脳内から直接計測する脳内脳波などの手法を組み合わせて研究を進めている。デヘーンとシャンジューのモデルは、意識にまつわるさまざまな現象をうまく説明できる。たとえば、「ある情報が意識にのぼらないうちは、その情報は局所的に狭い皮質領域でのみ処理されているが、その情報が一旦意識にのぼると、広い範囲で共有されてさまざまなモジュールによってアクセスされるようになる」といった具合だ。

　グローバル・ワークスペースモデルのように、今日までに実験的に明らかとなった事実を定性的に整理し、脳と意識の関係を大まかに記述するような抽象的な「モデル」は、今後も検証可能な仮説を立てていくのに重要な役割を果たす。そうしたモデルは、あらゆる科学分野において、初期の発展に弾みをつける。ただし、このような定性的で記述的なモデルがどれだけ実践的に役に立とうとも、そうした「モデル」と、最終的な意識の「理論」と呼ばれるべきものは決定的に違うことも理解されなければならない。なぜなら、前者の定性的で記述的なモデルは、この章の冒頭で紹介したフォルカー・ヘンの疑問に答えられないからだ。私たちのモデルについていえば、「大脳皮質の前の方の部位と後ろの部位のあいだに反響的なループが形成されて情報が統合されると、なぜその神経活動が意識にのぼらなければならないのか」という問いに答えられない。グローバル・ワークスペースモデルでいえば、「離れた皮質部位に広く情報を伝えることが、どうしてその情報を意識にのぼらせなければならないのか」という問いに答えられない。一方で、意識の「理論」とは、この両方の問いに対して根源的な答えを与えるものだ。

　定性的なモデルの限界は承知しながらも、フランシスと私は長く、意識を数式で表現して理論を構築する試みには抵抗を覚えてきた。他の研究者による意識と脳の関係性を理論的に扱う試みは、ほとんどの場合、見るも無残な失敗を重ねていた。頭だけで理論を作ろうとしてももちろん成功しないことは目に見えていたし、たとえ数学やコンピューター・シミュレーションの助けを借りたとしても、何の進歩も成せないのではないかと我々は考えていた。そして、分子生物学の分野におけるフランシスの大成功の経験(DNAの二重らせん構造の発見)が、この理論嫌いの傾向に拍車をかけていた。それに対して遺伝子のコーディング理論について言えば、フランシス自身が数学モデルを試みたものの失敗に終わったのだ。今に至っても、遺伝子コーディングの数学モデルは、分子生物学の大成功の陰でせいぜい脇役を果たしているに過ぎない。これが、フランシスと私が論文や講演などで、意識の生物学的な基盤を発見・探索するためには、「理論」研究ではなく、さまざまな「実験」を活発におこなう必要があると強く訴えてきた主な理由だ。

フランシスは晩年の一〇年間、きっかけとなるような新たな証拠と新たな理論があれば、常に自分の考え方を変える用意があった。そしてフランシス自身、意識理論の適切な言語として、情報理論が最も見込みがあるのではないかと考え始めていた。なぜか? デカルトが考えていたような、意識を生物に魔法のように授ける働きを持った何らかの特別な物質などあり得ないというのであれば、意識は、密に結びついた夥しい数の脳細胞間の因果関係から生まれるはずだ(ここでいう因果関係とは、ニューロンAの活動が直接または間接に、ニューロンBの今すぐ、もしくはある程度の時間をおいた後に起こる活動の頻度に影響を及ぼすことを意味する)。このような因果関係の記述に情報理論の言葉は適切であるため、フランシスは意識と情報理論の関係に注目するに至った。

意識と情報理論の関係性には、私自身も個人的な動機から注目していた。この章の前半で述べたように、銀河、アリ塚、ミツバチ、iPhoneに果たして意識があるのか、汎心論は正しいのか、ということを明らかにしたいと私は長らく考えていた。そうした問いに答えるためには、これらすべてのシステムに共通して適用できる理論が必要だ。そのような理論がないと、宇宙論、行動生物学、神経生物学、電気回路解析の垣根を越えて、さまざまなシステムの意識を定量的に測ることができない。まさにその意味において、情報理論は非常に魅力的な数学的な枠組みなのだ。通常の情報理論を土台にして適切な変更を加えれば、あらゆるシステムの要素間の因果関係の量を測る数学的な理論を組み立てることができる。そのような新しい情報理論は、星であれ、アリであれ、ニューロンであれ、トランジスターであれ、あるシステムのある一部分の状態が残りの部分にどれほどの影響を及ぼすのか、そしてその影響が時間の経過とともにどのように変化するのかということを定量化できる。情報理論の枠組みを使えば、あらゆるシステムに含まれる部分どうしの相互関係を徹底的に洗い出し、それを数値として表すことさえできるのだ。

「情報」は、二一世紀の普遍的な共通言語だ。株価や債券価格、書籍、写真、映画、音楽、さらには私たちの遺伝子配列はすべて、0と1からなる膨大なデータ、すなわち「情報」に変換できるということはよく知られている。0と1の一方をとりうるデータが0と1どちらの状態にあるかを外部の観察者が確定するために必要なのが、1ビットの情報量だ。神経科学の文脈では、たとえば、「一か所のシナプスが、それに接続されたニューロンに及ぼす影響の大きさは数ビットだ」というように使う。ビットという単位は、データの最小単位、原子のようなものだと考えればいい。ビットは、イーサネットケーブルを通して、または無線で伝達され、貯蔵され、再生され、複製され、ハードディスクに膨大な情報として貯蔵される。ただし、このパラグラフでここまでの「情報」という単語の使い方は、常に情報の発信者と、それを受けとる受信者を想定している。この「外部から観察可能な情報」は「外因的な情報」とも呼ばれる。情報工学のエンジニアやコンピューターの専門家になじみのある「情報」とは、通常はこの外因的な情報のことを指し、外部から観察不可能な主観的な意識とは、直接的な関係はない。

哲学者チャルマースも二種類の情報を区別しており、「外因的な」ものと「内因的な」ものとに分けている。「外因的な情報」は意識とは関係のない情報の側面で、外部からアクセスできる通常の意味での情報のことだ。「内因的な情報」とは、そのものズバリ意識経験のことだ。チャルマースによると、内因的な情報は外部からはアクセス不可能な情報の側面で、情報処理をしているシステムに固有の基本的な属性である。あるシステムが何らかの情報処理をしていれば、そのシステムは、何らかの内因的な情報を生み出す、すなわち、そのシステムはいくばくかの意識をもち、何らかのクオリアを感じているというのだ。この考え方は一種の汎心論だ。つまり、「意識＝内因的な情報は宇宙の基本法則であり、それ以上の説明はない。内部状態が変化するようなシステムには、生物だろうと無生物だろうと主観的な意識がある」という考え方だ。オンとオフの二つの状態しか取らないスイッチには、それに伴った二種類の取りうる意識の状態(レパートリー)があり、ハードディスクや神経系のように取りうる状態が膨大なシステムには、それなりに複雑な意識のレパートリーがある、というのがチャルマースの考えだ。

ただし、チャルマースによる情報の二面説の定式化は粗い。情報の総量しか考慮されていないというのが特に問題だ。情報量、すなわちビットが単に蓄積するだけで、本当に意識のレパートリーは増えるのだろうか？　容量が128ギガバイトのハードディスクは、1ギガバイトのハードディスクよりも、128倍多くの意識のレパートリーを持つと考えるべきなのだろうか？　おそらく、情報量と意識のレパートリーとの関係性は、そんなに単純なものではないだろう。データが単により多く集まることが重要なのではなく、データの状態を意味する個々のビット間の「関係、つながり、構造」が重要なのだ。システムのアーキテクチャー、すなわちシステムの内部構造こそが、意識には極めて重要だと私は考える。チャルマースの説では、そこが考慮されていない。そのため、なぜ脳の特定の部分が意識に関して他の部分より重要なのか、また意識にのぼる脳活動とのぼらない脳活動との差がどこにあるのかといった疑問に答えられない。

歩みを止めることのない探求の途上でフランシスと私は、情報の二面性と意識の関係性をうまく説明する、ジュリオ・トノーニの理論に出会った。ジュリオは、当時はカリフォルニア州ラホヤにある神経科学研究所のジェラルド・エーデルマンの下で研究をしていた(エーデルマンは抗体の化学構造の解明に貢献し、ノーベル賞を受賞した免疫学者)が、現在はウィスコンシン大学マディソン校の教授である。ジュリオの理論の中心になっているのは、「統合された情報」という概念だ。

ジュリオは以前、フランシスと私を招待し、エーデルマンの神経科学研究所の美しい庭で四人で会食する機会を設けてくれた。我々は、生物学の分野における二人の巨人のライバル意識の雰囲気が漂うなかで初めて顔を合わせた。けれども、緊張の続く会合となるのではないかという予想は杞憂に終わり、和やかな空気のなかで会談は進んだ。素晴らしい料理と、話し好きのエーデルマンの口から次々に繰り出されるジョークやエピソードは印象的だった。若手であるジュリオと私は意気投合し、時間が経つにつれて仲間意識は強まるばかりだった。

我々四人はその午後、お互いに学ぶところが大いにあった。エーデルマンとジュリオのいう、意識には皮質—視床複合体という広大な領域の大域的で全体的な特性が重要なことについて、そして楽器の鳴っていない沈黙が重要なことに関して、フランシスと私は深く理解した(この謎めいた表現の意味は数ページ先で明らかになる)。一方、エーデルマンとジュリオは、「NCCの探索はニューロンと、ニューロンどうしの結びつきの局所的な特徴に向かうべきである」というフランシスと私の考えを理解してくれた。

それでは、ジュリオのアイデアを解説していこう。

意識の統合情報理論

一瞬の意識の内容が含んでいる情報量はとてつもなく膨大であるというのはよく知られる事実だ。ここで言う「意識の情報量」とは、意識の内容のレパートリーの豊富さ、もしくは一瞬に経験する意識内容のユニークさと考えてもらっていい。実際に、「どれだけ長く生きようが、感覚や感情など細部までまったく同一の意識の内容を二度経験することはほぼない」ということを考えれば、意識のレパートリーの豊富さと、一瞬の意識内容がいかにユニークであるかということが実感できる。意識内容のユニークさは、少し抽象的な言い方をすれば、「自分がある意識内容を経験しているその一瞬のあいだは、その同じ一瞬に経験する可能性のある意識内容すべてを経験していない、すなわち膨大な量の可能性を除外する」ということでもある。これは、通常の情報理論でいうところの「膨大な情報」という概念に相当する。

このような観点から、たとえば、あなたが完全に真っ暗な部屋で目を開けたときの意識経験の情報量について考えてみよう。暗闇のなかでは何の情報も得られないので、考えられるなかでも最も単純な視覚経験のように思うかもしれない。しかし、「真っ暗で何も見えないことが確かだ」ということは、あなた自身がそのとき、静かに光るリビングの明かりを「見ていない」こと、ヨセミテ国立公園にあるハーフ・ドームの花崗岩の岩肌を「見ていない」こと、さらには過去に制作された映画や未来に作られる映画の一コマも「見ていない」ことを意味する。つまり、ある一瞬の主観的な経験は、その一瞬に経験していたかもしれない視覚、想像、聴覚、匂いなど、他のすべての可能性のある出来事を暗黙のうちに除外するということだ。この「不確実性(エントロピー)の減少」こそが、情報理論の父である電気工学者クロード・シャノンによって定義された「情報」だ。すなわち、一瞬一瞬の意識経験は、とてつもなくたくさんの種類の他の意識経験の可能性を除外するという意味で、情報量がとてつもなく多いということだ。

膨大な量の情報という特性のほかに、一瞬の意識の内容にはもう一つ重要な特性がある。それは「意識の内容は高度に統合されている」という特性だ。どんな意識の内容も、独立の要素へと分割することはできない。どれだけ努力しても、肉眼で世界を白黒テレビのようにモノクロで見ることはできないし、視野の左半分だけを見ることもできない。この文章を書いている私は、神秘的なミニマリストであるアルヴォ・ペルトの作曲した『カントゥス――ベンジャミン・ブリテンの思い出に』という名の哀悼曲を聴いている。私は、自分の周りに広がる音の広がりを意識することはできる。しかし、管楽器の響きだけを聞かないようにしたり、最終章での徐々に弱まっていく音だけを聴かないようにしたりすることはできない。耳に入ってくる音は全体として感知されるので、何かある要素だけを取り出すことはできない。

私が意識する情報が何であれ、それはひとまとまりとして、統一して経験される。「意識がいつもひとまとまりである」のは、脳内の関連しあう部分どうしが非常に複雑に因果的に相互作用しあい、一つの大きな皮質―視床複合体をつくっているからだ。脳内の複数の領域間の連絡が断たれてしまうと意識は失われてしまう。意識レベルを低下させるような麻酔薬は、まさに領域間の連絡をさえぎる。逆に、脳内の多くの領域の活動が強く同期してしまうと、それらのあいだの連絡は強まるものの、離れた脳領域で処理される情報のバラエティーは失われてしまい、その結果意識は失われてしまう。意識レベルの低い深い睡眠はまさにそのような状態であり、脳のどの部位で脳波を計測しても、活動が一斉に下がったり上がったりして、さまざまな情報を処理することができない。

以上二つの前提をまとめると、「意識を持つシステムには、システムの状態に多様なレパートリー(情報)があり、かつ、その情報が一つに統合されている」ということになる。この「膨大な情報」と「情報の統合」から、ジュリオの統合情報理論はスタートする。

「膨大な情報」という意味では、私のアップル社製ノートパソコンのハードディスクの容量は、私の記憶能力を数倍しのぐが、その情報は「統合」されていないので、マックに意識があったとしても私の意識とは比べ物にならないくらい単純なはずだ。実際、ハードディスクに保存された情報はそれぞれが関連づけられておらず、つながっていない。保存された私の家族写真のなかの一人ひとりが関連づけられていないため、何枚もの写真に登場する女の子が、あどけない幼い少女から、やせ気味のティーンエイジャーを経て、しとやかな大人の女性へと成長してゆく同一の人物である私の娘であることがコンピューターにはわからない。「ガビ」と書かれたカレンダーのエントリーが、まさにその写真中の人物と会う約束を意味することも、コンピューターにはわからない。コンピューターにとっては、すべてのデータは等価であり、広大でランダムな0と1で織りなされたタペストリーなのだ。一方で私は、写真から意味を引き出すことができる。なぜなら、私の記憶の一つひとつは、数千という他の事実や他の個人的な記憶とのあいだに相互にリンクが張られているからだ。そして、そのような要素間の結びつきが密になればなるほど、個々の要素は強い意味を持ってくる。

ジュリオは、これらの原理を統合情報理論の二つの柱とした。「あるシステムが経験する「意識のレベル」は、システムが全体として生み出す情報量から、システムの構成部分が生み出す情報量を差し引いたものに等しい」とジュリオは考えている。つまり、あるシステムが高いレベルの意識を経験するためには、そのシステムが全体として、ある一瞬に取りうる意識のレパートリーが膨大でなければならない(膨大な情報量)。さらに、その膨大な情報量が統合されていなければならず、ハードディスクのように、パーツが単につなぎあわされることで膨大になってもダメだということだ。そのようなシステムは個々の情報がリンクされておらず、全体として統合されたときに初めて生じるユニークな情報がない。そのため、全体としての意識経験の量はほとんどゼロ、ということになる。つまり、「膨大な情報量が、システムの構成部分がリンクされることで全体として初めて生み出されるようなシステムには、高いレベルの意識が備わる」ということだ。概念的な数式で表すと、「意識レベル」＝「全体が生み出す情報量」－「部分が生み出す情報量の総和」ということになる。

では、脳というシステムにあてはめて、意識の統合情報理論をもう少し具体的に説明してみよう。たとえば、ある覚醒状態の脳が、赤い色のクオリアを経験していると仮定する。ジュリオの統合情報理論によれば、その脳が赤い色のクオリアを経験しているときには、赤い色の情報を表現しているニューロン集団と、その他のニューロン集団とが機能的に統合されて一つにまとまった情報を生み出していることになる。この場合の「他のニューロン集団」とは、意識の他のすべての側面、つまり、形や動きなどの視覚の他の側面や、聴覚や嗅覚などの他の感覚などのクオリアを生み出しているニューロン集団を指す。「赤い色の情報を表現しているニューロン集団」と「その他のニューロン集団」は、脳内では離れた部位に位置しているが、緊密なコミニュケーションをとって情報をやりとりしていなければならない。情報のやりとりがないと、「それぞれの意識の側面を表現しているニューロン集団どうしが、小さな独立した情報を生み出している」という状態になってしまう。そうなると、意識そのものが失われてしまい、赤い色という意識経験も失われてしまう。

次に、統合情報理論の観点から、分離脳について考えてみよう。すでに述べたように、脳の左半球と右半球を橋渡しする脳梁《のうりょう》が完全に切断されると、大脳半球は統合された状態ではなくなる。情報量の観点からすると、このときの脳全体の情報は、左右半球の二つの独立した情報の合計となり、統合情報量はゼロとなる。言い換えると、「左右の脳の情報がお互いにリンクして初めて生まれてくるような情報はない」ということだ。このとき、「分断された左脳と右脳が統合されて初めて生じる意識」は消えてしまう。代わりに、二つの切り離された脳には、それぞれ別々の意識が生じ、それぞれが他方の半球の知り得ない情報を持つという状況になる。ところで、この分離脳の患者の二つの意識は、それぞれが一体どのような自我(エゴ)の感覚をもつようになるのだろうか？　統一された自意識をもった一つの脳が、脳梁が切り離されることによって、左脳と右脳のそれぞれに自意識・自我を持つようになったとき、個々の脳半球が過去の自我を引き継ぐのだろうか？　それとも、優位な「言語」半球だけが過去の自我を受け継ぐのだろうか？　これらの疑問はこれまで、適切に検討されたことがない。

とてもまれではあるが、分離脳とは逆の状況が起こることがある。二つの別々の身体をもつ双子の頭蓋骨がつながって生まれてきてしまう場合だ。そのような双子のなかには、脳自体が直接つながっている可能性があるケースも考えられる。実際に、脳の視床のレベルで二つの脳が直接につながっている可能性が高い双子の少女の例が最近報じられた。この二人の少女は互いに、相手の目に見えているものを意識的にアクセスすることができるようだ。もしも本当に彼女たちがお互いの意識を直接に共有しているのであれば、これは非常に興味深い意識の融合現象だ。ワーグナーの有名な歌劇のなかで熱狂的に讃えられる、トリスタンとイゾルデの個性が甘美なまでに溶けあうどころの話ではない。

統合情報理論では、Φ《ファイ》と呼ばれる、意識レベルを定量的に表す尺度が定義される。Φの単位は「ビット」だ。Φは、あるシステムが特定の状態に入るときに、(1)そのシステムの構成部分それぞれが独立に生み出す情報量の合計と比べて、(2)システムが全体として生み出す情報量、がどれだけ多いかを定量化したものだ。数式で表せば、Φ＝(2)－(1)ということになる(ここで言う情報量とは、シャノンが定義したように、不確実性をどれだけ減少させるかを定量化した量のことだ)。システムの構成部分が生み出す情報量を考えるときには、その構成部分だけを考え、他の部分とのやりとりは考えない。つまり構成部分どうしのあいだでほとんど情報のやりとりがされていないならば、(2)部分が生み出す情報量の合計は、(1)システム全体が生み出す情報量と同じになる。そのとき、Φはゼロになる。つまり構成部分どうしの情報のやりとりの大きさが、Φの値を大きくするということだ。つまりΦは、どれだけの情報が、ネットワーク全体として初めて生じてくるのかを測る尺度とも言える。

統合情報理論からは、いくつかの実験可能な予測が導かれる。その一つは、直感に反する予測だ。それは、「統合情報はシステム内における因果的な相互作用から生じるため、そのような相互作用の《可能性》が失われるだけで、たとえシステムの実際の状態が変化せずともΦは縮小し、意識の内容に変化がみられるはずだ」という予測だ。この《可能性》というのがミソだ。実際に観測されるシステムの状態は同じでも、部分どうしのつながりの有無によって、相互作用の《可能性》が変化する場合がある。統合情報理論は、そのような変化が起きたときに意識は変化する、という予測をするのだ。

具体的な例を挙げて説明しよう。ドバイの砂漠の青い空に約一キロメートルの高さにわたってそびえ立つ超高層ビル「ブルジュ・ハリーファ・タワー」を知っているだろうか。驚くべき建造物だ。周囲に音がほとんどないような私の部屋で、このビルの写真を自分のパソコンの画面で見るとき、ビルの形を表現する私の視覚皮質のニューロンは発火しているが、聴覚皮質のニューロンはほとんど発火していない。さて、この状況で、短時間だけ作用する麻酔薬バルビツール酸を使って、私の聴覚皮質のすべてのニューロンの発火を一時的に完全にとめることができたとしよう。この薬は局所的に聴覚皮質内でだけ作用するため、物の形に反応する視覚皮質のニューロンが、空にそびえるビルに反応するのにはまったく影響しない。もちろん、この薬の聴覚ニューロンに対する作用のせいで、聴覚に関する意識が一時的にまったくなくなる。ここで問題になるのは、はたして薬が聴覚皮質のニューロンに作用する前と後で、ビルが視覚意識にのぼってくる感じ、すなわち「ビルの視覚クオリア」に違いがあるのかどうかという問題だ。直観的には、麻酔薬の使用前と使用後で意識経験の内容に何の差も生じないと思えるのではないだろうか？　麻酔の前も後も、形に反応する視覚ニューロンは活動しているが聴覚ニューロンが活動しないというその活動パターンだけ見れば同じだからだ。ところが、統合情報理論からの予測は異なる。統合情報理論の観点からすると、麻酔薬の前後では決定的に状況が異なるのだ。麻酔の前では、聴覚ニューロンは「発火できる」けれども「発火していない」が、麻酔の後では、聴覚ニューロンは「発火できない」のだ。前者には因果的な相互作用の《可能性》があるが、後者にはない。そのため、統合情報理論は、麻酔の前後で、Φすなわち、ビルの視覚クオリアですら異なるはずだと予測する。

「発火できるが発火していないニューロン」が表現する情報というのは、わかりにくいかもしれない。しかし、似たような概念は、シャーロック・ホームズが登場する推理小説の「銀星号事件」というストーリーにも出てくる。そのプロットの軸となるのが、「深夜の犬をめぐる興味深い出来事」だ。ホームズは、手がかりのない刑事に対して、番犬が深夜に吠え「なかった」という重要な事実を指摘する。その夜に、犬が口輪をはめられたために「吠えられなかった」ならば、鳴き声が聞こえなかったことに大した意味はない。「吠えることができたのに吠えなかった」ということから、「その犬が犯人になついている」という重要な推理が導かれた。先に指摘した、「発火できるのに発火しない」ことと「発火できない」ことの違いと同じだ。皮質―視床複合体をオーケストラに見立てるならば、そこに含まれるすべてのニューロンという楽器はそれぞれ、音を奏でているときも奏でていないときも、意識という演奏に参加しているということだ。右で考えた聴覚皮質への麻酔の実験の場合などは、現実にテストすることが可能だ。聴覚皮質の麻酔の前と後では、視覚クオリアに生じる差は非常にわずかかもしれないが、感度の高い心理物理学的な実験手法を使えば、その差も検出できるはずだ。

ジュリオの統合情報理論は、意識が全体として統合された一つのものであるという側面を強調してはいるものの、ある種のクオリアに関しては、脳のある部分が他の部位より重要であるという考えを否定しない。聴覚皮質の活動を一時的に止めてしまうと、右で解説した予測にあるとおり、音は完全に聞こえなくなってしまったうえで、さらに視覚意識も多少の影響を受けるはずだ、というのが統合情報理論の予測だ。一方、物の形を認識する視覚中枢の活動を止めてしまえば、聴覚意識にも多少の影響はあるが、視覚意識への影響はもっと甚大で、ビルを意識的に見ることなどできなくなってしまうと予測される。したがって、色や音などの感覚意識や自己主体感などが、どのような部位のどのような神経活動と相関しているかを研究するのは、統合情報理論にとっても重要なことに変わりはない。

理論的には非常に魅力的なのだが、実際にΦの値を算出することは非常に難しい。なぜなら、理論上、Φを計算するには、システムをありとあらゆる方法で分割する必要があるからだ。すべての分割方法のなかで、部分が生み出す情報量が最大になるような分割方法を見つけ出し、そのときの部分が生み出す情報量の総和と、全体が生み出す情報量の差がΦになる。つまり、Φを最小にするような分割方法を見つけなければならないということだ。なぜか？　この説明は、専門的にはなるが、それは、もしも間違った分割方法を採用してしまうと、Φの値は実際より大きくなることがあるからだ。たとえば、まったくつながっていない二つのシステムがあったとしよう。この二つのシステムを一つのシステムとみなしたときには、つながりが無いのだから、Φは0のはずだ。たしかに、二つのシステムを横に並べて、それぞれを部分とみなすような縦の分割法であればΦは0になる。しかし、誤って他の分割、たとえば横に並んだ二つのシステムを大きく上半分と下半分に横切るような分割方法を採用してしまうと、それぞれのシステム内の上半分と下半分のやりとりは非常に大きくなり、この場合、Φの値は間違って大きく見積もられてしまうことになる。まとめると、Φを計算するには、あるネットワークを二つの部分に分割するすべての方法、三つの部分に分割するあらゆる方法、とだんだん分割の数を増やしていき、最終的にはすべての要素を分割する方法まで個別に検討していき、その中で一番システムをもっとも弱いつながりのところでカットするようなものを見つけなければならない、ということだ。

数学の組み合わせ論で言えば、そのような分割の総数は「ベル数」と呼ばれる莫大な数となる。たとえば、線虫C・エレガンスの神経系を構成する三〇二個のニューロンを考えただけでも、そのネットワークを部分に分割する方法の数は、10の後にゼロが四六七個も続くという、まさに超天文学的な数となる。したがって、ある神経系のΦを計算することはとてつもなく難しく、経験則、ショートカット、近似が必要となる。

線虫よりもはるかに小規模なネットワーク、数十個のニューロンからなるネットワークならば、Φを近似なしに計算することができる。さまざまなネットワークの形態について、コンピューターを使ってΦを計算してみると、高いΦの値を持つようなネットワークを見つけるのは難しいことがわかる。たとえ高いΦをもつネットワークを見つけることができても、小規模な回路では、統合情報量としては数ビットを越えることはまずない。Φを高くするためには、部位ごとに専門化された処理をこなし、かつそれらが全体として統合されている必要がある。そのような特性は、まさに皮質–視床複合体という人間の脳の機能構造的な特徴だ。つまり人間の脳は、Φを高くするのに適したものなのだ。ネットワークがより多くの状態をとることができ、かつネットワークが全体として強く統合されているほどΦの値が高くなり、意識のレパートリーの数が多くなるということだ。

ネットワークの統合の度合いは、ニューロン間の活動電位が同期的に発火することでも強まる。ただし、てんかん大発作のときのように、非常に多くの脳内ニューロンが同期して発火すると、情報は最大限に統合されるものの、すべてのニューロンが同じ情報を表現することになってしまい、情報の量(多様性)は最も低くなってしまう。Φを最大化するには、ちょうどいいレベルの統合具合を見つけなければならないのだ。

実際の脳内のニューロンどうしの結びつき方は、Φを高めるようなルールになっているだろうか？　それとも低めるようなものになっているだろうか？　意識を生み出していると考えられる大脳皮質中のピラミダル・ニューロンのシナプスによるつながり方には顕著な特徴がある。ピラミダル・ニューロンは、近い場所にある他のニューロンと興奮性シナプスを形成して非常に多くの結びつきを作り、一方で遠い場所にあるニューロンとは少数のシナプスを作る。そのような性質を持つ構成要素からなるネットワークは、数学の世界で「スモールワールド・グラフ」と呼ばれている。このような特性を持ったネットワーク内では、どんなに離れた二個の皮質ニューロンをランダムにとってきても、数個のシナプスを介せばお互いをつなぐことができる。このネットワーク特性は、Φを高める方向に働いているだろう。

脳の他の部位では、Φを低くするようなルールでニューロンがつながっているような場合もある。たとえば小脳だ。小脳は意識にほとんど寄与していないが、統合情報理論では、それは小脳内でのニューロンのつながり方に原因があると説明される。小脳には、大脳と同じくらい、もしくはそれ以上の莫大な数のニューロンがある。その膨大な数のニューロンは、それぞれが比較的小さな、ある特定の機能を果たすようなモジュールの構成員として働いている。小脳のなかの非常に膨大な数のモジュールは、互いに独立性を高めるようにシナプスを介してつながっている。特に、遠くのモジュールどうしは、ほとんど相互作用しないようになっている。そのため、小脳のようなネットワーク構造のΦは、理論的に非常に小さくなるはずだ。

このように考えてみると、人間の皮質—視床複合体というシステムは、長い時間をかけて、高い値のΦをもつように進化してきたのだと考えられる。しかし、なぜ、高い値のΦを持つシステムが進化してきたのか？　Φが大きいと、生物が生きのびていく上で何か利点があるのだろうか？

高い値のΦを持つシステムが有利な点としては、さまざまなセンサーから入ってくるデータを結びつけて、次の展開を予期した行動計画を立てることができるようになるという点が考えられるだろう。予想外の新たな状況に出くわした場合、個々の回路が専門的なことしかできない電化製品のような回路網ではにっちもさっちもいかなくなってしまう。しかし、皮質―視床複合体などの、Φの値が高く、どんな用途にも使える神経回路網ならば、予想外の新状況にも適切に対応できるだろう。実際に、この世界では、生殖パートナー、捕食者・非捕食者、天候などのさまざまな複雑な現象がからみ合いつつ、さまざまな時間スケール幅で関連しあっている。そのような複雑な環境のなかでは、たとえニューロンの数が同じであっても、統合の程度が低い脳をもつ生物よりは、Φの大きな脳をもつ生物の方が有利に適応できるはずだ。

Φの値が高い脳が、Φの値が低い脳より生存の上で優れていること、すなわち複雑な自然環境に適応することを証明するのは重要だ。進化上有利であるために、生物が徐々に大きなΦをもつものへと進化するのであれば、意識が進化の過程で生じてきたという説の有力な証拠となるだろう。仮に、大きなΦが進化上有利であることが示されなかったとしても、統合情報理論自体が否定されることにはならない。ただその場合は、意識経験が、生物学的には何も意味を持たない付帯現象(epiphenomenon)とみなされてしまうだろう。

統合情報理論が説明すべきもう一つの重要な点が無意識だ。統合情報理論では、意識にのぼる情報処理とは異なり、無意識に処理される神経活動は、他のプロセスとの統合がなくても生じるとされる。しかし、これまでの研究の結果、無意識におこなわれていると考えられる情報処理のなかには、かなり複雑なものも多くあることがわかっており、これらが情報の統合なしに生じうるプロセスなのかはよくわからない。第6章で紹介した感覚−運動のゾンビ・エージェントが司るような無意識におこなわれる情報処理は、意識にのぼるものに比べて、部位間でやり取りされる情報が少ないとか、高度な専門性や正確性が求められるような作業が多いなどと考えられるが、これらの予想が正しいかどうかは定量的に確かめることができる。具体的には、大規模に脳内のさまざまな部位から同時に神経活動を記録する必要があるだろう。高度に情報が統合されていて、意識を担う中心部分を同定する一方で、さらに、活発ではあるが情報の統合は低い、無意識の処理を担う部分からも同時に活動を記録するのだ。そうして得られたデータを使って、計算論的なアプローチによって、無意識の処理をしている部位が、意識を生み出しているシステムの外にあって独立しているのかどうかを確かめる必要がある。

統合情報理論は、システムのとりうる一瞬一瞬の状態における意識のレベルを定義するだけではない。この理論では、ある一瞬における意識経験の「中身」を捉えることも原理的には可能だ。意識の中身のある側面、たとえば色の視覚を生み出しているある視覚領域、そのサブシステムが取りうるすべての状態は、意識にのぼりうる色のレパートリーを表す。そのようなサブシステムが、他のサブシステムとどのように統合されているか、その関係性を明らかにしていけば、ある人や動物が経験している一瞬の意識の中身、すなわちクオリアを、外部からの観測と計算によって完全に予測できるというのだ。ある一瞬におけるクオリアを決定するためには、統合情報を生み出すようなすべてのサブシステムの数だけの次元が必要になる。この超多次元スペースのことをジュリオは「クオリア・スペース」と呼んでいる。まだまだ発展途上の理論だが、超多次元のクオリア・スペースによって、システムがとりうるすべてのクオリア、意識の中身のレパートリーが記述可能になるというアイデアだ。

あらゆる物理システムの状態は、この壮大で美しい多次元クオリア・スペースのなかに浮かぶ、ある一つの形として表すことができる。三次元でいうところの多面体、四次元以上では、専門用語で「ポリトープ」と呼ばれる形だ。しかし、私はむしろ詩情あふれる「クリスタル」という言葉を使いたい。クリスタルは、超多次元の複雑な統合情報の関係性を、直感的に表してくれる便利な視覚化ツールだとイメージしてくれればいい。ある特定の状態の神経回路網は、クオリア・スペース内においてそれに対応する形をとる。その形は、統合情報の関係性によって決まる。神経回路網の状態が別の状態へ移ると、回路網を構成する部分間における統合情報の関係性を反映して、クリスタルの形も変わる。一瞬一瞬の異なる意識経験は、異なる形のクリスタルに完全に対応する。形が異なるクリスタルに対応して、違う意識の内容が経験される。赤い色のクオリアに対応するクリスタルは、緑のクオリアのクリスタルとは異なる形だ。ただし、色に対応するクリスタルどうしの形は似ており、何か動いているものを見るときのクオリアに対応するクリスタルとはまったく異なる形をとる。さらに、視覚経験に対応するクリスタルどうしの形は、他の感覚、たとえば匂いのクオリアに対応するクリスタルの形とは似ても似つかないものになる。

クリスタルは、あくまで超多次元の複雑な統合情報の関係性の表現であり、その形は意識の内容と一対一で対応している。いわば、意識の内容、精神世界の数学的な表現だ。一方で、クリスタルを生み出すネットワークそれ自体は、物質の世界で完全に閉じている。「ネットワーク内の部分どうしが因果的な相互作用をもつときに、それに対応した意識の内容、つまりクリスタルがある」という関係だ。統合情報理論は、精神(＝意識の内容、クオリア、クリスタル)と物質(＝因果的な相互作用を持つネットワーク)という、互いに還元できない、宇宙の二つの基本特性のあいだにある関係性を記述する。この二つの特性は、単純ではあるが洗練された法則である統合情報理論の数学によって結びつけられる。

クリスタル、つまり意識の内容は、内部から見たシステムの姿だ。つまり、チャルマースによる区別でいうところの「内在的な」情報であり、外部の観察者がアクセスできない情報だ。比喩的に言えば、クリスタルは頭のなかに響く声であり、きらめく光なのだ。クリスタルは、世界についてあなたが知るすべてであり、あなたにとっての唯一の現実であり、経験の本質だ。夢想家の見る夢、瞑想する僧侶の満たされた心、がん患者の感じる苦悶など、すべての意識経験はクリスタルの形として表すことができる。数兆の次元からなる空間に浮かぶ、まさに壮観としか言いようのないクリスタルによって、個々の人間の意識の中身を表現することができるのだ。統合情報を表現する数式が、意識経験を表す形へと変換されることで、以下のピタゴラスの信念ともつながってくる。

数が形と思考を支配する。数から神々と精霊たちが生まれてくる。

つまり、数学こそが究極の現実だという信念だ。ライプニッツも統合情報理論を知ったならば、相当満足したに違いない。

統合情報理論をもとにすれば、「意識メーター」を作ることもできるだろう。ここで言う意識メーターとは、生物の回路を利用するものであれ、シリコン製の基板に刻まれた回路であれ、どんなシステムについてもその意識レベルと内容を測定できるような装置だ。構成要素がどのような相互作用をするのかを示す配線図をもとにして、システムが取りうる状態がどれだけ豊富なレパートリーを持つか(多様性)、それがどれだけ統合されているかを測り、意識レベルを測る。そのために意識メーターは、ネットワークの物理的な回路をスキャンし、その活動レベルを読み取り、Φの数値を弾き出さなければならない。さらに、ネットワークが瞬間ごとに経験するクオリアのクリスタルの形を計算しなければならない。足の指先をぶつけたときの鋭い痛みと、満月の夜空の下で咲くバラの香りとを、クリスタルの形として区別できるレベルの意識メーターを開発するためには、理論的な研究を進めて、超高次元におけるポリトープを扱う高度な数学を開発する必要がある。

汎心論とテイヤール・ド・シャルダン

さて、私はここまで、あらゆるネットワークが統合された情報を持つと強調してきた。統合情報理論は、この点で非常にはっきりしている。つまり、構成要素がお互いに作用しているネットワークが、ゼロより大きいΦの値を生み出すような状態になったのならば、必ず何らかの意識を経験しているはずだということだ。そう考えると、地球上のあらゆる生きている細胞のなかで働いているような、さまざまな生化学的・分子生物学的なネットワークでさえ、ゼロより大きいΦを生み出すのであるから、これらの小さなネットワークですら何らかの意識を持つことになる〔訳者注：ただし、統合情報理論では、「Φの値が高いネットワークの「一部分」とみなされるネットワーク、たとえば意識を生み出している皮質―視床複合体に含まれている小規模のニューロン集団などは、それ自体で独立の意識をもたない」としている〕。さらに言えば、固体素子と銅線から作られる電子回路も何らかの意識をもつことになる。ただし、Φの値がどれくらいであるか、が問題だ。ほとんどの単純なネットワークの場合、Φの値は非常に低いはずだ。Φの大きな処理システムを作ることが、これからの人工知能研究では重要になるだろう。人間の知性に近い人工知能は、世界に関する大量の情報を関連づけて統合できなければならない。そのようなシステムは、Φの値が非常に高く、それなりの意識をもつだろう。

多様な情報を統合できるような状態にあれば、そのようなシステムには何らかの意識がある。システムとしての生物や人工物は、数十億年の進化の結果に生まれてきた動物だろうと、最近人間によって開発されたシリコン製装置だろうと関係ない。これらのネットワークには常に、内在的な情報、つまり主観的な意識があるということだ。意識の内容のレパートリー、複雑さ、次元の高さは、システムによって大きく異なる。しかし、どんなネットワークの一瞬一瞬の意識経験の内容であっても、数学的にクリスタルの形として表すことが可能なはずだ。

そう考えてみると、二一世紀の今日という時代は、地球上に暮らしている数えきれないほどの生命体がもつ意識と、数十億以上のパーソナルコンピューターや、さまざまな電子機器に埋め込まれたプロセッサや、スマートフォンなどの人工物が生み出す意識というものが共存する時代だ。意識を真っ暗な宇宙を照らす光にたとえるなら、これら人工物の輝きは、一つひとつは微々たるもので、ぼんやりと照らす程度に過ぎない。しかし、寄り集まった集合として捉えてみると、複雑できらびやかな意識内容を生み出す可能性もある。

数十億台にも及ぶ地球上のコンピューターのすべてがインターネットを介して相互に接続されている状況を考えてみよう。個々のコンピューターは、数億個のトランジスターから構築されている。ウェブ上に浮かぶトランジスターの総数(10の一八乗個)は、一人の脳を構成するシナプスの数(10の一五乗個)より数千倍も大きい。ただし、個々の要素間のつながりを考えると、脳とインターネットに大きな違いがあることがわかる。コンピューターのCPU(中央処理装置)内のトランジスターの典型的なゲートは、他の少数のゲートに接続されているに過ぎない。一方、一個の皮質ニューロンは数万個の他のニューロンとつながっている。言い換えると、神経組織は、二次元のシリコン技術では真似することのできない規模で情報を統合しているということだ。

それでも、ワールドワイドウェブには既に意識があるとは言えないだろうか？　どのような証拠があれば、ウェブが意識をもつと言えるだろうか？　近い将来にウェブが目覚めて、その自律性によって私たちを驚かすことは果たしてあるだろうか？

想像はとまらない。単純な物質でも、わずかなΦをもつ。プロトン(陽子)や中性子は、単独では観察不可能な三種類の素粒子〈クォーク〉からなる。素粒子は、非常に小さい統合されたシステムを構成している。

統合情報理論は、意識は宇宙の基本的な特性であると考える汎心論の進化形と言える。汎心論とは、「単純な要素どうしが複雑に組み合わさったときに、突然、意識が創発的に出現することはありえない」という考え方だ。〈すべてのものには、ある程度の意識がある〉という汎心論の考え方は、その簡潔性、単純さ、論理的一貫性から見て、大いに魅力的だ。意識の精神世界が存在することを認め、意識を生み出す物質の世界の原理と意識の世界の原理は異なるのだと考えるならば、宇宙全体のあちこちに、何らかの意識が存在しても少しもおかしくない。私たちの周りには、何らかの意識をもったシステムが充満しているのだ。意識は、私たちが吸い込む空気中に含まれ、踏みつける土のなかに存在し、腸内細菌が持ち、私たちの思考を可能とする脳のなかに存在するのだ。

素粒子のΦや、細菌のΦは言うまでもなく、ハエのΦであっても、私たちが深く眠っているときのΦよりはるかに低い値だろう。せいぜい、ぼんやりして区別できない程度の感覚だ。それでもΦという指標を使えば、さまざまなシステムの意識のレベルを比べることができるようになり、たとえば、「ハエが目覚めているときの意識レベルは、深い睡眠中の人間の意識レベルより低いはずだ」などということが言えるようになる。ただし、低いレベルであるとはいえ、ハエにも意識があることは重要だ。

汎心論について私が口にすると、聞き手はぽかんとして、わけがわからないというような表情をすることがよくある。汎心論の考えは、「人間と一部の近縁の種のみが意識をもつ」という、多くの人々、特にキリスト教カトリックの教えに深く影響されている人々には、直感的に強い反発を引き起こす。しかし、私たちの直感はあてにならない。子どものころに、クジラは魚ではなく哺乳類だと初めて聞かされたときのことを思い出してみてほしい。汎心論の考えを受け入れるには、徐々になじんでいくしかないのだろう。ただし、適切な理論なしには、「非常に低いレベルの意識がそこらじゅうにあふれている」ということがどういう状態なのかを理解するのは難しいかもしれない。

汎心論は、仏教だけでなく、西洋哲学の系譜のなかでも長い歴史がある。ソクラテス以前の思想家の時代から、古代ギリシャのプラトンやエピクロスや、啓蒙時代のスピノザやライプニッツや、それ以降のショーペンハウアーやゲーテを経て、二〇世紀の思想家たちも汎心論について考えてきた。

そして私の頭には、イエズス会の司祭であり古生物学者でもあった、テイヤール・ド・シャルダンの名前が浮かぶ。テイヤールは、北京原人（ホモ・エレクトゥスの仲間）の発見に関わったことも知られている。その主著である『現象としての人間』は、ローマ・カトリック教会が出版を禁じたため、テイヤールの死後まで公にされなかった。同書のなかで彼は、ダーウィンの進化論をさらに宇宙にまで拡大して解釈し、宇宙レベルで精神が出現する可能性についての刺激的な考えを記している。テイヤールの唱える「複雑性の法則」によれば、物質にはそもそも、さらに複雑な集団へとまとまりたいという衝動がある。そして複雑性が意識を生む。テイヤールは、自らの汎心論について極めてはっきりと述べている。

何らかの意識が、どんな小さな物質にも伴うことを、我々は論理的な結論として認めなければならない。きわめて大きな分子、もしくはそれ以下の物質にも、意識はあるはずだ。意識として我々には想像もできないほど複雑性が低かろうと、そこには何らかの意識があるはずなのだ。

テイヤールは、意識が、分子のレベルの極小の世界にあるはずだと指摘するだけで終わらなかった。分子から始まって、単細胞生物、単純な多細胞生物、と原始的な形の意識は自然選択の力によって、動物の進化に伴って高度に発達してきたとテイヤールは考えた。さらなる進化の過程で、一部の高等動物は、自分が経験している意識の内容をすら意識できるようになり、自意識を獲得するに至った。同様の文脈で、ジュリアン・ハクスレーは、「進化とは、物質それ自体が意識をもってゆく過程に過ぎない」と述べている。複雑化は現在もどんどん進行している。現代都市社会でみられるような、無数の人間の意識が相互作用している様は、テイヤールが「ノウアスフィア」と呼ぶ精神世界へと向かう進化の過程であるとみなすこともできる。

初めは火花にしか過ぎない小さな意識から、どんどんとその影響が広がる。その影響があるポイント、発火点まで達すると、意識の火は次から次へと急速に燃え広がり、ついには意識の白熱が地球全体をおおう。それはまったく新しい世界で、〈精神世界〉とでも呼ぶべきものだ。植物界や動物界といった生物圏(＝バイオスフェア)の上に位置するのが、精神世界(＝ノウアスフィア、noosphere)(nous＝精神・思考)だ。

ある意味、一九世紀に生まれたテイヤール・ド・シャルダンは、(今日のインターネットのような)ネットワークに意識が宿る可能性について最初に言及した人物だといってよいだろう。

この複雑化が、私たちの住む青い惑星と惑星間空間の境界で終わらなければならない理由はない。テイヤール・ド・シャルダンは、宇宙全体が、構成物質どうしの相互作用と複雑性を最大化することで自意識を獲得するという「オメガ・ポイント」へ向かって進化していると考えていた。テイヤール・ド・シャルダンの仮説が私にとって魅力的なのは、彼の基本的な洞察が、生物種の多様性と複雑性が進化の過程で増えてきているという観察事実と整合性があるということ、そしてこの章で概説した意識の統合情報理論の考えと矛盾しない点にある。

けれども、これ以上先走るのはやめておこう。重要なのは、ジュリオの統合情報理論は、ミツバチの意識が、脳の大きな二足歩行の人間の意識とはどのように異なるかを説明し、また意識をもつ機械とはどのようなものかを予測し、どうやってその機械の意識を判定するかの方法についてもアイデアを具体的に提供しているという点だ。汎心論は、そのいずれについても述べてはいない。

統合情報理論は生まれたての学説であり、まだ不十分な点も多い。たとえば「知性」に関していえば、有名なチューリングテストは、「どのような入力に対して、どのような出力をとればシステムの知性が高い」などという定量的な議論をおこなっている。同じような議論は、意識に関しても言えるはずだが、今のところ、「どのような入力に対してどのような出力をとればシステムの統合の程度が高いはずだ」などという予測はまだ成立していない。というのも、統合情報のもとになる仮定は、システム「内」の因果的な相互作用をもとにした「内在的な」情報とその統合だけであるため、「外部の」環境との関係は二次的なものだからだ。しかし、このままでは、「なぜ意識が進化の過程で洗練されてきたのか」という問いに答えることはできない。今後は、外部との関係性のなかで、どのように統合情報が影響されてくるのか、という観点からの研究も重要になってくるだろう。また、現時点で統合情報理論は、記憶やプランニングなどの脳機能に関しては何も説明していない。つまり、統合情報理論はまだまだ意識の最終理論であると言えるようなものではないということだ。ただし、正しい方向へ向かう適切な一歩ではあるだろう。もし将来、ジュリオの理論が最終的に誤っていることが判明したとしても、どの仮定が間違っていたのかが明らかになれば、それはそれで脳と意識の問題の解決に一歩近づくことになる。

科学の力と限界

フランシス・ベーコンは、デカルトと並び称される科学的研究法の父だ。ベーコンは、デカルトに二〇年先だって世を去った。英国のベーコンとフランスのデカルトは、多くの点でよく比較される。デカルトは演繹的な理論家の代表であり、さまざまな現象を同時に説明できるような一般法則や原理を見つけようとした。一方で、ベーコンは生粋の経験主義者であり、自然現象を調べて、データから導かれる結論を追い求めようとした。科学は、ボトムアップのベーコン式の解析と、トップダウンのデカルト式の解析の両面からのアプローチを組み合わせて大きな進歩を遂げてきた。

「脳と意識の謎は科学では解けない謎だ」と言い張る反対論者はいる。しかし最終的には、実験や臨床からのボトムアップの研究と、数学を武器にしたトップダウンの理論研究が融けあうことで、脳と意識の謎は解明され、究極的には、意識を備えた人工物の作製が可能になるだろう。

私は科学を過信しているわけではないことを最後につけ加えておきたい。この宇宙は奇妙な場所であり、その真の姿はほとんどわかっていない。星や木々やあなたや私をつくり出す「物質」は、この宇宙の質量エネルギーのわずか四％を占めているに過ぎないことがわかったのは、ほんの二〇年前のことだ。宇宙の質量エネルギーの四分の一はダークマターと呼ばれるものであり、残りはダークエネルギーと呼ばれる奇妙な存在だ。宇宙論者にすら、ダークエネルギーがどのようなものか、そしてそれがどのような法則に従っているのかということがわかっていない。ダークマターやダークエネルギーと意識とのあいだには関係性があるのだろうか？　小説家フィリップ・プルマンは『ライラの冒険』三部作でそんな可能性を考えている。可能性はゼロとは言えないが、果たしてどうだろうか？　私たちの知識は、周囲の広大な暗黒を、風に揺られながら照らす炎のようなものに過ぎない。だからこそ私たちは、意識の源の探索におけるさまざまな合理的な説明に対して心を開くべきなのだ。

第9章

意識メーターの開発。ゲノム技術を利用してマウスの意識を追え。私の「脳」観測所。

星の研究でいえば、実際に目で見て観察する以上のことを知ることは不可能だ。星の化学的な構造を知ることは、未来永劫、どんな方法を使っても、絶対に不可能だ。

――オーギュスト・コント『実証哲学講義』(一八三〇～一八四二年)

意識は、重力や電荷などと並ぶ、現実世界の基礎的な構成要素の一つなのだろうか？　言い換えると、「ある種の物質には意識が宿り、それ以上でもそれ以下でもない」とする汎心論の考え方は正しいのだろうか？　それとも、多くの科学者や哲学者が信じているように、「意識は、物質がある程度組織化されると突然立ち現れる」という、無から創り出されるものなのだろうか？　私は自分が死ぬ前にそれを知りたい。悠長に待っている暇はない。いくら活発に哲学的な議論をしたところで、役に立つのはごくまれで、たいていの場合は好奇心が満たされるだけで、問題に対する根本的な答えは出ない。ワインはただの無機的な液体に過ぎないのに、ちょっと一口喉を通ると、味わい深い意識が生じてくる。この物質から意識への変換の過程を明らかにするためには、「理論に基づく実験をおこない、その実験結果を理論に組み入れる」という科学的手法を使うしかない。

さて、この章では、意識の細かい定義、哲学的な議論は脇に置き、現実にどのような研究をするべきかについてみていこう。「意識は世界に何も影響しない付帯現象に過ぎないのではないのか?」とか、「腸に意識があるのは気づかないだけなのではないのか?」といった議論は確かに重要ではある。そうした疑問は最終的には説明される必要があるだろうが、今の時点で気にし過ぎても研究の進展を妨げるだけだ。意識の「ハード・プロブレム」は絶対に解くことができないというような、哲学者の議論を気にしても仕方がない。哲学者は、信念の体系、単純な論理、数々の意見を相手にするのであって、自然界の法則や事実に向き合うことはない。哲学者の得意分野は、興味深い疑問を投げかけたり、魅力的で挑戦しがいのあるジレンマを提起したりすることだ。哲学者が過去におこなってきた世界の仕組みに関する予測が、実際に正しかったことはほとんどない。

本章の冒頭で引用した、フランスの哲学者オーギュスト・コントの言葉を読み直してみよう。コントは、「数学的論理と観測事実からなる科学的な知見だけをもとに世界は理解されるべきだ」という実証主義を提唱した哲学者だ。実証主義は、内省や直感を完全に否定する。コントは引用文中にあるとおり、「星を構成する物質は、直接には観測できないのだから、永遠に明らかにすることはできない」と自信たっぷりに宣言した。しかし現実には、その数十年後、星の化学構造は、星から届く光のスペクトル分析によって推定可能なことが判明し、さらにはそれが気体ヘリウムの発見にもつながった。哲学者に比べて、優れた科学者は、鋭い予測をおこなってきたという歴史がある。偉大な科学者フランシス・クリックが言うように、「科学の対象にならないものがあると言い切るには早過ぎる」と私は考えている。私たちが最終的に、主観的な意識と物理的世界のつながりを明らかにできないと決めつける理由はどこにもないのだ。

意識問題に対する私のアプローチは直接的で実証主義的なものだ。同僚の研究者たちのなかには、私のやり方では脳と意識の謎は解けないと考えている者もいる。私は基本的に、私たちに主観的な意識があることをまず疑わない。そして、意識が生じるには脳の活動さえあればそれで十分だと考えている。意識が生じるためには、自意識や言語能力は不必要だとも考えている。確かに、意識の機能の一部である、自分を振り返る能力や言語を操る能力は、人間にしか備わっていない能力かもしれない。そうした能力は人間社会には不可欠であり、文化および文明の基礎であることも確かだろう。しかし、自意識や言語能力は、何かを意識的に経験するのに必要ではない。こうした仮定のもとに、「人間と動物を対象に、意識がどのように脳から生じてくるのかということを、非常に高い精度で調べる」というのが私のやり方だ。実際にこれからどのような具体的な研究の方向性があるのか、この章では二つの例を挙げよう。

意識レベルを測る

夢を見ない深い眠りから目覚めたときには記憶がない。その日の予定が思い浮かぶくらいに頭が働き始めてようやく、朝になって目覚めたのだということに気がつく。しばしば鮮やかで奇妙な夢を見るレム(REM、急速眼球運動)睡眠中とは異なり、非レム睡眠中の意識レベルはとても低い。しかし、非レム睡眠中も脳は活動している。睡眠中の脳を測定した脳波計(EEG)の出力結果からは、緩やかで深い規則正しい特徴的な波形が見てとれる。さらに、個々の皮質ニューロンの活動レベルの平均は、睡眠中と静かに覚醒しているときとで、ほとんど変わらない。ならばなぜ、眠っているあいだは意識が遠のくのだろうか?「深い睡眠中は、さまざまな皮質部位での情報が統合されていないために、覚醒中と比べて意識レベルが低くなる」というのが、第8章で紹介したジュリオ・トノーニの統合情報理論による説明だ。

ジュリオと、現在はミラノ大学の教授であるマルチェロ・マシミニは共同で、この説明が妥当かどうかを確かめた。二人は、経頭蓋磁気刺激法(TMS)と呼ばれる高磁場パルスを使う方法で被験者の脳を刺激した。TMSでは、プラスチックのケースに収められた銅線コイルに電流を流すことで誘導磁場を発生させる。その磁場を被験者の頭のそばで発生させることで、頭骨のすぐ下の大脳皮質の神経細胞に電流を誘導するというのがTMSの原理だ(TMSによる磁気刺激を受けると、被験者は軽い痛みを感じることがあるが、これは磁気刺激によって同時に皮膚も刺激されるからだ)。磁気刺激は、脳細胞から伸びる樹状突起と軸索を興奮させ、最終的には、シナプスを介して連結されたニューロン集団の活動を引き起こす。脳内では、誘導された神経活動が一秒ほど反響するが、すぐにまた元の状態に戻る。

ジュリオとマルチェロは、被験者の頭皮の上に六四個の脳波測定用の電極を設置し、安静時または睡眠中の被験者の脳波を記録した。TMS刺激によって引き起こされる脳波のパターンは、被験者が目を覚ましているとき(覚醒時)には、〇・三秒ほどにわたって、さまざまな脳部位に活動が伝わっては消えを繰り返す、すばやい波の満ち引きのようなものであった。脳波を数学的に処理した結果、TMSによる磁気刺激は、直接刺激された前運動皮質で活動を引き起こし、それが反対側の脳半球の前運動皮質へ伝わり、そこから運動皮質、さらには後部頭頂皮質へと伝わっていくことがわかった。たとえて言うなら、「大きな教会の鐘」である脳を、TMS装置という「棒」が叩いて打ち鳴らすようなものだ。きちんと鋳造された鐘であれば、一回叩かれるだけで、その鐘に固有の周波数の音が一定時間鳴り響く。同じように、覚醒時の脳の皮質も、一発のTMS刺激によって、一秒間に一〇~四〇回という固有の周波数の活動が一定時間引き起こされる。

逆に、眠っている被験者の脳はTMS刺激に対して、出来そこないの鐘のような反応を示す。脳波記録を見ると、最初の振幅こそ覚醒時の振幅より大きいものの、その持続時間は極めて短く、他の脳領域へも反響があまり伝わっていかない。つまり、眠っているときの脳では、TMS刺激への最初の反応からもわかる通り、局所的な働きは保たれているが、脳領域のあいだの接合はうまく働いていないという状態なのだ。一方で、覚醒時の脳では、さまざまな脳領域に活動が散らばって伝わっていき、かつ引き起こされる活動も反響のおかげで一定時間持続する。これは、まさにジュリオの統合情報理論の予測に合致する。同様の結果は、全身麻酔のために意識レベルが低下した被験者を対照にTMS刺激をおこない、その反応を脳波で計測するという実験でも得られた。麻酔下でのTMS刺激も、局所的で単純な反応を引き起こすにとどまった。つまり、この麻酔実験の結果も、麻酔によって意識がなくなるのは、「領域間の連絡がうまくいかなくなり、情報の統合が弱まるからだ」という統合情報理論からの予測に合致したということだ。意識が失われることは、睡眠や麻酔のほかにもあるが、それらについても、統合情報理論は意識の喪失の説明に役立つだろうか？

第5章では、植物状態の患者と最小意識状態の患者の意識について紹介した。植物状態の患者は、脳へ受けた大きな外傷によって、覚醒状態(つまり睡眠—覚醒のサイクル)を保ち続けながら生きてはいるが、ベッドに寝たきりで意図的な行動をすることはできない。対照的に、最小意識状態の患者には、視線で標的を追ったり、単純な命令に口や手で答えたりするといった意図的な反応がみられる。植物状態の患者に意識はないが、最小意識状態患者には部分的な意識があると言える。

マルチェロとジュリオは、神経内科医のスティーブン・ローレイスのグループと共同研究をおこなった。彼らは、植物状態や最小意識状態の患者たちを対象にTMS／EEG実験をおこない、意識レベルと皮質領域間での情報の統合の程度を調べたのだ。患者が目を開けている状態のときに、頭頂葉または前頭葉をTMSで刺激した結果は明白なものであった。植物状態の患者では、単純で局所的な脳波が引き起こされた。脳波の値は一度大きく振れた後、逆方向に一度ゆり戻し、それで終わり、というパターンがほとんどの患者でみられた(何の反応もみられない患者もいた)。このパターンは、深い睡眠中や麻酔下でのTMS刺激に対する脳波パターンと極めてよく似ていた。一方、最小意識状態患者の脳をTMSで刺激した場合は、健康な被験者が意識のあるときに刺激されたのと同じように、複数の反応のピークがさまざまな皮質部位間を移動するという、複雑な脳波パターンがみられた。

その後、研究チームは、昏睡状態から植物状態に移行したばかりの患者五人を対象に同じ実験を繰り返した。五人のうち三人は最終的に最小意識状態になるまで回復したが、二人は回復せず無意識の植物状態のままだった。最終的に意識を回復した患者では、意識が戻る前に、ＴＭＳ刺激に対する脳波の反応は、一回きりの揺れ戻しが局所的に起きるという単純なパターンから、変化に富む時空間パターンへと変化した。言い換えると、マシミニとジュリオによるＴＭＳ／ＥＥＧを使った統合情報量の近似測定法は、重度障害患者の意識レベルを測るのに役立つので、将来の「意識メーター」の開発に役立つ可能性が高いということだ。小型のＴＭＳコイルと、少数の電極が取り付けられた脳波計測器の組み合わせは、臨床現場で使える装置として容易に組立てることが可能だ。「皮質―視床複合体の統合が意識レベルの上昇に伴って高くなる」という原理をもとに作られたこの意識メーターを使えば、まったく意識のない昏睡状態、そして覚醒サイクルは戻ったが無意識のままの植物状態の患者、そして意識の認められる最小意識状態の患者、さらには完全に意識のある患者を区別するというように、測定の精度を高めてゆくことができるだろう。

オプトジェネティクスで意識の足跡をたどる

犬は人類と共に進化してきた私たちの良き相棒だ。犬を飼ったことがある人ならわかるだろうが、私たちが犬の目をのぞき込むと、犬も我々の目を見つめ返してくる。犬のもつ意識は人間の意識とは同じではないが、何か似たような意識をもっていることは感じられる。犬も人間も今この瞬間を生きている。人間は特別であって、意識という贈り物を受け取った唯一の生き物であるという考えは、「人間こそが万物の秩序の上で特別な地位を占めるのだ」というユダヤ・キリスト教の根強い思想に基づく。それは聖書に書かれてはあっても、実際には根拠のない考えだ。人間は特別な存在ではなく、数えきれない生き物のなかの一つの種に過ぎない。人間と他の動物は確かに異なっていてユニークな特徴が多い。しかし、ユニークな特徴ならば、他のすべての動物種にもある。そして他の動物にも意識があることを認めれば、他の動物を対象にして意識の研究ができるということにもなる。

しかし、動物を対象として意識研究を進める前に、重要な倫理的な問題について考えておく必要がある。人間には何の権利があって、自分たちの望むままに他の生き物を実験対象にすることが許されるのだろうか？　これはもちろん一筋縄ではいかない複雑な問題だ。この問題を突き詰めていくと、結局のところは、「人類の身体的・精神的な苦痛の軽減」というくらいしか、動物実験の実施を正当化する理由は見つからない。他の動物と異なり、人間は自己を振り返ったり、仮定の状況を考えたりという能力をもってしまった。その能力のせいで、防ぎうるさまざまな苦痛の度合いが、他の動物と比べて大きくなってしまった。その苦痛の軽減であれば許されるだろう、という論理だ。

私は以前、ひき逃げ事故で後脚が押しつぶされてしまった犬を見たことがある。獣医によって、車輪の付いた台車に体が固定されたその犬は、二本の前脚と二個の車輪で動けるようになっていた。その動きや活発さに不自然なところはほとんどなく、私が過去に出会ったことのある最も幸せな一頭の犬であり、自分の体の不自由さにまったく気づいていないように見えた。私は、その犬を一日見ただけで涙があふれてきた。その犬は、ものごとをあれこれ振り返って考えることはない。もしあの日に車にひかれていなかったら今どんなふうに走り回れるかということを考えるだけの認知機能を持ちあわせてはいない。まさに「今」を生きている。一方、私たち人間は、前頭前皮質が過度に発達しているために、自分たちの取りうる未来を予測し、別の生き方の可能性を想像することができる。そしてそのために、人間の身に起こる同じような障害を耐え難く感じる。たとえば、四肢の一部が地雷で吹き飛ばされた帰還兵の姿を思い浮かべてみて欲しい。

人間の感じる苦しみを軽減することが、動物を対象にその身体を傷つけるような方法でおこなう研究を正当化しうる唯一の倫理基準だ。私の娘の一人は、乳児突然死症候群で幼くしてこの世を去った。父はパーキンソン病に苦しんだ。友人の一人は、統合失調症の症状の苦しみに絶えかねて自ら命を絶った。そして私たちの多くが、晩年にはアルツハイマー病に罹ることだろう。そうした病気や、脳を冒す他の疾患を根絶するためには、動物を使った実験が必要だ。配慮と慈しみをもって実施され、可能であれば彼らの協力を仰ぐような実験が。

研究で扱う対象を人間に代えて動物とすることで、彼らの脳を、人間を対象としてはできない方法で直接調べることができる。一方、動物を対象とすることで、実験中に意識経験の内容を言葉で伝えてもらうことはできなくなる。けれども考えてみれば、そもそも乳児や重度障害者もしゃべることができないが、彼らにも意識はあるではないか。言語によるコミュニケーションができないからといって、動物の意識を研究対象にできないということはない。親が生まれたばかりの我が子の意志を理解しようとするのと同じように、工夫をすればいいだけだ。行動を観察することで、動物が何を経験しているかを推定する賢明な方法を考えればいいのだ。

心理学者や神経科学者は、主に旧世界ザルをモデル動物として、知覚や認知の研究をおこなっている。旧世界ザルは、絶滅に瀕していないという点でまず安心だ。彼らの大脳皮質にはシワが多いという点は人間の脳と似ている。人間の脳は、八六〇億個のニューロンを含み重さは一五〇〇グラムほどあるのに対し、サルの脳は六〇億個の神経細胞を含みながらもわずか八六グラムほどだ。重要なのは、第4章で紹介したように、同じ錯視図形を見せられると、サルと人間は同じように錯視を経験することがわかっている点だ。このような解剖面と知覚面における共通点を踏まえたうえで、個々のニューロンの発するシグナルを微小電極で記録し、そのニューロンの構造を顕微鏡で明らかにしていけば、視覚意識の神経基盤を探ることができるはずだ。

そのような観点から、これまでの動物を対象とした意識研究は主にサルでおこなわれてきたが、科学者が神経細胞レベルで意識の痕跡を初めて同定する可能性が最も高いモデル動物はマウスだろうと私は思っている。七一〇〇万個のニューロンが、ほんの〇・五グラムに満たない脳に詰め込まれたマウスでは、驚くべき実験技術上のブレークスルーがすでに起こりつつある。

各時代に登場した新たな世代の天文学者たちは、先立つ時代の研究者たちが想像したよりも宇宙が大きいことを明らかにしてきた。脳の複雑さについても同じことが言える。まるでロシアの人形マトリョーシカのように、あらゆる時代の最先端の技術が脳研究に応用されるたびに、脳の複雑さのベールが一枚ずつはぎとられてゆくが、そこからまた新たな複雑な仕組みが顔を出す、という具合だ。

動物の体は、血液細胞、心臓の細胞、腎細胞など、数多くの種類の細胞から構成されている。同じことは中枢神経系についても言える。神経系では、神経細胞と、支持的な役割を果たすグリア細胞やアストロサイト(星状細胞)の種類は、現時点では少なくとも一〇〇〇種類にものぼることがわかっている。個々の神経細胞の種類は、特定の分子マーカー、ニューロンの形態、どの脳部位に位置するか、シナプスの構造、シグナル入出力の処理などにおいて違いがある。たとえば、網膜には約六〇種類の細胞があり、それぞれのタイプのニューロンが視覚空間を完全にタイルを貼るようにカバーしている。逆に言えば、視覚空間の任意の一点は、六〇種類のニューロンのそれぞれによって、合計で最低六〇通りに表現されているということだ。どの脳部位についても六〇種類ほどの細胞があり、それぞれが視覚空間を完全にカバーしていると考えられる。

ニューロンは他のニューロンと、その種類に固有の配線パターンでつながっている。たとえば、ある大脳新皮質の底に近い第五層に位置するある種のピラミダル・ニューロンは、そのクモの巣の糸のように細い出力用ワイヤーである軸索を、はるか遠くに位置する、眼球運動のコントロールに関わる中脳内の小丘《しょうきゅう》へ向けて伸ばしている。一方で、同じ部位にある別の種類のピラミダル・ニューロンは、すぐそばのニューロンに横枝を伸ばしてつながりつつ、脳の中央にある脳梁《のうりょう》を越えて反対側の皮質半球のニューロンとシナプス結合して情報を送っている。さらに、同じ部分の別の種類のピラミダル・ニューロンは、視床《ししょう》へ向かって情報を戻す役割を担いつつ、その情報のコピーを、枝分かれした軸索を介して、意識レベルをコントロールしている網様核《もうようかく》へ送っている。おそらく、同じ部位に位置するニューロンであっても、種類が異なれば、それぞれの種類に特有の情報をシナプスの標的に向けて運んでいるのだろう。もしそうでなければ、各部位に一種類だけニューロンがあって、そのニューロンが軸索を枝分かれさせて、さまざまな他の部位のニューロンとシナプスを介してつながればいいだけのことだ。興奮性のピラミダル・ニューロンでもこれだけの複雑性があるが、局所的な抑制性の介在ニューロンにはさらに多くの種類があり、それぞれのタイプの抑制性のニューロンは、特徴的なつながり方で他のニューロンと結合している。

固有の結合パターンをもつニューロンの種類が数多くあることから、それらを組み合わせることで、膨大なパターンの小規模ニューロン集団のユニットをつくりだすことが可能となる。レゴ・ブロックのセットを思い浮かべてほしい。ヒトの大脳皮質は、色と形と大きさが異なる一〇〇〇種類の一六〇億個のブロックから構成されている。そして、それぞれのブロックには、特有のつながり方のルールがある。赤の2×4のブロックは青の2×4のブロックとつなげられるが、それは近くに黄色の2×2の屋根のタイルと緑の2×6のピースがある場合に限る、というような具合だ。このような精密な規則に従って、非常に多彩なピースが精巧に組立てられることで、驚くべき複雑さをもった脳の相互関連性が生まれる。

各種のニューロンの非常に複雑で精巧なつながり方をはじめとする情報を得るためには、精度の極めて高い測定技術が必要だ。機能的脳磁気イメージング(fMRI)などの脳イメージング技術は、細胞集団を組織レベルで計測する程度の空間解像度しかない。fMRIを使えば、視覚、想像、痛み、記憶などの知覚認知に、どの脳領域が関わっているかを同定することくらいなら可能だ。ただし、「ある脳機能が特定の部位に局在する」という考え方は骨相学の再来に過ぎず、fMRIだけでは、意識の謎を解くための決定的な答えは得られない。ｆＭＲＩが観測するのは、数百万個のニューロンが消費するエネルギーに関わるシグナルだ。そのため、測定対象のニューロン集団に興奮性もしくは抑制性のニューロンがどれだけ含まれるのか？　それぞれのニューロンは局所的にシナプスを形成しているのか、それとも離れた脳部位につながっているのか？　ピラミダル・ニューロンが多いのか、それとも小さな抑制性の有棘星状細胞《ゆうきょくせいじょうさいぼう》が主なのか？　といった情報はまったく得られない。意識が生まれる謎を解くためには、ニューロンがどのようにつながっているのかを回路レベルで明らかにすることが必要だ。このため脳イメージング法は、意識がどのように非常に複雑なニューロンの相互作用から生まれてくるかを明らかにするには不十分だと言わざるをえない。

　脳に関する理解が深まるにつれて、精神を冒す多くの疾患を治したい、少なくとも症状の緩和に役立てたいという思いは強くなる。けれども、現時点で利用可能な医療手段はあまりにも精度が低い。薬剤、深部脳電気刺激法、経頭蓋磁気刺激法などの方法では、どの部位のどのニューロンを興奮させているのか、あるいは抑制させているのかわからないし、望ましくない副作用もたくさんみられる。こうした状況を、「車のオイル交換をするときに、エンジンの外側からドバーっとオイルをぶっかけているようなものだ」とうまく喩えたのは、カルテクで私の同僚だったデビッド・アンダーソンだ。オイルのほんの一部は最終的にタンク内に収まるかもしれないが、ほとんどのオイルは、悪い影響しかもたらさない場所にゆくだろうというわけだ。

　脳科学研究を前進させるブレークスルー技術が、分子生物学、レーザー光、そして光ファイバーを融合させた技術「オプトジェネティクス」だ。オプトジェネティクスの基礎は、三人のドイツ人生物物理学者による発見にある。ペーター・ヘーゲマン、エルンスト・バンベルク、ゲオルク・ナーゲルは、単細胞緑藻生物の光受容器の研究をしていた。タンパク質からなるこの光受容器は、青い光を受けると、神経細胞を興奮させる正の電荷を帯びたイオンが細胞内へと入れるように形を変える。ちなみに、このような光と電気反応を直接結びつける作用は、私たちの網膜にある光受容体で生じる複雑な化学反応を基本とした間接的な仕組みとはまったく異なる。三人の研究者は、この光によって開閉するイオンチャネルであるチャネルロドプシン2(ChR2)の遺伝子を単離することに成功した。バンベルクとナーゲルは後に、スタンフォード大学の精神科医で神経生物学者でもあるカール・ダイセロスと、現在はマサチューセッツ工科大学の神経工学者エド・ボイデンと共同研究を進め、多大なブレークスルーをもたらした。

彼らは、チャネルロドプシン2遺伝子を小型のウイルスに挿入し、このウイルスをニューロンに感染させた。ニューロンの一部は、この外来のDNAを取り込んでチャネルロドプシン2タンパク質を合成し、細胞膜の表面に光受容器を発現させた。もちろん、脳の内部に光は届かないので、この受容器は通常、宿主であるニューロンに何ら明瞭な作用は及ぼさない。ところが、この受容器に青色のフラッシュ光を一瞬照射すると、光受容器からイオンが流入し、ニューロン自体をわずかに興奮させる。フラッシュの照射時間を調整すれば、ニューロンを確実に一回だけ発火させることさえできる。この技術のおかげで、青色光を照射して、ニューロンがスパイクを発火するタイミングを正確にコントロールすることができるようになった。

最近では研究がさらに進み、さまざまな種類の天然の光受容タンパク質を使ったオプトジェネティクス技術が開発されている。たとえば、サハラ砂漠の乾燥した塩水湖に生息する古代の細菌から取り出された光受容体がある。この光受容器に黄色い光を照射すると、ニューロンの興奮が抑制される。ウイルスを使って、ニューロンの膜にこの二種類の光受容器を取り込ませれば、ニューロンを青色光で興奮させ、黄色光で抑制することもできる。つまり、オプトジェネティクスによって、ニューロンの発火を、あたかもピアノの鍵盤を叩くかのようにコントロールできるようになったということだ。このように電気活動を一つひとつのニューロンレベルで、しかもミリ秒の精度でコントロールできるようになったのは、実に驚くべきブレイクスルーだと言える。

オプトジェネティクスのさらなる強みは、こうした操作を特定のニューロン集団だけを対象におこなえる点だ。たとえば、光受容器をコードする遺伝子を持たせたウイルスを一部改変し、何らかの分子が発現されているようなニューロンのなかだけで光受容体が発現するようにできる。特定の神経伝達物質を合成するニューロン集団だけとか、特定の脳内部位へ出力を送るニューロン集団だけに光受容体を発現させることが可能なのだ。つまり、ある特定のニューロン集団だけを選んで、その活動をコントロールできるということだ。この技術を実現するのに必要なのは、特定のニューロン集団それぞれにユニークな分子マーカー(郵便番号のようなもの)だ。たとえば、皮質にある抑制性の介在ニューロン集団のなかには、ソマトスタチンと呼ばれるホルモンを発現するものがある。ソマトスタチンをマーカーにして光受容体が発現されるようにすれば、このニューロン集団だけをオプトジェネティクスでコントロールすることができる。ここでは、なぜその抑制性のニューロンがソマトスタチンを合成するのかというのは重要ではない。ソマトスタチンがその抑制性のニューロン集団を見分けるのに分子マーカーとして使えるという点が重要だ。こうした分子マーカーを使えば、ある特定のニューロン集団だけを、レーザー光の照射によって興奮させたり抑制したりすることができるというわけだ。

ダイセロスの研究グループは、このシステムがいかに強力であるかをマウスにおいて証明した。脳の奥深くには、視床下部外側野と呼ばれる部位がある。ここに存在する数千個に満たないニューロンは、覚醒を促すホルモンの一種オレキシン(ハイポクレチンとも呼ばれる)を産み出している(ちなみにオレキシン受容体の変異は慢性睡眠障害ナルコレプシーの原因として知られている)。一連の遺伝子操作によって、オレキシンを産み出すニューロンは、ほぼすべてチャネルロドプシン2光受容器を発現したが、その部位にある他の種類のニューロンはチャネルロドプシン2を一切発現しなかった。そして光ファイバーで青色光を照らしてみると、オレキシン産生細胞は高い精度で毎回スパイクを生じた。

さて、眠っているマウスを対象に、この実験をおこなったらどうなるだろうか？　ダイセロスたちはまず、マウスの脳へ光ファイバーを差し込む手術そのものの効果を判断するために、遺伝子操作を加えていない対照群のマウスがどのくらいの時間で目覚めるかを調べた。この対照群では、数百回の青色フラッシュ光照射の約一分後に目覚めた。ところが、チャネルロドプシン2遺伝子をもつマウスは、同じ光が照射されると、その半分の時間で目覚めた。つまりダイセロスたちは、脳の奥深くに位置する特定のニューロン集団に光をあてて興奮させてスパイクを発生させることで、マウスを眠りから覚まさせることに成功したということだ。スパイクの発生によって、オレキシンが視床下部外側野から放出され、マウスが覚醒したのだ。このお手本とも言えるエレガントな研究によって、脳内ニューロン集団における電気活動と、睡眠―覚醒の移行のあいだに強い因果関係があることが証明された。

この数年間に、以上のようなマウスを用いた見事な実験が一〇例以上おこなわれており、嫌悪条件づけ、パーキンソン病、交尾行動、雄の攻撃性などの社会的相互作用、視覚による識別、不安行動などに関わる神経回路についてのさまざまな事実が明らかになってきた。網膜が衰えて目が見えなくなったマウスの視力を、オプトジェネティクスを使って回復させることに成功した実験もある。

右記の方法には、遺伝子工学の手法を駆使して改良が続けられている。たとえば、部屋の電灯のスイッチのように、たった一回の青色光を当てればスイッチが入ったかのように数分間ニューロンが発火し続け、黄色の光を当てるとスイッチが切れて発火を止めることができるという手法も開発されている。薬理遺伝学的な手法と組み合わせて、通常は無害な化合物を脳の一部に注入し、遺伝子マーカーを使って標的にしたある種のニューロン集団を活発にしたり抑制したりと、長期にわたる制御を可能にする技術も開発されている。分子レベルで神経活動を制御しようとする神経工学者たちのツールセットは充実する一方だ。

新天地へ

二〇一一年に私は、シアトルにあるアレン脳科学研究所の所長(チーフ・サイエンス・オフィサー)

に就任した。アレン研究所は、非営利の医学研究所で二〇〇三年に開所した。マイクロソフト社の創設者の一人で慈善家でもあるポール・アレンが設立資金を惜しみなく提供して設立された研究所だ。「新発見のための燃料を投下せよ」をモットーとする同研究所は、神経科学研究を加速させることを目標としている。この目的に向かってアレン研究所は、公的な学術機関では実施しにくいユニークな大規模な神経科学研究を展開している。そのフラッグシップとなるプロジェクトが、オンライン版「アレン・マウス・ブレインアトラス」だ。これは、高度に標準化された細胞レベルの解像度でつくられた脳地図だ。オンラインで誰でもアクセス可能なデジタルアトラスであり、マウスのゲノム上の二万個すべての遺伝子が脳のどこで発現されているかがわかる。インサイチュー・ハイブリッド形成法と呼ばれる手法で構築されたデータベースのおかげで、どんな遺伝子についても、それに関連するRNAが脳内のどこで発現しているのかをオンラインで確認できる。我々人類は、ゆっくりとではあるが着実に、哺乳類の脳の神経回路がどのようにつくられているかを明らかにしようとしてきた。そのような努力をまとめあげるようなアレン研究所の大規模プロジェクトは、そうした人類の営みの記念碑的な成果の一つと言っていいだろう。ほかにもアレン研究所では、ヒト脳アトラスや、マウス脳における神経投射地図などのオンラインの公開リソースを提供している。

アレン研究所が現在計画しているプロジェクトでは、ニューロンどうしがどのようにして情報をやりとりしているかを明らかにすることを狙っている。神経科学よりも歴史の長い天文学の分野では、宇宙の起源や星々の起源を探るために、天文学者が物理学者や工学者と共同でさまざまな望遠鏡を開発し、それを地上や宇宙空間に設置してきた。そうした観測施設の完成には一〇年以上を要し、数百人の技術者と科学者の専門知識が必要だ。今日の神経科学も、意識の起源を探るために、脳で生じている活動をモニターするための大規模な観測所を開発すべき段階に来た。私はこれを「プロジェクト・マインドスコープ」と呼んでいる。光学、電子工学、コンピューター科学を総動員し、何らかの視覚行動をおこなっている最中のマウスの脳のなかから数万個におよぶニューロンの活動を同時に記録するような装置を作るのだ。そうした装置が完成すれば、活動を記録するすべてのニューロンについて、遺伝子マーカーによって、神経回路のなかでどのユニットを構成しているものなのかという解剖学的な情報も明らかになる。まさに大プロジェクトだ。

意識の謎を解明したくてたまらない私が、なぜ進化的にヒトに近いサルではなく、マウスを相手にしようとしているのかと不思議に思われるかもしれない。たしかに、マウスの脳はヒトの大脳皮質とは違って表面にシワがなく、全体の大きさも小さく、ニューロンの数も一四〇〇万個と、ヒトと比べると千分の一に過ぎないという違いがある。しかし、マウスの脳は遺伝的に、また神経解剖学的にヒトの脳とよく似ている。たとえば、マウスの皮質とヒトの皮質を薄い切片にして比べると、解剖の専門家でないと区別がつかないほどに似ている。しかし重要なのは、マウスの脳を研究対象にすると、遺伝子操作が非常にやりやすいという点だ。

すべての脊椎動物のなかで、マウスを用いた分子生物学研究が、現時点では圧倒的に進んでいる。マウスを対象とした組換えDNA技術は一九七〇年代半ばに考案され、トランスジェニック（遺伝子導入）マウスの作製法は、成熟した実験技術となっている。そして、私の意識をめぐる冒険において極めて重要なのは、主要な神経細胞の種類については、実験の対象となる種に固有の分子マーカーが明らかになってきており、それぞれのタイプのニューロンがどこに投射しているのか、という解剖学的情報も明らかになりつつあるという点だ。アレン研究所のホンクィ・チェンは、この分子マーカーを駆使してさまざまなマウスを作る達人だ。チェンの得意技は、ある特定のニューロン集団に前述のチャネルロドプシン2を発現させて、その集団に光を照らせばいつでもスパイクを引き起こせるようにした健康なマウスを作ることだ。またチェンは、ニューロン集団をマーキングする技術にも非常に長けている。ある特定の波長の光を照射すれば、特定の抑制性ニューロン集団が不気味な緑色に光るようにしたり、トマトのような赤色に光るようにしたりするなどはお手のものだ。

光学と遺伝学が融合することで生まれたオプトジェネティクスというこの素晴らしい技術のおかげで、意識がどのように神経回路から生じてくるかということに関しても、非常に具体的に仮説を検証できるようになった。たとえば、マウスの目に何かイメージをフラッシュさせて見せるときに、そのイメージが意識にのぼってくる様式に関してもいくつかの仮説がある。そのうちのいくつかについては、オプトジェネティクスによる検証が可能だ。

イメージが目にフラッシュされると、網膜から視神経、そして第一次視覚皮質へと活動電位（スパイク）が波となって伝わっていく。一次視覚皮質からは他の八つの視覚領域へスパイクの波が伝わり、そこからさらに運動皮質のニューロンへと伝わり、運動ニューロンが頭や手や足を動かす筋肉へと指令を出す。第4章で紹介した、フランシス・クリックと私の仮説は、「そうしたスパイクの第一波は、無意識の行動を引き起こしている」というものだ。また第6章では、多くの無意識のゾンビ行動が、私たちの日常のあちこちに関わっていることを紹介した。フランシスと私の仮説の根拠は二つだ。ただ単にレバーを押すといった練習を積んだゾンビ行動は、スパイクの第一波で計算されるような、フィード・フォーワードだけのすばやい計算だけで可能だろう、というのが一つ。一方で、意識が生じるためには、さまざまな脳部位どうしのあいだ、または皮質部位と視床のあいだでフィードバック経路が形成される必要があり、そのような定常状態がつくられるためには、視覚刺激の呈示から数百ミリ秒くらいは時間がかかるだろう、というのが二つ目の根拠だ。定常状態が作られると、ニューロン集団が連合をつくって同時に強く発火するようになり、活動が反響的に確立され、意識が生じると考えられる。ニューロン活動が高次の視覚領域から低次の視覚領域へ伝わり、脳の前部と後部がループをつくると、このニューロン連合が表現する統合情報が急に高まって、意識的な知覚や思考を生じると我々は考えた。つまり、「意識が生まれるには、物理学でいう定常波のような状況が成立する必要があり、一部の視覚行動は、そのような定常波ができるより先に生じる」という仮説だ。

この無意識と意識のプロセスについての仮説も、オプトジェネティクスをうまく使えば、実験によって検証することができる。たとえば、マウスを何か一つの視覚弁別課題で訓練した後に、高次皮質領域から低次皮質領域へと至るフィードバック経路をオプトジェネティクスを使って一時的に遮断する。もしフランシスと私の仮説が正しければ、マウスが生まれながら身につけている行動や、それを組み合わせてできる決まりきった行動、つまり、繰り返し訓練を受けた視覚弁別課題で求められる行動は、フィードバックが遮断されてもほとんど影響を受けないはずだ。一方で、マウスの意識に依存する行動は完全に失われてしまうはずだ。我々の仮説の正しさを証明するためには、「視覚の双安定的な錯視への反応」「図の中心となる像と背景との区別」「視覚情報と餌の関連づけ学習」といった、意識に依存するような複合的な行動課題をこなせるようにマウスを訓練する必要がある。もし、脳全体において異なる部位間のフィードバックを止めることができれば、主観的な経験を持たない真のゾンビマウスを作ることができるかもしれない。そして、一旦止めたフィードバック機能を元に戻すことができれば、ゾンビマウスの意識を回復させることができるはずだ。

第4章では、スタニスラス・デハーンがおこなった代表的なｆＭＲＩ実験を紹介した。同じ単語を同じ短時間だけ被験者に見せ、それが意識にのぼるかのぼらないかをマスキングによってコントロールするという実験だ。単語が意識にのぼらなかったときは、限られた一部の領域だけでのみ血流依存シグナルの上昇がみられたが、単語が意識にのぼったときに、脳の前部および後部の多くの領域でシグナルの上昇がみられた。同様の結果は別の研究グループによって、画像ではなく音をマスクする実験でも得られている。意識にのぼらない刺激は弱い活動しか引き起こさないが、意識的に知覚された刺激は数倍にも増幅される。この実験を一部変更してマウスに適用し、最先端の技術を応用するのも興味深い。多数の微小電極による同時記録や共焦点二光子顕微鏡を使えば、意識にのぼる知覚に相関するすべてのニューロンの活動を、広い領域すべての場所で観察することができるはずだ。

視床と皮質がつくる複合体は、非常に多くの種類のニューロンがとてつもなくたくさん集まって非常に複雑にからみ合ってできあがった神経回路網だ。この回路をシステマティックに、かつ網羅的に、構造と機能の観点から明らかにするという仕事の重要性は、どれほど強調してもし過ぎることはない。今後数年のうちにアレン研究所では、マウスの大脳皮質を構成するすべてのニューロンの分類と、またそれぞれのニューロンにどのような種類のニューロンが入力を提供しているかについての分類を終える予定だ。私は、ニューロンの解剖的なつながりがどれほど重要であるかということを肝に銘じるために、伝説的なスペイン人神経科学者サンティアゴ・ラモン・イ・カハールが観察して描いた齧歯類《げっしるい》の皮質の微小回路の図を、自分の左腕の肩口に入れ墨として彫りこんだ。意識の探求に賭ける私の意気込みのもの言わぬ宣言だ。

今は、脳と意識の謎を解こうとする科学者にとってエキサイティングな時代であり、私自身の人生も順調だ。シアトルでの生活を私は楽しんでいる。風光明媚でアウトドア活動のフィールドがたくさんあり、自転車での移動もしやすいこの街を気に入っている。確かに疲れることもたまにはある。なぜならカルテクの教授職も兼任しており、多くの学生やポスドクの指導にあたらなくてはならないからだ。けれども、それが「死ぬまで走り続けろ」という研究者人生の宿命と考えれば気にならない。

生物学は、その比類のない複雑さと特殊性を、細胞レベル、そして分子のレベルで相手にする学問だ。化学は、物質が、「土と水と空気と火」の四種類の要素の混合物であると考えられていたギリシャ時代にはなんの進展もなかった。同じことは、意識の研究についても言える。主観的な経験は、ある脳の領域の活動が全体として上がったり下がったりするから現れるわけではない。重要なのは、ニューロンの集団レベルでの挙動だ。ニューロン集団が連合をつくったり、それを解消したりすることで、外界のさまざまな事象や頭のなかの考えが表現され、意識が生まれてくる。ニューロン集団の連合が生み出す複雑性こそが、我々の意識の究極の神経基盤なのだ。

第10章

科学者が立ち入るべきでないとみなされている領域にあえて踏み込む。科学と宗教の関係。神の存在。神が世界に介入する？ フランシス・クリックの死。個人的な試練。

私の一生の短い期間は永遠のなかに呑み込まれている。私のいる場所と見るものすべては、理解し得ないほどの巨大な空間の一部だ。一方、世界は私のことを気にすることもない。そんなことに考えめぐらすと、私があそこでなくてここにいることに驚き、恐れを感じる。なぜ私はあのときでなくて今を生きているのか？ だれが私をこの場所、この時点に置いたのか？ だれの命令で、私は今ここにいるのか？ 無限の空間、永遠の沈黙に、私は畏れを感じるしかない。

——ブレーズ・パスカル『パンセ』（一六七〇年）

タヒチで描かれたポール・ゴーギャンの晩年の傑作、『我々はどこから来たのか、我々は何者か、我々はどこへ行くのか』は、私の頭を離れない三つの疑問をみごとにまとめてくれている。私たち人間、犬たち、意識をもつ他の動物たちは、どこから来たのか？ 私たちはそもそも何者なのか？ 私たちはどこへ向かおうとしているのか？ この三つの疑問に対し、私は自然科学者として何とかして答えを見つけ、物理的存在としての宇宙を、そして意識の謎を解明したいという強い野望がある。神秘主義者のように、瞑想や修行を通じて意識を理解したいわけではない。そのような神秘的な恍惚感なら、サンガブリエル山脈の高地のなかを何時間も走っているときに私も経験する。そんな方法ではなく、合理的に意識の謎を原理から理解したいのだ。

最終章では、科学と宗教の問題についての私の個人的な考えについて語りたい。この問題は、私が本当の意味で成熟した大人になるためには、どうしても乗り越えなければならなかったものだ。私が幼いころの信仰とどう折り合いをつけるに至ったか、なぜ私が自由意志の問題にこだわるようになったかについても語ろう。このような問題について、幾晩も眠れないで考えている人たちは私のほかにもいる。それを気づかせてくれたのは、学生や共同研究者たちだ。読者のあなたには、そうした問題に悩み、眠れなかった夜があるだろうか?

二元論、魂、そして科学

西洋哲学の創始者であるプラトンは、「死を免れない肉体という物質、そしてそこに閉じこめられた不死の魂という非物質」からできているのが人間であると考えた。この概念は「二元論」と呼ばれ、世界が〈精神〉と〈物質〉という二つのまったく異なる要素から成るという考え方だ。プラトンは、アテネの英雄アカデーモスに捧げられたオリーブ園で講義をおこない、それを通してこの考えが広まった(紀元前三八七年)。この講義は、西洋文明における最初の高等教育であり、場所にちなんでプラトンの「アカデミー」と呼ばれるようになった。私のような研究者が「アカデミック(学者)」と呼ばれるのは、この故事に由来する。

プラトン流の世界観は、のちに新約聖書にとりこまれ、〈魂〉という、キリスト教における教義の土台となった。キリスト教では、魂が終末期に復活して永遠に神とともに生きるとされる。物質世界を超越した不死の魂が意識の中心に存在するという信仰は、思想史のなかで繰り返し登場するし、世界中の多くの宗教に共有されてもいる。

このようなあからさまな二元的な考えになじめない読者も多いだろう。しかし、人間の合理的思考、自由、人権に重きをおいた世界観を断固として拒絶し、神に与えられたものとしての身体と魂という教義に従う原理主義は、世界規模で勢力を増している。キリスト教でもイスラム教でも原理主義は台頭してきている。そしてかつてないほどに、若者たちが自らの信じる神の名のもとに他者の命を奪い、自爆攻撃をおこなっている。ニーチェは「神は死んだ!」と、宗教に頼らない近代合理精神が支える未来の世界を夢想したが、現実はそのような世界にはほど遠い様相を呈してきている。

意識と脳の問題を扱う今日の大学で使われる教科書には、神や霊魂に関する記述はないし、あってもほんのわずかだ。教科書の書き手たちは、科学で得られた知見と伝統的な宗教の教えには明らかに矛盾があると否定的なトーンで指摘してそれで終わりだ。三、四世紀前には、書物や建築物が神の栄光に献じられていたことを考えれば隔世の感がある。

啓蒙時代の哲学者であったデカルトは、世界に存在するものはすべて二つの要素から作られると仮定した。一つは、触れることが可能で、空間的な体積を持つもの、「レス・エクステンサ」であり、これには動物や人間の身体や脳が含まれる。もう一つが、見ることのできないもの、すなわち長さも幅もない、人間の脳を動かす「レス・コジタンス」、すなわち魂や精神、意識だ。

昔から、いつの時代も、人間の脳の働きは、その時代における最先端技術に喩えられてきた。今日では脳は、広大で複雑に入り組んだインターネットに、少し前までは、デジタル・コンピューターに喩えられていた。デカルトは、フランスのベルサイユ宮殿の庭園に築かれた、複雑な動きをする噴水のなかをめぐる水にインスピレーションを得ていた。噴水のそばには神々、精霊、海の神、妖精、英雄の像があり、それらも水の力で動いた。デカルトは、水が噴水や像を動かすように、「動物精気」と彼が呼んだものが、あらゆる生き物の動脈や脳の空洞や神経管を流れることで身体を動かすと主張した。中世の伝統的な神学や哲学を重んじる、頭でっかちのスコラ学的な態度を打ち破るために、デカルトは、知覚や行動をより原理的に、そして機械的な言葉で説明しようと試みたのだ。さらにデカルトは、同時代におこなわれた脳や身体の解剖の結果をもとに、人間の行動の大半は、大きさ、形、動きの異なる粒子の作用によって引き起こされると唱えた。

しかしデカルトは、知性、理性、言語などの高次の認知機能の仕組みについては考えが及ばなかった。高次の認知機能も、単純な指令を積み重ねることで、意識を持たないコンピューターに真似させることができる、などと考えた者は、デカルトの生きた一七世紀には一人もいなかった。今日では、「アルゴリズム」と呼ばれる細分化された段階的な指令を自動的に実行すれば、チェスの相手、顔の表情の認識、ウェブページの翻訳などは、コンピューターがこなせる課題となっている。

デカルトは、自ら唱えた謎めいた要素、レス・コジタンス、すなわち魂や精神、意識が、よくわからないメカニズムで人間の思考や推論を司っていると結論づけるしかなかった。敬虔なカトリック教徒であったデカルトは、人間と魂のない動物とのあいだには絶対的な区分があることを否定するわけにはゆかず、レス・コジタンスは人間だけが持つものだと考えた。実際、馬車にひかれた犬は、哀れに泣くが痛みを感じてはいない、とデカルトは述べている。

意識と脳の問題の解明に研究者人生を捧げてきた私が確信を持って言えることがあるとすれば、それは、「意識がどのようなものであれ、それがどのように脳から生じてくるものであろうと、犬や鳥をはじめとするほぼすべての動物が意識を持っている」ということだ。第3章で大まかに説明し、第8章で再び強調したように、犬の意識は人間の意識と同じではない。その理由の一つは、犬は自らのことを考える内観力が弱くて言葉を使えないことにある。けれども、犬に意識があることに疑いはない。

デカルトの唱えた二元論を近年でも擁護していたのは、第7章で紹介した哲学者のカール・ポパーと、神経生理学者でノーベル賞受賞者でもあるジョン・エクルスだ。「強い意味で私たちに自由意志がある、つまり意識が物理法則に作用することが可能だ」とする彼らの見解について私が既に指摘した点を振り返っておこう。二人の主張する二元論では、意識が脳に対してその動きを命じるとされる。しかし、その考えでは、三〇〇年も前にデカルトに対し、当時二五歳だったボヘミアのエリザベス王女が投げかけた疑問、「物質ではない魂が、物としての脳に対して、どのようにして何らかの影響を与えて、脳を操ることができるのか?」という問いの答えとしては十分ではない。

魂が物質とは異なる法則にしたがうフワフワした要素であるならば、どのようにしてシナプスなどの物質を操作できるというのだろうか？　脳から意識へと至る方向の因果関係、「脳が意識を生み出す」というメカニズムを思い浮かべることは容易だが、その逆は難しい。意識が脳に影響を与えるとしても、その作用は自然法則に、特にエネルギー保存の原理とつじつまがあわなければならない。シナプスに干渉するなどして、脳に何か作用を与えるためには、魂が担うことになる物理学でいうところの「仕事」についての説明が必要だ。

意識と脳がどのように相互作用するのかだけが問題なのではない。そもそも、魂には前世の記憶があるのだろうか？　あるとしたら、どうやって、どこに、その記憶を保っているのだろうか？　記憶の様式はどのような論理に従っているのだろうか？　脳が死んだら魂はどうなるのか？　幽霊のように超空間のなかを漂うのだろうか？　そもそも魂は身体が生まれる前はどこにあったのか？

これらの疑問について、物理的世界と折り合いのつく解答は得られていない。

宇宙と、宇宙に存在するすべての物に対する、唯一の、そして合理的で論理の一貫した見方を素直に求めるのであれば、不死の魂という昔ながらの考え方は捨てなければならない。たしかに、不死の魂という考え方は、私たちの文化に深く根づいている。歌の歌詞、小説、映画、巨大建造物、演説、神話など、いたるところに「不死の魂」という概念は出てくる。しかし、合理的、科学的な思考法を手に入れた私たち人類は、もう子どもではない。人類として大人になるということは、多くの人々にとって不安なことであり、耐えがたく感じる人もいるかもしれない。だが、私たちは世界をあるがままに見ることを学ばなくてはならない。たとえ現実の姿が、私たちがこうあってほしいと願う姿とかけ離れていたとしても。魔術的な思考の呪縛から解き放たれれば、さまざまな謎が解けつつあるこの宇宙の姿をより素直に見つめることができるようになる。そうすれば、人類がこの宇宙のなかでどのような位置を占めるのかについてより深く理解できるようになるはずだ。

今日の知識社会では、あらゆる出来事は究極的には物理学に還元できるという「物理主義」が幅を利かせている。物理主義では、すべては空間、時間、物質、エネルギーで説明できると考える。「物質」主義の一歩手前に位置する「物理」主義は、抽象的な哲学とはほとんど無縁なので魅力的だ。つまり物理主義には、追加の仮定は必要ない。

しかし、物理主義のもつ単純さは「貧しさ」とみることもできる。本書では、物理主義はそれ自体の内容があまりに薄っぺらいために意識の起源を説明できないと論じてきた。第8章では、物理主義を補強して、意識までをもスコープに入れた統合情報理論を大まかではあるが説明した。統合情報理論では、「世界を構成している要素どうしが何らかの相互作用をしているときに、相互作用を起こしている《物質》としての側面、そしてそれが生み出す《(内在的な)情報》という側面、この二つの側面が同時に生じる」と考える。「どんなシステムにも二つの性質が同時に宿る」というこの考え方は、性質二元論(property dualism)とも呼ばれる。「脳でなければ意識を生み出せない」というわけではなく、「(内在的な)情報を生み出すようなシステムならば意識を生み出す」という考えだ。悲しみを生み出す脳の状態は脳の物質的な側面であり、悲しさの意識経験それ自体は脳がおこなう情報処理の情報的な側面であると考える。悲しみの経験は、超高次元世界の空間(クオリア・スペース)に、とても複雑な形をした「クリスタル」として表現できる。意識にのぼる感覚は、統合された情報から生まれる。因果関係の観点から言い換えれば、脳内で生じる電気化学的な作用は物理法則に支配されており、そこで生じる複雑な統合情報の処理が意識を生み出すという順序だ。ただし、何か簡単な法則があって、そこから意識が生じてくるわけではない。意識が生じてくるためには、システムの構成要素が独立に生み出す情報以上の情報をシステムが全体として生み出さなければならない。

このクリスタルを、二一世紀版の「魂」と見立てることはできないだろうか？　ただし、不死ではない魂だ。クリスタルは、ひとたび土台となる物理システムが崩壊したら単に消えてなくなるだけだ。

クリスタルとは、あるシステムが、特定の因果関係を持ったときのその構造を数学的に超高次元に表現したものであり、一瞬の意識の中身に相当する。ということは、システムの崩壊が起きてクリスタルが消えてなくなってしまう前に、そのクリスタルが表現している因果関係を表す物理的な相互作用を持ったシステムの構造をコンピューター上に保存することができるかもしれない。つまり、意識の内容を永遠に保存するテクノロジーだ。そんな技術が現実化される未来を指して、レイ・カーツワイルをはじめとするテクノロジストたちは、「技術的特異点」と呼んでいる。彼らコンピューターオタクたちは、そのような技術は、クリスタルという魂、人々の意識を不死にすることを可能にし、人類を根底から変革するものだと考えている。確かに、それぞれのクリスタルで表される、一瞬の意識の内容に固有の統合情報がひとたび電子情報へと還元されれば、複製や編集が可能となる。そうすれば、ある種のクリスタルが売られたり、その海賊版が流通したり、他の種類のクリスタルとまとめて抱き合わせで売られたり、削除されたりするようになるかもしれない。
しかし、脳やそれに代わる何らかの物質的な情報処理の担い手(何らかのメカニズム)がなければ、統合情報は存在できない。簡単に言えば、「物なきところに心なし」ということだ。

宗教、理性、フランシス・クリック

宗教と科学は歴史的に対立してきたが、フランシス・クリックは、まさに宗教を毛嫌いした科学者だった。フランシスがそこまで宗教を嫌うようになった理由は、彼の育った英国の寛容な中産階級という環境からは明らかではない。ただ、フランシスと私が交わした多くの議論から、彼がこの世界から神を追放して、生命や意識に関する超自然的な説明を、自然界の力に基づく説明によって置き換えたいと考えていたことはわかる。フランシスは神を、合理性と知性の惑星であるこの地球から永遠に葬り去りたいと考えていた。

DNAの二重らせん構造を発見したフランシスは、生命の謎を自然科学によって説明するという挑戦に驚くほどの成功を収めた。「生物がどのようにこの世界に出現してきたか」という生命の起源の謎には多くの不明な点も残るが、生命進化を考える概念上の足場はすべて揃っていると言っていいだろう。一方で、意識の謎を明らかにしたいというフランシスのもう一つの挑戦に、彼がどれほどの足跡を残せたかということを判断するのは時期尚早だ。

組織化され、官僚化された宗教に反対するフランシスの姿勢は、ある事件によって伝説となった。

一九六一年に、奉職する大学の構内に礼拝堂を建てるという計画に抗議して、フランシスはケンブリッジ大学チャーチル・カレッジを辞職した。科学、数学、工学を重視する現代の大学に宗教の居場所はないというのがフランシスの持論だった。フランシスを説得しようとして、カレッジの創設者であるウィンストン・チャーチル卿は、礼拝堂の建設にかかる費用は私人の寄付によるものであり、完成後の施設で礼拝を強制される者はいないと指摘した。フランシスは、チャーチル宛ての返事に、大学付属の売春宿の建築のための基金の設立を提案した。誰に対しても強制的なサービスを提供せず、サービスを受ける人の宗教も問わない、という施設を建設しようという提案だ。手紙には丁寧にも、基金創設の頭金として十ギニー(昔のイギリスのコイン、=約一〇ポンド、約二〇〇〇円)を入れておいた。この一件の後、二人の間に手紙が往復することはなかったことは言うまでもない。

私がフランシスと親しくなるころには、宗教に対する彼の強い反対姿勢は鳴りを潜めていた。山の上にある彼の自宅で、フランシスと彼の妻オディールと三人で会食するときには、ローマ・カトリック教会や、彼らの進化論に対する考え方や、禁欲的な独身主義などについても話すことがあった。フランシスは、私がカトリック教徒として育てられたこと、当時でもたまにミサに参加することを知っていた。けれども、私の信仰の根拠について詮索することは決してなかった。私に無理に説明を求めて困惑させないように気づかってくれたのだろう。意識の謎を厳密に実証的に解明しようという私たちの探求は、私の信仰によって妨げられないことがフランシスにはわかっていたのだと思う。

フランシスは一九九四年に、意識と脳の問題に関する自らの考えを概説した著書『The

Astonishing Hypothesis(意識と脳に関する驚くべき仮説)』を出版した(翻訳書タイトルは『DNAに魂はあるか——驚異の仮説』)。興味深いことに、そのなかでフランシスは、「意識と脳の関係性は、もしかすると、現代科学的な見方よりも、宗教的な見方に近い考えの方が、真実に近いのかもしれない」と述べている。ただ、フランシスにしては驚くべきこの譲歩は、すぐ後に続く文で「もちろん、第三の可能性もある。つまり、現代の多くの神経科学者が考えているようなやや大雑把な唯物論的な見方でもなく、また宗教的な見方でもない、決定的に新しい第三の見方が正しいという可能性もある」と述べている。彼のこの発言は、宗教を信じている人に対しての配慮(ポリティカル・コレクトネス、政治的公平性への配慮)を目的としたものではまったくない。フランシスは、私が知っている他の誰よりも、新しい考え方に対して常に心を開いていた。仮にそれが過激な説明であったとしても、既存の事実の大半と矛盾せず、検証可能であり、思考および実験の新たな道を拓くものであればフランシスは常に歓迎した。

理神論、あるいは聖なる建築家としての神

「なぜ、この宇宙には何もないのではなく、何かがあるのか?」という問いは、古来から哲学者や神学者を悩ませ、混乱させてきた。確かに、可能なかぎりさまざまな仮定を取りはらっていけば、「何も存在しない」という状態が最も自然だと考えることもできる。私は真空空間のことを言っているわけではない。真空は、実は完全に何もない状態ではないことが物理学者によって証明されつ

つある。私が言っているのは、空間、時間、物質、エネルギーのいずれも完全に存在しない状態のことだ。いったいなぜ、私たちは今、ここに存在するのだろうか？

第一次世界大戦中、戦争捕虜であった若き日のウィトゲンシュタインは、塹壕のなかでメモを書きつけた。そして、そのときの不思議な感覚を後に主著『論理哲学論考』に、「神秘とは、世界がいかにあるかではなく、世界があるというそのことである」（野矢茂樹訳）と記している。

ウィトゲンシュタインも抱いたこの疑問を、宇宙論者たちは、宇宙そのものが生まれた時点、つまり想像を絶するほど激しいビッグバンの瞬間までさかのぼって考え続けてきた。ビッグバンは、一三八億年前というはるか昔、人類の想像のまったく及ばない昔に起こった。スティーヴン・ホーキングをはじめとする物理学者たちが懸命な努力を続けているものの、物理学が実験で検証することのできない、抽象的な議論に終始してしまう地点でもある。

そもそも誰が、もしくは何が、世界の初期条件、いわゆる初期特異点の条件を決定したのだろうか？　すべてがこれ以上ない密度で一点に圧縮されたその一点から、宇宙の歴史がはじまったとされるが、それは一体どこから来たのか？　「無からは何も生まれない」という原則は、宇宙のなかにあるものには適用されるが、宇宙そのものには適用されないのだろうか？　さらに、この宇宙を支配する法則はどこからくるのだろうか？　量子力学や一般相対性理論は誰が、もしくは何が決めたものなのだろうか？　それらの法則は必然なのか？　この宇宙が他の物理法則に従ったとしても、それはそれで宇宙として成り立つのだろうか？　量子力学の法則に従わない宇宙は存在できるのだろうか？　そもそも、そんな宇宙が私たちに想像できるだろうか？

これらの疑問に合理的な説明を与えうる可能性の一つは、この宇宙と物理法則を最初に創った存在を仮定するという考えだ。過去、現在、未来にわたって存在する、すべてを超越した存在が自然法則を創り、ビッグバンを起こしたと仮定する。そうすれば、ビッグバンの後は、自然法則に則って物理学が宇宙を支配し、安定した時空間、つまり私たちの住む宇宙をつくりあげたと説明することができる。この考えでは、「聖なる建築家」とでも言うべき超越した存在は、最初に宇宙を創った後は、物理法則と偶然と必然によって宇宙が進化していくのに任せ、その過程には一切関与してこなかったとする。そして長いときを経て、原始の泥のなかから生き物が生まれ、最終的に人間へと進化し、今この超越者を讃える寺院が造られるにまで至った。この考えは、アメリカ独立宣言が謳う「創造者すなわち神の摂理」だ。独立宣言を起草したトマス・ジェファーソンとベンジャミン・フランクリンは、そのような超越的存在を信仰する理神論者(deist)であった。

私たちは、物理法則に基づく科学的な説明によって、物体どうしの相互作用の様子や、ある物体が、ある形から別の形へと変化する仕組みを理解することができる。銀河から車、ビリヤードの玉から素粒子まで、それらすべてが物理法則に従うため、それらの動きを数式で表現でき、将来どのように動くかまで予測することができる。この事実自体、いくら驚いても驚き足りない。現代科学の到達点として、私たちがこれほどまでに宇宙の仕組みを理解できるということこそ奇跡としか言いようがない。実際、この奇跡は宇宙の創造者を抜きには理解できないと言う物理学者や数学者もいる。最も有名なのは、アルバート・アインシュタインだろう。いま私たちがいるこの宇宙が、もっと複雑な仕組みによって成り立っていて、絶対に人間には理解できないようなものだったとしてもまったく不思議ではない。なのに現実の宇宙は、私たちのような生命体が生きていけるような環境であるだけでなく、人間に理解できるような物理法則に支配されているために、私たち人間が未来を予測することすら可能なのだ。

だが現時点で、自然界の物理法則の支配を超越した自然神が存在することを示す直接的な証拠はない。神は試験管のなかに痕跡を残さないし、素粒子実験で使う泡箱のなかに軌跡を生じることもない。論理を駆使しても神は姿を現さない。天文学者でもあった哲学者イマヌエル・カントが言うように、神が存在することを証明した証拠といわれるものはすべてどこかがおかしい。論理的にまったく穴のない仮定から出発して、神が必然的に存在するはずだ、存在しなければならないという主張に確実に至るように、完璧な論理的説明をすることはできない(この逆もまた真であり、神は存在しないという証明もできない)。まさに、ウィトゲンシュタインが言うように、「神は世界のうちには姿を現しはしない」のだろう。

一九七〇年代初頭、神の存在をめぐる議論に新たな展開が生まれた。宇宙は常に、安定で自己複製する生化学系に極めて優しいとみる「人間原理」の登場だ。もし、宇宙を支配する物理定数やパラメーターがわずかに異なっていたら、複雑な分子、ひいては生命は存在できなかっただろう。ただ、この原理は人間の生命だけに言及しているわけではないのだから、「人間」原理というのは誤りであり、むしろ、「生物」原理とでも呼ぶべきだ。

ニュートンによる重力の法則と、荷電粒子が引きあったり反発しあったりする挙動を記述するクーロンの法則について考えてみよう。いずれの法則とも、数式として同じ形をしており、力が任意の二つの粒子間の距離の二乗に反比例して小さくなっていくことを表している。この二次減衰を示す項の前につく定数だけが、重力の法則とクーロンの法則で異なっている。興味深いことに、二つの正と負の電荷の間に働く誘引力は、二つの粒子間に作用する重力より10の四〇乗(＝一万×一兆×一兆×一兆)倍強い。これは、私たちが知っているような生命体が生じるために必要な条件であり、この値が少し違っていたならば、私たちはここに存在していなかったはずだ。そして宇宙に存在するもう一つの制限が、宇宙に存在する正に帯電した全粒子の個数は、負に帯電した全粒子の個数に等しくなければならないというものだ。さもなければ、電磁気力が重力を圧倒してしまい、星や銀河や惑星はできなかっただろう。電子の数は陽子の数と、10の三六乗(一兆×一兆×一兆)分の一の桁まで等しくなければならない。もし、強い核力が現実の力よりわずかに大きいか、または小さければ、水素だけが存在するか、または鉄より重い元素は存在しなかっただろう。仮に、宇宙があまりに急激に拡大していたら、陽子と中性子が結合して原子核のなかに収まることはなかっただろう。逆に、その最初に起こった宇宙の爆発がほんのわずかでもゆっくりであったら、初期宇宙の温度が高過ぎて原子核が形成されることはなかっただろう。つまり、このような驚くほど多くの「偶然」がなかったならば、この宇宙が非常に長い期間にわたって安定することもなかったし、今の宇宙に見られるたくさんの種類の元素もなかったし、ということは、炭素骨格をもつ地球上の生命体も誕生しなかったということだ。

人間原理といっても、実は当たり前のことを言っているだけで、何も内容がないのではないかと指摘する声もある。もしこの宇宙に生命体が住むことができなかったら、そもそも私たちは人間原理なんてもの自体を考えることもなかっただろうというわけだ。ただし、この人間原理に対する批判は、並行宇宙(パラレル・ユニバース)の存在を仮定しているということは指摘しておこう。「数え切れないほどたくさんの数の宇宙があって、そのなかのほとんどの宇宙は生命体が住めないもので、人類はたまたま自分たちが住める宇宙にいる」という仮定だ。

この並行宇宙を仮定した議論の問題点は、本当にそのような宇宙が存在するのかわからないことだ。私たちの宇宙と並行して存在する宇宙が観測されたことは、過去に一度もない。確かに論理的には、私たちは、たった一つの宇宙(ユニバース、ユニ=唯一つの)ではなくて、たくさんある宇宙(マルチバース)のなかの一つにたまたま生きているだけなのかもしれない。そして、それぞれの宇宙どうしは、互いにまったく干渉することがないため、お互いの宇宙から他の宇宙を観測することが不可能なのかもしれない。しかし、考えてみれば、この並行宇宙を仮定した議論というものは、「聖なる建築家」が、人間が住めるような、人間が理解できるような宇宙を創ったなどということはありえないという批判から始まっている。ところが、この並行宇宙の議論も、「宇宙が無限に存在し、お互いが観測しあうことができない」というとても強い仮定から始まっている。どちらも、同じくらいとってつけたような仮説だと言えなくもない。

人間原理をめぐる議論は今日でも活発であり、終息する気配はみえない。

とすると残るのは、経験的な知識でもなく論理的な確かさでもなく、「信じるか信じないか」という信念の話になる。スティーヴン・ホーキングやレナード・ムロディナウのような物理学者たちは、「M理論」と呼ばれる未だ証明されていない理論が、今ある宇宙の存在理由を証明するはずだと信じている。もちろん、そうした考えに疑問を持ち、別の原理を信じる人たちもいる。

宇宙の仕組みに介入する神を信じる有神論

神の存在を仮定するとして、その神にはどのような力がなくてはならないだろうか？　「超越する存在」としての神は、その創造物の身の上に起こるさまざまな出来事の未来に影響を与えることができるのだろうか？　結局のところ、人々が神に祈るのは、神が願いをかなえてくれると自分たちが信じているからだ。自分たちの思いが純粋で、信じる心が真摯であるならば、子どもの病気を治してくれたり、ぎすぎすした結婚生活を穏やかにしてくれたり、新たに立ち上げた事業を成功に導いてくれるはずだと期待して私たちは祈っている。もしも神が一つも願いをかなえてくれないならば、神を信じる効用なんてあるだろうか（ここでの効用には、祈りが不安を解消するというような、祈ることで得られるかもしれない心理的な効用は含まない。もっと大きな話をしている）。

「有神論」という、宇宙の出来事に積極的に介入する神の存在を信じる考え方がある。有神論は科学と矛盾しないだろうか？　自然法則に従わない宇宙の外側の何か、つまり神が宇宙のなかで何かを引き起こすとき、それは奇跡と言われる。したがって、この疑問は「奇跡は科学とつじつまがあうのか？」と言い換えられる。その答えは言うまでもなく「ノー」だ。奇跡と科学は明らかに両立しない。

新約聖書によれば、イエス・キリストが人々に見せた最初の「奇跡」は、カナンの地で催された婚礼の席で水をぶどう酒に変えたというものだ。これは、質量・エネルギーの保存という基本原理に矛盾する。もしその奇跡が実際に起こったのならば、ぶどう酒に含まれる芳香族分子やエーテル分子がどこか別の場所からやってきたはずだ。水分子を、ぶどう酒に含まれる炭素をはじめとする他の元素や分子へと変換することは可能だが、それは核合成という反応であり、莫大な量のエネルギーを必要とする。そのようなことが起こったという言い伝えはない。

エネルギー保存の原理は、微小の世界から、想像を絶する大きさの世界に至るまで、検証されるたびごとに正しいことが判明している。したがって、カナンの地で奇跡が起きた可能性は限りなく小さい。

科学者は、「オッカムの剃刀《かみそり》」と呼ばれる原理を好んで使う。この原理の名前は、一四世紀の英国を生きた修道僧であり論理学者でもあったウィリアム・オッカムにちなむ。「ある現象について二つの説明がありうる場合、より単純な説明の方が正しい可能性が高い」という原理だ。複雑な説明は、すっきりした説明に劣るというわけだ。オッカムの剃刀はいつも正しいとは限らないが、経験的にある程度の正しい答えが得られてきた方法で、さまざまな場面で使われている。

殺人事件や航空機事故といったまれにしか起きない出来事を調査して、実際に何が起こったのか事実を再構成しようとしても、調査者には絶対的な確信を持って何が起きたのかを判断することは決してできない。しかし、オッカムの原理によって選択肢は狭められる。たとえば弁護士が、事件の犯人は被告ではなく、真犯人が他にいると主張したとしよう。もし、その仮の真犯人と事件のつながりが不明確だったり、事件現場に彼の物的証拠が何も残っていなかったり、彼にはっきりした殺人の動機がなかったりする場合は、オッカムの剃刀の原理から、弁護士のややこしい主張は認められない。また、「国家の陰謀によって飛行機の墜落事故が起きたのだ」という主張に対しても、ありえない出来事が偶然に重なる必要性や、多くの人間が積極的に陰謀に関与していなければならないということから、オッカムの剃刀の原理によって、そうした主張は否定される。オッカムの剃刀は、検討対象を大幅に減らしてくれる便利な思考ツールだ。

超越者が水をぶどう酒に変えたという逸話もとてもありそうにないので、オッカムの剃刀によって否定できる。たとえ言い伝えのような出来事が本当に起こったのだとしても、物理学の法則に従う他の出来事が要因であった可能性のほうがはるかに高い。カナンの奇跡について言えば、結婚式の主催者が、地下室で長く忘れられていたぶどう酒のびんを見つけたのかもしれない。あるいは、贈り物としてぶどう酒を持ってきた客がいたのかもしれない。それとも、この話そのものが、真の救世主としてのイエスの評判を高めるための作り話だったのかもしれない。シャーロック・ホームズのアドバイスを思いだそう。「不可能と思われることを排除していって、最後に残るものは、それがどんなに奇妙なことであれ、真実に違いない」。

奇跡が起こる可能性は非常に小さい。日常の現実という織物の目はとても細かいので、外から加わる力で引っ張られても裂けてしまうことはない。残念ながら、神というのは宇宙の家主のようなもので、人間という宇宙の住民がいて欲しいときにいてくれない存在なのではないだろうか。もし、私たちが何かことを起こしたいのならば、恃むのは自分自身ということだ。誰かが代わりにやってくれることはない。

啓示やお告げは有用か？

昔から、神という存在を理解するうえで、最も重要な手がかりとされてきたのは、神の存在を直接的に感じるような出来事、啓示だ。たとえば、キリスト教で最高位の伝道者であり、最初の伝道者パウロも、神の啓示を受けてキリスト教に回心するに至った。パウロはダマスカスへと向かう途中、神のお告げに出会ったことをきっかけとして、イエスの初期の弟子たちへの迫害をやめて、キリスト教徒となったとされる。一七世紀フランスの数学者であり物理学者であり哲学者でもあったブレーズ・パスカルも、同じように神の存在を間近に体験した。パスカルは、自らの強烈な体験を自分のコートの裏地に縫い込んだ羊皮紙に書きつけていた。どのような宗教でも、聖人や神秘家と呼ばれる人々は、絶対的存在との出遭いや宇宙との一体感についての何らかの記述を残しているものだ。

私がもし神を直に感じる経験をしていたら、もし(旧約聖書の出エジプト記に出てくるような)燃えつきないシバを目撃して、戦慄的な神秘の現れを感じていたなら、この章を書くこともなかっただろう。神は存在するのかについて、あれこれと不十分な論理をもとに議論することもなかっただろう。

私自身は直接に神の啓示を受けたことはない。だから、神の存在について考えるときに頼ることができるのは、合理的な説明だけだ。そうなってくると、神との遭遇のような人生が変わるような経験が本当にありうるのかということについては疑念を抱かざるを得ない(ここで議論しているのは、そういった経験の真偽についてであって、そうした経験を信じることに心理学的な効果があるかないかの話をしているわけではない)。

合理的な観点から、人々が経験してきたとされる神の啓示について考えると、一番気をつけなければならないのは、私たちには「信じたいものを信じる」という性向があることだ。私自身、一人の夫、父親、息子、兄、恋人、同僚、科学者、市民であり、また歴史を尊ぶ者であるが、信じたいものを信じ、知らないうちに自分を欺いている部分がある。自らを欺いているのは私だけではない。高い教育を受けた知性あふれる人もまた、同じように自分に嘘をついて生きていることには驚きを禁じ得ない。多くの人が、自分はすばらしく高貴な目的のために生きており、自分は大半の他の人々より賢く、自分は異性にとって魅力的なはずだ、と知らないうちに思い込んでいる部分がある。

つまり、誰もが自分に嘘をついている部分があるということだ。自分にとって大切な信念を守るためには、それと矛盾する事実は無視してしまう。このような心理的な防御機構は、複雑で意識にのぼらないものだ。911、イラク戦争を始めるきっかけとなった政府の嘘、リーマン・ブラザーズの倒産などの出来事は、「エリート」と呼ばれる人たちも大多数の人々と同じように、自分の信じていることを守ろうとして、常識では考えられない明らかな判断ミスを冒し、嘘をつくことがあることをはっきりと証明している。カルテクの同僚であった物理学者の故リチャード・ファインマンがかつて、「一番大事なことは自分に嘘をつかないことだ。そしてこれが一番難しいことだ」と言ったとおりだ。

私たちには、何ごとも自分の信じたいように解釈してしまうという病みがたい性質がある。そのため、科学や医学の研究では、「ダブルブラインド(二重盲)」という方法が不可欠だ。ダブルブラインド・テストでは、被験者にも実験者にも、どのような条件で実験しているのかがわからないように実験を組む。そうすることで、実験者が無意識に結果が自分の思うようなものになるように実験を操作してしまったり、被験者が無意識のうちに、実験者の思うような結果を出そうとすることを防ぐことができる。

私たち人間には、「信じたいものを信じてしまう」という好ましくない性質があることを考えれば、神の啓示を神が実在している証拠だと捉えるような考えに、私は賛成できない。たとえ神からの啓示を受けたと感じた人にとっては、それが疑いようもなくリアルで強烈な宗教体験であったとしても、それは証拠にはなりえない。彼らが言っていることが本当に客観的に検証できるかは非常にあやしい。私は、人がそうした宗教体験をすることがあること自体を否定するつもりはない。しかし、そのような一部の人の宗教体験によって、神が存在することが証明されたという解釈には納得できない。冷静に、そして理性的に考えれば、どうしてもそういう結論になるだろう。

私は、神からの啓示だけでなく、宗教が古来から大事にしている「教典」の重要性にも疑問をもっている。啓示と並んで教典もまた、宗教的な思考や教えの源泉となってきた。しかし、この教典というのは、数千年前に書かれた書物であり、そこに書かれていることが、宇宙の仕組みや、私たち人間がそこでどう生きるべきかなどといった重大な問題を考える際に、現在でも有用だとはとても思えない。たとえば、数千年前に書かれた聖書には、宇宙の年齢や広大さ、人間と動物の進化上のつながり、脳が意識の座であることなど、現代科学の常識がまったく反映されていない(ちなみに、旧約聖書にも新約聖書にも脳についての言及は一か所もない)。

教典のもう一つの問題点は、互いに矛盾した内容が異なる教典に書かれていることだ。異なる宗教はもちろん、社会や文化が違えば、元は同じ宗教であっても異なる宗派のあいだでは、全然違う伝統があったりする。そのような違いのせいで、一部の狂信者が他の信者の命を奪ったり、自らの信仰のために命を絶って自爆テロを起こすこともある。そういうことも考えると、教典が広く受け入れられているからといって、それらが「真実」を伝えているとは私には到底思えない(もし地球以外の星に文明があるとしたら、そこに住む宇宙人にも宗教があるだろうか? あるとすれば、どんな神々を祀り、儀式をおこない、信条を抱いているのだろうか? 彼らも救いを得るのだろうか? イエスは人類のために死んだとされているが、宇宙人のためにも命を捨てたのだろうか?)。世界にあふれかえっているさまざまな宗教のなかから、自分にあった宗教をどうやって選べばいいというのだろうか? 私個人について言えば、他の多くの人たちと同じように、子どものころから、自分の両親が信じていたものを信じていた。十分な情報を与えられた上で私が主体的にキリスト教を選んだわけではない。

旧約聖書も新約聖書もコーランも、そして他の宗教の教典も詩的に書かれており、人間が永遠に背負い込んだ要求や願望について深く考えさせられるし、ときには人間の本質をハッと気づかせてくれたりもする。教典は、信者たちを千年以上にわたって導いてきた倫理的な基盤だ。私たちは教典を読むことで、自分たち一人ひとりが何か大きな存在の一部であり、信者たちの創る大きなコミュニティの一員であり、そして神の創造物の一部であることを繰り返し思い出す。そのような敬虔な態度は、現代人の文化的、政治的、社会的な生活の中心にある拝金主義と行き過ぎた消費に対しては重要な警告となっている。戦争や紛争、株式市場の暴落、環境破壊と水や石油の枯渇は、そうした宗教が重要視してきた本質的な問題を、現代の私たちが危険を覚悟で無視してきたことに気づかせてくれる。とはいえ、私たちが宇宙について多くの真実を明らかにするに伴い、教典に書かれていることの有効性がだんだんと減っていくこともまた確かだ。

世界の仕組みが合理的に説明されるにつれて、宗教が教えるような人が生きるべき姿というのも変わっていってもおかしくない。個人的な話になるが、実際に私自身の人生は、科学的な理解を通して大きな影響を受けた。既に述べたように、多くの(おそらくすべての)動物には何らかの主観的な意識や感情がある。動物は喜びや痛みを感じ、嬉しいときもあれば悲しいときもある。そう考えてみると、私たち人間が動物たちを食べるために、彼らを本来の生息地からはるか遠くに引き離し、効率を高めるために狭い環境に閉じ込めてエサを与えて育てるなんてことが、どうしたら正当化できるだろうか？　私たちは、意識のある生き物を、食用に繁殖させたりしてよいのだろうか？　仔牛の柔らかくて美味しい肉を食べるために、彼らを動き回ることも横になることもできないきつい閉じられた箱のなかに閉じこめて、彼らの短い一生からあらゆる社会的な接触を奪う、そんなことが正当化できるのだろうか？　今日では、肉の代わりになるような、栄養価が高くて味もよくて安価な、そして健康にもよい食べ物が容易に手に入るようになった。であるからこそ、このようなことは、野蛮な行為だとみなされるようになってきてはいる。しかし私には、そうしたことが頭ではわかっていても、行動に移すのは難しかった。肉の味は私たちの食文化のなかにしっかりと根づいているし、食習慣はそう簡単に変えられるものではない。そんな私にも、自分の食習慣を大きく変えるようになる契機が二〇〇四年に訪れた。髪の毛を虹色に染めた風変わりな英国の心理学者スーザン・ブラックモアから受けたインタビューがきっかけだった。インタビューのなかで私はマウスの意識について語り、この動物を扱う多くの研究者がしているように、実験でマウスを軽々しく殺すべきではないと訴えた。するとスーザンはだしぬけに、肉を食べる習慣はあるかと私に尋ねた。私たちはしばらく、言葉を口にせずに顔を見合わせた。そして私は、自分の偽善に気づいた後ろめたさを隠すようにため息をついた。この一件は、私を心の底から悩ませることになった。

その一年後、愛犬ノージーが死んだあとに私は行動を開始した。これまで生活をともにしてきた六頭の犬のうち、私はこのとても賢くて陽気で好奇心にあふれた黒のジャーマン・シェパードが一番好きだった。ノージーが逝ってしまったとき、私はとても落ち込んだ。最近でも夢に見ることがあるほどだ。ノージーが私の腕のなかで死にゆくのを見ながら過ごした夜に私は自問した。ノージーに対してはこれほど悲しむのに、子羊や豚の肉を喜んで口にすることはできるだろうか？　羊や豚は、知性も脳も犬とそれほど違わない。そしてその夜から、私は哺乳類と鳥の肉を食べるのをやめた。一貫性にいくぶん欠けると思われるかもしれないが、魚は今でも食べる。

モーゼの十戒には、「意識を持つ動物の肉を食べるな」とは書かれていない。「地球という惑星を大切にせよ」という教えも記されていない。十戒は、人が死ぬときにどこまで医療を施すべきか決めるときや、生殖目的のクローンの作製の扱いについて考えるときには役に立たない。私たちには、現代の科学技術に適した新たな戒律が必要だ。現代における動物の権利運動の創始者の一人である、哲学者で倫理学者のピーター・シンガーが強く主張するような新たな掟が。

死を思う

私は、少年期をおくった環境のなかで絶対的な存在を求めるようになった。そして、すべてに霊魂が宿りうるという考えをもつようになった。犬の吠える声や、星々のきらめく夜空、規則正しく美しい元素の周期律表や、強風のなかをロッククライミングしているときの冷えきった手の痛みなどに神聖な何かを感じてきた。

ときに私は、そのような考えにひやりとする面があることに気づく。一〇代のころ、夜にベッドに横になって、永遠について深く考えることがあった。時間が永遠に続くとは、どんな感じなのだろうか？　永遠に死んだままであるとはどういうことなのか？　百年間もしくは千年間死んだままでいるというのではなく、ただ長い期間、果てしなく長い時間というのではなく、「永遠に」死んだ状態にあるとはどういうことなのだろうか？　現代芸術家のローマン・オパルカは、無限というものを測り、それを把握するという目的で、数字を1から無限へと向かってカンバスに淡々と描き続けた。彼は世を去るまでの四五年間にわたって、この終わりのない数字の連続を記し続けた。私たちの前方に広がる無限というものに対して感じられる、目まいがするような恐ろしい感覚を相手にする彼なりのやり方だったのだろう。

けれども私自身は、自分の死を不安に思うことはなかった。ロッククライミングやオートバイのレースであれ、金もうけであれ戦争であれ、極端な行為に夢中になる多くの若者と同じように、私ものごとに終わりがあるとは考えていなかった。死は自分とは無縁のものだと思っていた。娘のエリザベスが世を去ったときでさえ、私自身の死に対する無頓着さに変化はなかった。

死が自分の身にも迫りつつあると初めて心から感じたのは四〇代の前半になってのことだ。そのときの話は、第6章の冒頭で紹介したとおりだ。ある夜、無意識が反乱を起こしたのだ。私は眠りから目覚め、それまでつかみどころのなかった死という概念が、胸をえぐるような衝撃をもって私に迫ってきた。「私は、死に向かいつつあるのだ」と。

死というものをリアルに考え始めた夜から数か月の間、私は自分が死んだらすべてがなくなってしまうということについて深く考えた。自分の人生の意味、生きることの不安など、どうしようもない問題について悩んだ。しかし結局は、「すべてのものごとはあるがままにある」という自分の基本的な姿勢へと戻ってきた。何か具体的なきっかけがあって元に戻ったのかは、今でもわからない。意識にはのぼらない何らかの思考を経て、態度が変わったとしか言いようがない。別に悟りを開いたというわけではない。その後は、毎朝目覚めると、自分が謎と美に満たされた世界に生きていることを確認するようになった。今では私は、世界に存在するすべての驚きとの遭遇に心から感謝している。

私は今ここにいる。質量とエネルギーの高度に組織化された一つのパターンとして、地球上の七〇億人の人間の一人として、どう見てもちっぽけな存在としてここにいる。私が存在するのは、ほんの短い期間に過ぎない。宇宙にとって私という存在に何か意味があるだろうか？　まぁ、実質的には何もないだろう。ただ、死が私に必ず訪れるということこそが、私の人生を私にとっては意味あるものにしている。日常生活のなかで感じる喜び、子どもたちと時間を過ごすときの喜び、愛する犬たち、山道を走り岩壁を登ること、本を読み、音楽を聴くこと、コバルトブルーの空、これらすべてに意味があるのは、私が最終的には死ぬからだ。それが自然なことなのだ。その後の世界のことはわからない。死後の世界が一般的な意味で存在するとしても、その世界も素晴らしいものだろうと私は心から信じている。

死後の世界へのこうした楽観的な見方は、私の性格と関係しているのだろう。私の明るく楽天的な性格は、遺伝的な要素によって大きく決定され、私が恵まれた環境のなかで育てられたことで強められた。どちらの要素についても、自分ひとりの手柄であるとはとても言えない。

私の人生は、他にも多くの人たちに支えられてきた。三〇年もの間、私に連れ添ってくれたエディスは、強い心を持ち、いつも家族の中心にいる責任感にあふれた女性だ。私が大学教授として、また科学者として十二分に力を発揮することができたのも彼女のおかげだ。エディスは、自分のキャリアをしばらく棚上げにして、私たちの二人の子どもを育ててくれた。おかげで、息子と娘は健康で聡明で博識で責任感のある心の美しい大人になってくれた。父親の私には、子どもたちと楽しんだ思い出がいっぱいだ。子どもたちが眠りにつく前に絵本を読んだり歌を歌ってやったり、外国へ旅行に連れていったり、ハイキングに連れ出したり、キャンプに出かけたり、川へラフティングに連れていったりしたし、宿題や学校の課題を手伝ってやったりすることもあった。他にもさまざまな楽しい時間を一緒に過ごし、父親であることを楽しませてもらった。一方で、大学教授としての自分自身のキャリアを犠牲にすることがなかったのは、エディスのおかげにほかならない。

そして、トリクシー、ノージー、ベラ、ファルコと、時期によって数の変動はあるが、何頭もの陽気な犬たちとも楽しい生活をおくった。子どもたちの次に、犬たちは私の人生になくてはならない存在だ。

また、私は数人の研究者仲間の協力を得て、科学に関する二つのサマースクールを立ち上げて指揮を執ってきた。一つは、マサチューセッツ州の大西洋岸にあるウッズホール海洋生物学研究所で開いた神経計算科学の夏期講座だ。もう一つは、ロッキー山脈に囲まれたコロラド州テルライドで始めた、「ニューロモルフィック・エンジニアリング」という、神経科学から得た知見を工学者に還元し、それをもとに新しい技術を開発しようというスタイルの夏期講座だ。二つの講座は現在でも盛況だ。毎年、夏になると、これらの風光明媚な場所で密度の濃い四週間を家族で過ごした。私の人生で最も幸福な時期だった。

穏やかで幸福な日々は、息子と娘が大学に進学するために家を出たことで終わってしまった。彼らが家を離れたことは残念でならない。子どもたちの残した大きな穴を埋めるために、そして自分自身のエネルギーを発散させる場所を見つけるために、シエラネバダ山脈やヨセミテバレーでのロッククライミングや、近隣の山で長距離を走るトレイルランニングや、デスバレーを走るマラソンなどを始めた。それは、自分のなかで大きくなっていく不安をごまかすための闘いだったのかもしれない。当時の私は、いわゆる「空の巣症候群」に陥り、心にポッカリと穴があいてしまったのだ。

そしてフランシスが逝ってしまった。主治医の腫瘍専門医がフランシスの家に電話をかけてきたとき、私は彼の書斎に一緒にいた。電話は、フランシスの腹部にあったがんが勢いを取り戻しているという知らせだった。フランシスは一分かそこら遠くを見つめ、再び私と論文を読み始めた。診断の内容については、フランシスの妻、オディールも交えた昼食の席で少し話した程度だった。そのとき、フランシスがどんな暗い気持ちになっていたのか、私には知る由もない。ただ、過去に交わした会話のなかでフランシスが私に、そう長くない未来に自分の身に不幸なことが起こるだろうが、無駄な考えを巡らせたり、リスクの大きい実験的な治療を受けようとしたりすることで、残された時間を一瞬たりとも無駄にするつもりはない、と言ったことは覚えている。私はそのとき、フランシスが覚悟を決めたように思えた。その意志の強さと冷静さは、驚き以外のなにものでもない。

その数か月後のある日のことだ。化学療法はがんの拡散を抑えられず、フランシスに吐き気の苦しみをもたらしただけだった。電話をしていたフランシスは隣の部屋で受話器を一旦おいて、私のそばを足取りも重く通り過ぎてトイレへ向かった。そしてトイレから戻ってきたとき、フランシスは通りすがりに「あいつらの気分の悪い提案のせいで、本当に吐いてしまったよ」と素っ気なくつぶやいた(後でわかったことだが、電話の相手はフランシスに彼の「首振り人形」を制作する契約を持ちかけていたようだった)。避けられない運命を見越してか、フランシスは私に、自身の等身大の白黒写真をくれた。写真のなかのフランシスは籐いすに座って、皮肉まじりの表情で眼光鋭く見る者を見つめている。写真の上には直筆で、「クリストフへ。いつまでも見守っているぞ。――フランシス」と書かれている。この写真は今、私の研究室でいつも私を見下ろしている。

二〇〇四年の夏、フランシスは病院へ向かう途中に電話をくれて、前障《ぜんしょう》(大脳皮質下に位置するシート状の構造)の機能に関する私たちの最新論文の修正は遅れそうだと私に言った。それでも彼は仕事を続け、論文の修正箇所を病院から秘書に電話で伝えていた。その二日後、フランシスは亡くなった。オディールは、臨終間際にフランシスが幻覚を見て、激しく発火する前障ニューロンと意識の関連について私と議論しているようだったと話してくれた。一人の科学者の究極の姿がそこにはあると思った。フランシスは私の師《メンター》であり、共に学問を追求してきた知の世界の相棒であり、老いと死に敢然と立ち向かうヒーローでもあった。フランシスが世を去ったことで、私の人生には埋められない大きな穴が開いてしまった。

私の父は、新世紀が始まって最初の週に亡くなっていたので、私にはもう人生を導き応援してくれる年長の助言者が一人もいなくなってしまった。そして矛盾するようだが、前著『意識の探求』の成功によって、私の心の動揺は複雑なものとなった。私は、その本の出版に向けて何年間も懸命に努力を続けてきた。執筆を開始した当初は、はるかに遠いゴールに見えたものだ。しかし、ともかくもレースを走り切り、気の抜けた状態になった私には、明確なミッションがなくなってしまった。私には、挑むべき課題、次にのぼるべき大きな山が必要になった。

周囲から人々が次々に去っていくことと並行して、妻エディスとは不仲になり別居した。言葉で言うのは簡単だが、その背後には、決して文章にはできない、長い期間に起こった惨めさ、苦悩、苦痛、怒りが含まれている(映画監督イングマール・ベルイマンの傑作『ある結婚の風景』を観た人なら私の言いたいことを理解してくれるかもしれない)。私は、疲労困憊する危機的状況を何とか切り抜けるなかで、いかに自分の感情や行動が、意識によるコントロールの利かないものであり、無意識に支配されているのか、直接的に経験した。私には無意識をコントロールすることができなかった。いやおそらく、そもそもコントロールする気など最初からなかったのだろう。ダンテが作品のなかで、理性ではなく欲望の赴くままに生きた罪人を地獄へと送ったのには理由がある。当時は疑いなく、私の人生において最悪の日々であった。しかしそれでも、何かが私を前方へと押し出してくれた。

一七世紀の哲学者スピノザは、「この宇宙で永遠に真実であり続ける何か」という概念を表した。この概念を理解するには、非常に広大な視点を持たなければならない。私たちの住む銀河系を、銀河の中心に位置するブラックホールのはるか上の方から見下ろすとしよう。そこからは、一千億個以上の星々がひしめく渦巻く円が見える。そして一つひとつの星々の周りには、さらに小さくて光を放たない惑星が周回している。惑星のいくつかには生命が宿っている。そのうちの一つには、ある程度の知性を持つものの、争い好きで社会性のある霊長類の雄と雌が、激しい感情をあらわに、くっついたり離れたりしている。そんな大きな視点から見ると、恋愛に狂ったように熱狂している雄と雌が哀れに思えてこないだろうか。当人どうしにとっては、自分たちの恋愛の一挙手一投足が、広大な宇宙に匹敵する重要性をもっていると考えがちだ。しかし、私たちの出会いや別れは、巨大な銀河が一回りする時間に比べれば、一回の瞬き、ホタルの明滅、矢の通り過ぎる瞬間ほどのあいだの出来事に過ぎない。

この永久の時間軸、星々の光のスケールから自分を見つめ直していくうちに、私の苦悩も和らぎ始めていった。精神的に苦しい日々には、それなりの意味はあった。私はニヒリスト、虚無主義者ではない。苦悩は私の人生を圧倒すべきではないし、これからも圧倒することはないはずだ。中心となる太陽を失った私は、孤独な一個の惑星となり、静かな宇宙空間のなかで星々の間をさまよっている。そして今、エピクロス学派がアタラクシアと呼んだ、心の平穏を少しずつ取り戻しつつある。

自分の行動と折り合いをつけるために、自発的な行為と自由意志に関して科学が明らかにしてきたことを私は学んだ。その成果は、第7章の内容となって実を結んだ。さまざまな書物の記述から、私は自分が感じるほど自由ではないことがわかった。数え切れないほどの出来事や状況によって私の行動選択は常に影響を受けている。かといって、私の行動の責任を、生物としての本能や、私をとりまく環境や社会のせいにすることはできない。私は、〈私〉が完全に責任をもっているという仮定で社会的な行動をとらなければならない。さもなければ、私の行為には意味がなくなってしまうだろうし、行動に対する善悪の判断もつかなくなってしまうだろう。

精神的な危機に陥っていた日々のある夜、ファンタジーアクション映画『ハイランダー』を見ながら、ワイン「バローロ」のボトルを空にした私は、何か過激なことをしたくてたまらなくなった。そして真夜中ではあったが、パサデナの地に五〇〇〇フィート以上の高さでそびえたつウィルソン山の頂上まで走ってやろうと決めた。ヘッドランプの助けを借りて、手探り状態で一時間も走ったところで、私は吐き気を催し、ふと自分がバカげた行為をしていることに気づいて山道を下ることにした。ただ、最後に暗闇に向かって、詩篇『インビクタス』の終わりの行——「俺の魂が俺の運命を指揮するんだ！」——と叫んだ。これは、自由意志の問題に対する私の立ち位置としては、ちょっとおおげさすぎる表現かもしれない。とにかく、私自身が自分の人生という劇の主役なのだというのが今の私の考えだ。

個人的なことを長々と述べたこの章も終わりに近づいてきた。ようやくここで、はっきりしてきたことを告白することができる。私は三つの動機に促されてこの本を書き始めた。一つ目は、私がどのようにして意識の物質的な源の探求をおこなっているかを紹介することであり、二つ目は、私の個人的な失敗と折り合いをつけることだ。三つ目は、私自身が探求し続けてきた最も合理的で統一的な宇宙観というものに、満足のいくような一応の結論を与えることだ。今もなお私は、この意識をめぐる冒険の真っただなかにいる。

主義を貫いて

私の話はこれでおしまいだ。科学はいつの日か、意識と脳の謎を完全に解明するだろうと私は楽天的に考えている。コリント書には、「私たちは今、鏡に映ったおぼろげな像を覗いている。だが来るべきときが来れば、私たちは真の像と正面から対峙することになろう」という言葉が記されている。意識の科学の現状をふまえて言えば、「私たちは今、暗い実験室のなかを見ている。だが来るべきときが来れば、私たちは正解を得るだろう」ということになるだろうか。

何か深淵で根本的な組織化原理がこの宇宙を創造し、私には理解できない目的で、そこから歴史がスタートさせられたのだろうと私は信じている。私は、この「深淵で根本的な組織化原理」のことを神と呼んで大人になった。それは、ミケランジェロの絵に描かれた神よりも、スピノザの言う神、宇宙で永遠に真実であり続ける何かに極めて近い。デカルトの同時代人であった神秘主義者のアンゲルス・シレジウスは、「神は純粋な無である。いついかなるところでも神に触れることはできない」と表現し、創造主としての神の矛盾の本質を説いている。

「第一の創造」すなわち宇宙誕生の直後に生まれた星々は、壮観な超新星爆発を起こして粉々になった。この爆発のおかげで、重元素が宇宙空間にばらまかれ、若い恒星の周りを適切な距離を保ちながら回る、岩だらけの惑星が生じた。この惑星の地表には、化学物質の詰まった自己複製する袋状の構造が生まれた。この原始生命の誕生が「第二の創造」だ。そして、その生命に自然淘汰による競争を促す圧力が働いた。この結果が、意識をもつ生き物の登場であり、「第三の創造」にほかならない。そして神経系の複雑さが驚異的な速度で増していくにつれて、一部の生き物は自分自身について考える能力を進化させ、世界の驚くべき美しい側面と、恐ろしく残酷な側面について考えをめぐらせることができるほどになった。

時間軸を長くとれば、意識を持つ生き物の出現は必然であったと言える。そういう意味では、テイヤール・ド・シャルダンの見方は正しかった。彼は、宇宙の全体とまでは言わないまでも、そのなかに浮かぶ星々が、さらに高度な複雑性および自己認識に向かって進化し続けていると考えた。私はなにも、地球に生命が生まれるのが必然だったとか、二足歩行する大きな脳を持つ霊長類がアフリカの草原を闊歩することに最初から決まっていたなどと言っているわけではない。ただ物理学の法則が、意識の誕生に非常に好ましかった条件を用意したと私は考えている。そしてこの宇宙は、まだ完成していないのだ。こうした考えは、多くの生物学者や哲学者の眉をひそめさせるが、宇宙論、生物学、歴史学で得られた証拠を総合して考えると納得がいく考えである。

宗教の伝統では「ときの流れる川のほとりをともに旅する者に手を差し伸べよ」とされる。宗教は、人々の絆を重視する。「汝の隣人を愛せ」とは、そういうことだ。宗教は、音楽や文学や建築や視覚芸術を通じて、人間にとって最も重要なものは何かということを教えてくれる。しかし、「私たちがどこから来たのか」「宇宙はどのような構造になっているのか」といった大きな謎を理解しようとする際には、あまり役に立たない。唯一の確かな答えは、科学からしか得られない。宗教のなかで、学術的にも倫理的にも私が最も惹かれるのは、仏教のある宗派の考え方だ。しかし、それは別の本のテーマだ。

信仰心を失ってしまったことは悲しいことだ。じんわりと温かくてなつかしい記憶に満たされた、幼いころの家庭の心地よさを永遠に手放してしまったようなものだ。私は今でも、高いアーチ形の天井を備えた大聖堂に足を踏み入れるときや、バッハの「マタイ受難曲」を耳にするときには敬虔な気持ちになる。ミサの荘厳さが引き起こす感情の高ぶりを抑えることもできない。しかし、信仰を捨てることは私の成長の過程において、そして成熟して世界をありのままに見るためには避けて通りがたいものだったのだ。

私はこの世に生まれ、宇宙のなかへ投げ出された。そこは壮麗であると同時に奇妙で恐ろしく、ときおり寂しさを感じさせる場所だった。私は何とかして、永遠の宇宙の音楽を聞きとりたい。人々、犬たち、木々、山々、星々を通して、何かが聞こえてくると私は思っている。

すべてを語り終えた今、私は、驚きという、深くていつまでも変わらない感覚とともにある。この感覚は、誰が書いたかはわからない、死海文書のなかの言葉に非常に近い。イスラエルのユダヤ砂漠の小さなコミュニティに、二千年以上にもわたって響き渡るその言葉をもって、私の本を閉じることにしたい。

わたしは果てしない平地を歩き、
あなたが永遠の群れのために
土から形づくった者に望みがあることを知った。

註

二〇〇四年に私は、『意識の探求』(邦訳は岩波書店刊)を出版した。フランシス・クリックと私の研究をまとめた同書では主に、意識に重要な役割を果たす神経ネットワークの特性や重要な心理学的な知見を紹介した。英語版で四〇〇ページ(日本語版では上下巻)を超える同書には、数百項目にものぼる脚注が散りばめられ、巻末(日本語版ではウェブサイト http://www.iwanami.co.jp/moreinfo/005053+/top.html)には約一〇〇〇報の学術論文が参考文献として列挙されている。スリムな本書は、前書とは異なる。この本で言及された手法や実験について興味を持たれたならば、『意識の探求』や複数の著者による専門書(Laureys and Tononi, 2009)、さまざまな書き手によって最新の情報が書かれたウェブ百科事典ウィキペディアを参照してほしい。各章で触れた特定の箇所について詳細を知りたい人のために、以下に短く重要な文献も紹介しておく。また私は、『サイエンティフィック・アメリカン・マインド』誌上で「Consciousness Redux(帰ってきた意識)」と題する連載コラム欄を担当しており、意識研究の最新動向を紹介している。〔訳者注：以下では、文献名を執筆者名と刊行年で略記している。詳細は巻末の参考図書を参照〕

第1章

Ridley(2006)によるフランシス・クリックの簡潔な伝記は、フランシスの人となりをいきいきと描いている。Olby(2009)による大部の伝記はフランシスの科学上の業績を詳述しており、同書の第二〇章ではフランシスと私の共同研究が紹介されている。

「ハード・プロブレム」という用語の由来と意味については、Chalmers(1996)を参照。

第2章

ニューロンの生物物理学研究については、Koch and Segev(2000)を参照。

数万個のニューロンの生み出す局所電場電位が、個々のニューロンにフィードバックし、その発火に及ぼす影響については、Mann and Paulsen(2010)が説明している。アナスタシオウとペリンのおこなった実験は、ニューロンの発火が弱い外部電場と同期しうることを直接示した(Anastassiou et al., 2011)。

経済活動も保存則に従わない。数十億ドルの資産価値のあった企業が、翌日には数百万ドルの価値しかなくなることがある。会社の現場に変化はなく、同じ従業員たちが同じ建物のなかで前日と変わらない設備を使って働いているにもかかわらずだ。このような場合、全体としての価値の合計は保存されていない。企業の将来性に対して市場が抱く期待は突如として蒸発し、市場による評価もろとも消えてしまうことがある。エネルギーとは異なり、マネーは作られては消えることがある。

第3章

やや古い文献だが、意識とその神経基盤に関するフランシス自身による簡潔な紹介の見事さは今日でも色褪せていない(Crick, 1995)。

クレイグ・ベンダーによる人工生命体の合成については、Gibson and others(2010)が参考になる。

ティンダルの言葉は、「科学的唯物論」と題する、一八六八年におこなわれた英国科学振興協会数学・理学部長への就任演説からのもの。

タンホイザー・ゲートの引用は、言うまでもなく映画『ブレード・ランナー』の最後のシーンからのもの。リドリー・スコット監督による同作品は、過去に制作された最高のSF映画だ。この映画は大まかには、フィリップ・K・ディックの小説『アンドロイドは電気羊の夢を見るか?』を下敷きにしている。一九六八年に書かれたこの素晴らしい小説は、「不気味の谷」とよばれる心理現象を先取りしていた。「不気味の谷」とは、人間に似たロボットやCGで描かれる人間が、本物の人間と見まがうほどにリアルであるが、完全な再現ではないときに、我々が感じる気味悪さのこと。

ハクスレーの言葉は、英国科学振興協会でおこなわれた一八八四年の素晴らしいスピーチから引用した(ティンダルのスピーチから一六年後)。ハクスレーは、動物は意識的知覚をもたない単なる機械(オートマトン)に過ぎないというデカルトの考えに異議を唱えた。ハクスレーは、生物は進化を通して連続的に変化していくという原理を踏まえ、一部の動物には、人間も共有するような意識の側面があると唱えた。しかし彼は、意識に機能があるかどうかについてはまったくわからないと述べている。

動物の意識に関する最適な入門書として、Dawkins(1998)によって簡潔にまとめられた「Through Our Eyes Only?」が挙げられる。Griffin(2001)による詳細な記述も参考になる。Edelman and Seth(2009)は特に鳥類と頭足類(イカやタコの仲間)の意識を取りあげている。

神経解剖学に関する最新の簡潔な入門論文としては、Swanson(2012)がお薦めだ。

クラカワーの引用は、一九九〇年に出版された、登山をめぐるすばらしいエッセイ集による。

映画『続・夕陽のガンマン』を見ているときの脳活動をＭＲＩで測定した研究は、Hasson et al.(2004)。

自意識と関連すると考えられている脳領域が、映画に没頭しているときに不活性化されることを示した研究はGoldberg, Harel, and Malach(2006)。

第4章

意識の神経相関(ＮＣＣ)に関する我々の考えは変遷を遂げてきた(Crick and Koch, 1990, 1995, 1998, 2003)。哲学者デービッド・チャルマースは、意識の相関という考えの概念、それ自体にまつわる哲学的な問題点をうまくまとめている(Chalmers, 2000; Block, 1996も参考になる)。Tononi and Koch(2008)は、ＮＣＣに関する最新の実験から得られた知見をまとめている。

Rauschecker and colleagues(2011)は、脳手術中の患者の視覚野の表面を電気的に刺激して視覚運動感覚を誘導した。

Macknik and others(2008)は、マジシャンがおこなう手品の数々から心理学者と神経科学者は多くのことを学べることを指摘している。

視野から視覚対象を数十秒以上見えなくする連続フラッシュ抑制(ＣＦＳ)法は、Tsuchiya and Koch(2005)が開発した。

ＣＦＳを使った無意識の研究の最近の例には、Mudrik and colleagues(2011)がある。ＣＦＳ以外の無意識を研究する方法については、Kim and Blake(2005)を参照。Jiang and others(2006)は、ＣＦＳによって無意識に見せられたヌード写真が被験者の注意を引きつけることを示した。Haynes and Rees(2005)は、意識にのぼらない縞模様が、被験者の脳をどのように活性化するかをｆＭＲＩを使って示した。我々の文字を読む能力と、文字に選択的に反応する脳部位の関係については、McCandliss, Cohen, and Dehaene(2003)を参照。

Logothetis(2008)は、たくさんの神経細胞の活動がどのようにしてｆＭＲＩ実験で測定され、解釈されているのかについて解説しており、ｆＭＲＩ実験でわかることの可能性と限界を適切にまとめている。ちなみに、ロゴテティスは両眼視野闘争の神経基盤に関する古典的な研究をおこなった。それらの研究の内容は、Logothetis(1998)および Leopold and Logothetis(1999)で報告されている。

ロゴテティスも関わっている日本とドイツの共同研究チーム(Watanabe et al. 2011)は、第一次視覚野(Ｖ１)におけるｆＭＲＩで測定した視覚反応は、刺激に対する注意によって大きく変化するが、刺激の見え(＝意識)によってはほとんど変化しないことを示し、注意と意識の神経基盤を分けることに成功した。

一次感覚野における神経活動と、意識にのぼる感覚との解離に関する研究の詳細は、『意識の探求』の第６章を参照。

Boly et al.(2011)は、患者の脳が重度に損傷されたときに、患者が意識を維持することができるかどうかは、皮質の前部と後部が機能的につながって情報をやりとりできるか否かによることを示した。Crick and Koch(1995)の図１も参照。

哲学者ネッド・ブロックの議論は、注意と意識の関係をめぐる問題に大きな影響を与えている(Block, 2007)。van Boxtel, Tsuchiya, and Koch(2010)による総説は、選択的な視覚的注意と視覚意識との違いを示す数多くの実験的な証拠をまとめている。

第５章

患者ＡＲについては、Gallant et al.(2000)に記述がある。

私は、神経科医オリバー・サックスによる著作の大ファンだ。彼の最新作(Sacks, 2011)を読めば、相貌失認患者の「顔が見えない」という状況がどのようなものか、他の脳障害による症状がどんなものなのかが手に取るようにわかる。サックスは、さまざまな症状を示す患者を丁寧に診察し、病気と格闘する人々について細かく調べることで、患者だけでなく私たち自身が、人生に関する知恵を手に入れられることを示唆している。

大脳皮質の電気生理学のパイオニアの一人であるセミール・ゼキは、Zeki(2001)で「エッセンシャル・ノード」という用語を提唱した。

今は亡き、記憶喪失患者HMに関する膨大な研究記録については、Squire(2009)を参照。

Quian Quiroga et al.(2005, 2009)は、ヒトの側頭葉内側部に概念ニューロンを発見した。ある特定の有名人や親しい人々の写真、名前を表した文字列、声などその人の概念に対して反応する概念ニューロンは、それまで「おばあさんニューロン」と呼ばれてきた想像上のニューロンが示すと思われていた細胞に近い反応性を示した(Quian Quiroga et al. 2008)。Cerf and others(2010)は、コンピューターによるフィードバックを利用して、てんかん患者がそうした写真を頭に思い浮かべることでニューロンの活動レベルを制御できることを示した。

Owen et al.(2006)およびMonti et al.(2010)は、植物状態と診断される患者のなかには、意識をもつ最小意識状態の患者が含まれていることをfMRIで示し、世界的な注目を集めた。

Parvizi and Damasio(2001)は、脳幹にある四〇個以上の神経核と意識との関連を探っている。

Laureys(2005)は、死という概念が、脳や意識への科学的な理解が進むにつれて、驚くほどダイナミックに変遷してきていることをまとめている。ニコラス・シフは、大規模な脳外傷後の意識の回復を専門とする神経科医である(Schiff, 2010)。

第6章

無意識に関しては、世間では数多くのバカげた説が未だにはびこっている。一時期下火になった無意識の研究だが、最近、厳密にコントロールされた条件のもとで、無意識を実証的に堅実に証明していこうという研究が再び増えてきた。Hassin, Uleman, and Bargh(2006)は、ポスト・フロイト時代の最良の研究に関する本である。Berlin(2011)は、無意識の神経生物学について、わかっていることとわかっていないことをまとめている。

ジャンヌロッドの研究については、一九九七年に刊行された著作を参照。

ネイチャー誌への短い投稿のなかでヴァーキは、死を否定するという脳内メカニズムがあったからこそ、人間らしさが進化したという仮説を唱えた(Varki, 2009)。

私たちの意識にのぼる情報よりも、より繊細な視覚情報が視覚システムによって使われていることを示した実験はBridgeman and others(1979)とGoodale and colleagues(1986)に述べられている。Logan and Crump(2009)は、ブラインドタッチでキーボードを叩くとき、手の動きは意識にのぼらないことを使って、注意と意識の関係性を調べた。脳内には二つの視覚経路、すなわち意識にのぼる視覚処理をする腹側経路と、意識にのぼらない運動行動のための視覚処理をする背側経路が存在するという説の証拠は、Goodale and Milner(2004)にまとめられている。

マサチューセッツ工科大学の歴史学者ジョン・ダワーは、日本軍による真珠湾攻撃と９１１の構造上の類似点と相違点を詳しく分析し、組織による意思決定が正常に機能していない状況を分析している(Dower, 2010)。

本文で紹介したプライミング実験は、Bargh, Chen, and Burrows(1996)より。男女の被験者に二人の女性のどちらが魅力的に見えるかを選んでもらい、その後で画像を入れ替える選択盲(チョイス・ブラインドネス)の実験はJohansson and colleagues(2005)。大半の被験者は画像の入れ替えに気づかなかった。

第7章

自由意志の物理学的過程に関する私の解釈は、Sompolinsky(2005)の影響を受けている。

Sussman and Wisdom(1988)は、冥王星の軌道がカオス軌道であることを証明した。

ショウジョウバエが真のでたらめさ(ランダムネス)を示す程度については、Maye et al.(2007)を参照。

Turner(1999)は、初期宇宙における量子ゆらぎを今日の銀河の分布と結びつけている。物理学者Jordan(1938)は、素粒子物理学を自由意志と結びつける量子増幅理論を提案した。彼には今日でも一部に熱狂的な支持者がいる。Koch and Hepp(2011)は、量子力学と脳が関連する可能性を論じている。Collini et al.(2010)は、室温の光合成タンパク質に電子コヒーレンスが存在することの有力な証拠を報告している。

Libet and colleagues(1983)は、「何らかの行動をおこなおう」という意志決定が意識にのぼるその前から、無意識の意志決定を反映する脳活動が立ち上がることを示した最初の報告だ。リベットたちの実験を脳イメージング法で再現したSoon and colleagues(2008)は世間の注目を集めた。

自由意志の神経心理学に関する学術論文は増えつつある(Haggard, 2008)。Murphy, Ellis, and O'Connor(2009)

の一冊は、神学や日常の経験に基づく自由意志に関する古典的な考えと、現代の心理学や生物学に由来する考えとのあいだで生じているさまざまな問題の解消を目指している。

寄生虫T・ゴンディーがラットの脳を乗っ取り、その行動を強制的に変えて、ネコに食べられる可能性を高めるというおぞましい報告は、Vyas et al.(2007)による。この寄生虫の脳への感染が人類の文化へ及ぼす影響についてLafferty(2006)が分析している。

Wegner(2003)は、自発行為に関する、健常者と脳障害をもった患者での心理学研究を見事に説明している。

脳の電気刺激によって「自発的な」行動を引き起こす二つの神経外科研究は、Fried et al.(1991)とDesmurget et al.(2009)。

第8章

バースの提案した意識のグローバル・ワークスペース・モデルは彼の著作(Baars, 2002)で紹介されている。Dehaene and Changeux(2011)はｆＭＲＩやＥＥＧ、個々のニューロンの反応性を調べた研究を紹介し、実際のニューロン集団がグローバル・ワークスペース・モデルを実現している証拠を挙げている。

情報理論および意識に関するチャルマース自身の考えは、彼の一九九六年の著作(Chalmers, 1996)の脚注で触れられている。

トノーニの理論と彼の主なアイデアについて最もわかりやすい入門書として、二〇〇八年に書かれたトノーニによるマニフェスト論文を挙げたい。また、トノーニの著書『Phi』(2012)は心からお薦めする一冊だ。文学的な香りを強くふりまきつつ、重要な科学的事実と、彼自身の理論を小説仕立てで語っている。『Phi』では、ガリレオ・ガリレイがバロック時代へと意識発見の旅に出て、そこでフランシス・クリックやアラン・チューリングたちと出会う姿が描かれる。統合情報理論の数学的な側面については、Balduzzi and Tononi(2008, 2009)を参照。Barrett and Seth(2011)では、実際的に統合情報量を計算する方向性を探っている。

分離脳患者の背景に関しては、『意識の探求』の第17章を参照されたい。Lem(1987)では、分離脳患者はどのような日常をおくり、どのように世界を感じているかを小説の形式を借りて表現している。

ヒトの脳の八六〇億個のニューロンのうち、実に六九〇億個が小脳に存在し、一六〇億個が大脳皮質に存在する(Herculano-Houzel, 2009)。すなわち五個の脳細胞あたり四個は小脳の顆粒細胞ということだ。顆粒細胞には四本の短くて太めの樹上突起が生えており、細胞の形がみな似通っている。大脳と小脳を除くと、視床、基底核、中脳、脳幹、その他の領域には一〇億個のニューロンが存在する。まれに小脳を持たずに生まれてくる人々がいるが、彼らは認知的にはほとんど障害がみられない。また、脳卒中や他の外傷によって小脳の働きが部分的に失われた人々にもほとんど認知障害がみられない。小脳が失われることによって生じる主な障害は、運動失調、不明瞭発語、不安定な歩行である(Lemon and Edgley, 2010)。

数万世代にもわたってコンピューターの内部で生き続けて進化する仮想生物「アニマット」(疑似生命体)は、シミュレーション環境に適応すればするほど、その統合情報は高くなる(Edlund and colleagues, 2011)。

Koch and Tononi(2008)は、統合情報理論の点から見て、どのような機械ならば意識を持つようになるかについて予想している。我々は、「コンピューターが写真を意識的に見る」とはどういうことかということを、画像処理をもとにテストする方法を提案している(Koch and Tononi, 2011、邦訳は『日経サイエンス』二〇一一年九月号)。

第9章

Massimini et al.(2005)は、睡眠中の意識レベルが下がっているときには、TMS刺激によって引き起こされる脳活動がさまざまな脳部位に広がっていかないことをEEGを使って示した。このTMSとEEGを組み合わせる手法を、植物状態や最小意識状態の患者に適用した際の結果は、Rosanova et al.(2012)を参照。

最大の哺乳類シロナガスクジラは八〇〇〇グラムの脳をもつ。クジラの脳とヒトの脳、どちらがより多くのニューロンを含むのかについては、今日の神経解剖学をもってしてもわかっていない。より大きな脳が、より多くのニューロンを含んでいるとは限らない。実際、クジラやゾウが、ヒトより多くの脳細胞を持っていることが明らかになれば、それはある意味ショックだろう。脳のサイズと脳に含まれるニューロンの数をめぐる詳細な議論は、Herculano-Houzel(2009)を参照。

神経細胞の種類に関する簡潔な入門用の総説としては、Masland(2004)を参照。

オプトジェネティクスの使用は爆発的に拡大しつつある。数百の研究室がそれぞれの研究テーマに合わせて、ある特定の部位のニューロン集団を遺伝子マーカーを使って特異的に選び出し、それらのニューロンだけを望んだタイミングで操作することを試みている。オプトジェネティクスの手法は驚くべきスピードで世界中に広まっている。チャネルロドプシン２(ChR2)を使って神経活動を制御した最初の論文Boyden and colleagues(2005)は出版されたばかりなのだ。私見では、マウスの神経回路を個体の行動と因果的に結びつける最もエレガントな三つのオプトジェネティクス実験は、Adamantidis et al.(2007、本文中で言及したオレキシンの実験)、Gradinaru et al.(2009)、Lin et al.(2011)による実験だ。最新のオプトジェネティクス手法の概要については、Gradinaru et al.(2010)を参照。

マウスのアレン・ブレイン・アトラス(脳地図)はオンラインでアクセス可能。この脳地図に関する総説は、Lein et al.(2007)を参照。

Dehaene et al.(2001)は、被験者に短時間呈示された単語が引き起こす、意識にのぼる条件とのぼらない条件でのｆＭＲＩ応答を比較した。

第10章

今でも自分で読むと恥ずかしくなってくる私のインタビューは、Blackmore(2006)に収載されている。

科学と宗教の関係性を論じた文献は数えきれない。名高いリベラルな神学者ハンス・キュングによる二〇〇八年の本(Küng, 2008)は参考になった。

私の研究室の壁にかけてあるフランシスの写真は、マリアナ・クックが撮影した科学者たちのポートレート集「Faces of Science(科学の貌)」(Cook, 2005)に収められているものと同じである。

フランシスは文字通り、世を去るそのときまで、脳の前障に関する論文に手を入れていた。同論文は、Crick and Koch(2005)として発表された。

伝統的な倫理学では生と死に関する現代の諸問題を扱いきれないことを、哲学者ピーター・シンガーが非常に鋭く指摘している(Singer, 1994)。

本書のエンディングはやや大げさかもしれない。私という人間、私の人生がまじめくさったものだとは受け取らないでほしい。私の左腕には、一九世紀の解剖学者、ラモン・イ・カハールがスケッチした大脳皮質の微小回路の刺青が彫ってある。彫り師の自称「タイ」が経営するタトゥーショップの壁には、以下の注意書きがうやうやしく掲げてある。本書のエンディングにはこちらのほうがふさわしかったかもしれない。

人生の目的は、安全にお墓に到着することじゃない。墓石の下に行儀よくおさまったってしょうがない。途中で滑って、ボロボロになって、「チクショウ！　なんてこった！」なんて叫びながら行くのが楽しいんじゃないか？

クリストフ・コッホ
米国カリフォルニア工科大学生物物理学科教授
アレン脳科学研究所(シアトル)所長

土谷尚嗣
オーストラリア・モナッシュ大学医学部心理学科

小畑史哉
翻訳者

意識をめぐる冒険　　クリストフ・コッホ

2014年 8月 6日 第1刷発行
2020年 12月 15日 第5刷発行

訳 者 土谷尚嗣《つちやなおつぐ》 小畑史哉《おばたふみや》

発行者 岡本 厚

発行所 株式会社 岩波書店
〒101-8002 東京都千代田区一ツ橋 2-5-5
電話案内 03-5210-4000
https://www.iwanami.co.jp/

印刷・法令印刷 カバー・半七印刷 製本・松岳社

ISBN978-4-00-005060-9 Printed in Japan

参考図書

Adamantidis, A. R., Zhang, F., Aravanis, A. M., Deisseroth, K., & de Lecea, L. (2007). Neural substrates of awakening probed with optogenetic control of hypocretin neurons. *Nature*, 450, 420-424.

Anastassiou, C. A., Perin, R., Markram, H., & Koch, C.(2011). Ephaptic coupling of cortical neurons. *Nature Neuroscience* 14, 217-223.

Baars, B. J.(2002). The conscious access hypothesis: Origins and recent evidence. *Trends in Cognitive Sciences*, 6, 47-52.

Balduzzi, D., & Tononi, G.(2008). Integrated information in discrete dynamical systems: Motivation and theoretical framework. *PLoS Computational Biology*, 4, e1000091.

Balduzzi, D., & Tononi, G.(2009). Qualia: The geometry of integrated information. *PLoS Computational Biology*, 5, e1000462.

Bargh, J. A., Chen, M., & Burrows, L.(1996). Automaticity of social behavior: Direct effects of trait construct and stereotype activation on action. *Journal of Personality and Social Psychology*, 71, 230-244.

Barrett, A. B., & Seth, A. K.(2011). Practical measures of integrated information for timeseries data. *PLoS Computational Biology*, 7, e1001052.

Berlin, H. A.(2011). The neural basis of the dynamic unconscious. *Neuro-psychoanalysis*, 13, 5-31.

Blackmore, S.(2006). *Conversations on Consciousness: What the Best Minds Think about the Brain, Free Will, and What It Means to Be Human.* New York: Oxford University Press. [邦訳]山形浩生，守岡桜訳，「意識」を語る，NTT出版(2009).

Block, N.(1996). How can we find the neural correlate of consciousness? *Trends in Neurosciences*, 19, 456-459.

Block, N.(2007). Consciousness, accessibility, and the mesh between psychology and neuroscience. *Behavioral and Brain Sciences*, 30, 481-499, discussion 499-548.

Boly, M., & Associates.(2011). Preserved feedforward but impaired top-down processes in the vegetative state. *Science*, 332, 858-862.

Boyden, E. S., Zhang, F., Bamberg, E., Nagel, G., & Deisseroth, K.(2005). Millisecond-timescale, genetically targeted optical control of neural activity. *Nature Neuroscience*, 8, 1263-1268.

Bridgeman, B., Lewis, S., Heit, G., & Nagle, M.(1979). Relation between cognitive and motor-oriented systems of visual position perception. *Journal of Experimen-*

tal Psychology. Human Perception and Performance, 5, 692–700.

Cerf, M., Thiruvengadam, N., Mormann, F., Kraskov, A., Quian Quiroga, R., Koch, C., et al.(2010). On-line, voluntary control of human temporal lobe neurons. *Nature*, 467, 1104–1108.

Chalmers, D. J.(1996). *The Conscious Mind: In Search of a Fundamental Theory.* New York: Oxford University Press. [邦訳]林一訳，意識する心――脳と精神の根本理論を求めて，白揚社(2001).

Chalmers, D. J.(2000). What is a neural correlate of consciousness? In T. Metzinger(Ed.), *Neural Correlates of Consciousness: Empirical and Conceptual Questions*(pp. 17–40). Cambridge, MA: MIT Press.

Cook, M.(2005). *Faces of Science: Portraits.* New York: W.W. Norton.

Collini, E., Wong, C. Y., Wilk, K. E., Curmi, P. M. G., Brumer, P., & Schoes, G. D.(2010). Coherently wired light-harvesting in photosynthetic marine algae at ambient temperature. *Nature*, 463, 644–647.

Crick, F. C.(1995). *The Astonishing Hypothesis: The scientific Search for the Soul.* New York: Scribner. [邦訳]中原英臣訳，DNAに魂はあるか――驚異の仮説，講談社(1995).

Crick, F. C., & Koch, C.(1990). Towards a neurobiological theory of consciousness. *Seminars in Neuroscience*, 2, 263–275.

Crick, F. C., & Koch, C.(1995). Are we aware of neural activity in primary visual cortex? *Nature*, 375, 121–123.

Crick, F. C., & Koch, C.(1998). Consciousness and neuroscience. *Cerebral Cortex*, 8, 97–107.

Crick, F. C., & Koch, C.(2003). A framework for consciousness. *Nature Neuroscience*, 6, 119–126.

Crick, F. C., & Koch, C.(2005). What is the function of the claustrum? *Philosophical Transactions of the Royal Society of London.* Series B, Biological Sciences, 360, 1271–1279.

Dawkins, M. S.(1998). *Through Our Eyes Only? The Search for Animal Consciousness.* New York: Oxford University Press. [邦訳]長野敬他訳，動物たちの心の世界，青土社(2005).

Dehaene, S., & Changeux, J.-P.(2011). Experimental and theoretical approaches to conscious processing. *Neuron*, 70, 200–227.

Dehaene, S., Naccache, L., Cohen, L., Le Bihan, D., Mangin, J.-F., Poline, J.-B., et al.(2001). Cerebral mechanisms of word masking and unconscious repetition priming. *Nature Neuroscience*, 4, 752–758.

Desmurget, M., Reilly, K. T., Richard, N., Szathmari, A., Mottolese, C., & Sirigu, A.(2009). Movement intention after parietal cortex stimulations in humans. *Sci-*

ence, 324, 811–813.

Dower, J. W.(2010). *Cultures of War: Pearl Harbor, Hiroshima, 9–11, Iraq.* New York: W.W. Norton.

Edelman, D. B., & Seth, A. K.(2009). Animal consciousness: A synthetic approach. *Trends in Neurosciences*, 32, 476–484.

Edlund, J.A., Chaumont, N., Hintze, A., Koch, C., Tononi, G., and Adami, C. (2011). Integrated information increases with fitness in the simulated evolution of autonomous agents. *PLoS Computational Biology*, 7(10): e1002236.

Fried, I., Katz, A., McCarthy, G., Sass, K. J., Williamson, P., Spencer, S. S., et al. (1991). Functional organization of human supplementary motor cortex studied by electrical stimulation. *Journal of Neuroscience*, 11, 3656–3666.

Gallant, J. L., Shoup, R. E., & Mazer, J. A.(2000). A human extrastriate area functionally homologous to macaque V4. *Neuron*, 27, 227–235.

Gibson, D. G., & Associates.(2010). Creation of a bacterial cell controlled by a chemically synthesized genome. *Science*, 329, 52–56.

Goldberg, I. I., Harel, M., & Malach, R.(2006). When the brain loses its self: Prefrontal inactivation during sensorimotor processing. *Neuron*, 50, 329–339.

Goodale, M. A., & Milner, A. D.(2004). *Sight Unseen: An Exploration of Conscious and Unconscious Vision.* Oxford, UK: Oxford University Press. [邦訳]鈴木光太郎，工藤信雄訳，もうひとつの視覚――〈見えない視覚〉はどのように発見されたか，新曜社(2008).

Goodale, M. A., Pélisson, D., & Prablanc, C.(1986). Large adjustments in visually guided reaching do not depend on vision of the hand or perception of target displacement. *Nature*, 320, 748–750.

Gradinaru, V., Mogri, M., Thompson, K. R., Henderson, J. M., & Deisseroth, K.(2009). Optical deconstruction of Parkinsonian neural circuitry. *Science*, 324, 354–359.

Gradinaru, V., Zhang, F., Ramakrishnan, C., Mattis, J., Prakash, R., Diester, I., et al.(2010). Molecular and cellular approaches for diversifying and extending optogenetics. *Cell*, 141, 154–165.

Griffin, D. R.(2001). *Animal Minds: Beyond Cognition to Consciousness.* Chicago, IL: University of Chicago Press.

Haggard, P.(2008). Human volition: Towards a neuroscience of will. Nature Reviews. *Neuroscience*, 9, 934–946.

Hassin, R. R., Uleman, J. S., & Bargh, J. A.(Eds.).(2006). *The New Unconscious.* Oxford, UK: Oxford University Press.

Hasson, U., Nir, Y., Levy, I., Fuhrmann, G., & Malach, R.(2004). Intersubject synchronization of cortical activity during natural vision. *Science*, 303, 1634–1640.

Haynes, J. D., & Rees, G.(2005). Predicting the orientation of invisible stimuli from activity in human primary visual cortex. *Nature Neuroscience*, 8, 686–691.

Herculano-Houzel, S.(2009). The human brain in numbers: A linearly scaled-up primate brain. *Frontiers in Human Neuroscience*, 3, 1–11.

Jeannerod, M.(1997). *The Cognitive Neuroscience of Action*. Oxford, UK: Blackwell.

Jiang, Y., Costello, P., Fang, F., Huang, M., & He, S.(2006). A gender- and sexual orientation-dependent spatial attentional effect of invisible images. *Proceedings of the National Academy of Sciences of the United States of America*, 103, 17048–17052.

Johansson, P., Hall, L., Sikström, S., & Olsson, A.(2005). Failure to detect mismatches between intention and outcome in a simple decision task. *Science*, 310, 116–119.

Jordan, P.(1938). The Verstärkertheorie der Organismen in ihrem gegenwärtigen Stand. *Naturwissenschaften*, 33, 537–545.

Kim, C. Y., & Blake, R.(2005). Psychophysical magic: Rendering the visible invisible. *Trends in Cognitive Sciences*, 9, 381–388.

Koch, C.(2004). *The Quest for Consciousness: A Neurobiological Approach*. Englewood, CO: Roberts & Company. [邦訳]土谷尚嗣, 金井良太訳, 意識の探求——神経科学からのアプローチ(上・下), 岩波書店(2006).

Koch, C., & Hepp, K.(2011). The relation between quantum mechanics and higher brain functions: Lessons from quantum computation and neurobiology. In R. Y. Chiao, M. L. Cohen, A. J. Leggett, W. D. Phillips, & C. L. Harper, Jr.(Eds.), *Amazing Light: New Light on Physics, Cosmology and Consciousness*(pp. 584–600). New York: Cambridge University Press.

Koch, C., & Segev, I.(2000). Single neurons and their role in information processing. *Nature Neuroscience*, 3, 1171–1177.

Koch, C., & Tononi, G.(2008). Can machines be conscious? *IEEE Spectrum*, 45, 54–59.

Koch, C., & Tononi, G.(2011). A test for consciousness. *Scientific American*, 304 (June), 44–47. [邦訳]人工知能の意識を測る, 日経サイエンス 2011 年 9 月号.

Krakauer, J.(1990). *Eiger Dreams*. New York: Lyons & Burford. [邦訳]森雄二訳, エヴェレストより高い山——登山をめぐる 12 の話, 朝日新聞社(2000).

Küng, H.(2008). *The Beginning of All Things: Science and Religion*. Cambridge, UK: Wm. B. Eerdmans.

Lafferty, K. D.(2006). Can the common brain parasite, Toxoplasma gondii, influence human culture? *Proceedings. Biological Sciences / The Royal Society*, 273, 2749–2755.

Laureys, S.(2005). Death, unconsciousness and the brain. Nature Reviews. *Neuroscience,* 6, 899–909.

Laureys, S., & Tononi, G.(Eds.). (2009). *The Neurology of Consciousness.* New York: Elsevier.

Lein, E. S., & Associates.(2007). Genome-wide atlas of gene expression in the adult mouse brain. *Nature,* 445, 168–176.

Lem, S.(1987). *Peace on Earth.* San Diego: Harcourt.

Lemon, R. N., & Edgley, S. A.(2010). Life without a cerebellum. *Brain,* 133, 652–654.

Leopold, D. A., & Logothetis, N. K.(1999). Multistable phenomena: Changing views in perception. *Trends in Cognitive Sciences,* 3, 254–264.

Libet, B., Gleason, C. A., Wright, E. W., & Pearl, D. K.(1983). Time of conscious intention to act in relation to onset of cerebral activity(readiness-potential). The unconscious initiation of a freely voluntary act. *Brain,* 106, 623–642.

Lin, D., Boyle, M. P., Dollar, P., Lee, H., Lein, E. S., Perona, P., et al.(2011). Functional identification of an aggression locus in the mouse hypothalamus. *Nature,* 470, 221–226.

Logan, G. D., & Crump, M. J. C.(2009). The left hand doesn't know what the right hand is doing: The disruptive effects of attention to the hands in skilled typewriting. *Psychological Science,* 20, 1296–1300.

Logothetis, N. K.(1998). Single units and conscious vision. *Philosophical Transactions of the Royal Society of London. Series B, Biological Sciences,* 353, 1801–1818.

Logothetis, N. K.(2008). What we can do and what we cannot do with fMRI. *Nature,* 453, 869–878.

Macknik, S. L., King, M., Randi, J., Robbins, A., Teller, J. T., & Martinez-Conde, S.(2008). Attention and awareness in stage magic: Turning tricks into research. Nature Reviews. *Neuroscience,* 9, 871–879.

Mann, E. O., & Paulsen, O.(2010). Local field potential oscillations as a cortical soliloquy. *Neuron,* 67, 3–5.

Masland, R. H.(2004)Neuronal cell types. *Current Biology,* 14(13), R497–500.

Massimini, M., Ferrarelli, F., Huber, R., Esser, S. K., Singh, H., & Tononi, G.(2005). Breakdown of cortical effective connectivity during sleep. *Science,* 309, 2228–2232.

Maye, A., Hsieh, C.-H., Sugihara, G., & Brembs, B.(2007). Order in spontaneous behavior. *PLoS ONE,* 2, e443.

McCandliss, B. D., Cohen, L., & Dehaene, S.(2003). The visual word from area: Expertise for reading in the fusiform gyrus. *Trends in Cognitive Sciences,* 7,

293–299.

Monti, M. M., & Associates.(2010). Willful modulation of brain activity in disorders of consciousness. *New England Journal of Medicine*, 362, 579–589.

Mudrik, L., Breska, A., Lamy, D., and Deouell, L.Y.(2011). Integration without awareness: Expanding the limits of unconscious processing. *Psychological Sciences*, 22, 764–770.

Murphy, N., Ellis, G. F., & O'Connor, T.(Eds.). (2009). *Downward Causation and the Neurobiology of Free Will*. Berlin: Springer.

Olby, R.(2009). *Francis Crick: Hunter of Life's Secrets*. New York: Cold Spring Harbor Press.

Owen, A. M., & Associates.(2006). Detecting awareness in the vegetative state. *Science*, 313, 1402.

Parvizi, J., & Damasio, A. R.(2001). Consciousness and the brainstem. *Cognition*, 79, 135–160.

Quian Quiroga, R., Kraskov, A., Koch, C., & Fried, I.(2009). Explicit encoding of multimodal percepts by single neurons in the human brain. *Current Biology*, 19, 1–6.

Quian Quiroga, R., Kreiman, G., Koch, C., & Fried, I.(2008). Sparse but not "Grandmothercell" coding in the medial temporal lobe. *Trends in Cognitive Science*, 12, 87–89.

Quian Quiroga, R., Reddy, L., Kreiman, G., Koch, C., & Fried, I.(2005). Invariant visual representation by single neurons in the human brain. *Nature*, 435, 1102–1107.

Rauschecker, A. M., Dastjerdi, M., Weiner, K. S., Witthoft, N., Chen, J., Selimbeyoglu, A., & Parvizi, J.(2011). Illusions of visual motion elicited by electrical stimulation of human MT complex. *PLoS ONE* 6(7), e21798.

Ridley, M.(2006). *Francis Crick: Discoverer of the Genetic Code*. New York: HarperCollins.

Rosanova, M., Gosseries, O., Casarotto, S., Boly, M., Casali, A.G., Bruno, M.-A., Mariotti, M., Boveroux, P., Tononi, G., Laureys, S., & Massimini, M.(2012) Recovery of cortical effective connectivity and recovery of consciousness in vegetative patients. *Brain*, in press.

Sacks, O.(2011). *The Mind's Eye*. New York: Knopf. [邦訳]大田直子訳，心の視力——脳神経科医と失われた知覚の世界，早川書房(2011).

Schiff, N. D.(2010). Recovery of consciousness after brain injury. In M. S. Gazzaniga(Ed.), *The Cognitive Neurosciences*, 4th ed.(pp. 1123–1136). Cambridge, MA: MIT Press.

Singer, P.(1994). *Rethinking Life and Death: The Collapse of our Traditional Eth-*

ics. New York: St. Martin's Griffin. [邦訳]樫則章訳，生と死の倫理――伝統的倫理の崩壊，昭和堂(1998).
Sompolinsky, H.(2005). A scientific perspective on human choice. In Y. Berger & D. Shatz(Eds.), *Judaism, Science, and Moral Responsibility*(pp. 13–44). Lanham, MD: Rowman & Littlefield.
Soon, C. S., Brass, M., Heinze, H.-J., & Haynes, J.-D.(2008). Unconscious determinants of free decisions in the human brain. *Nature Neuroscience,* 11, 543–545.
Squire, L. R.(2009). The legacy of patient H. M. for neuroscience. *Neuron,* 61, 6–9.
Sussman, G. J., & Wisdom, J.(1988). Numerical evidence that the motion of Pluto is chaotic. *Science,* 241, 433–437.
Swanson, L. W.(2012). *Brain Architecture: Understanding the Basic Plan,* 2nd edition. New York: Oxford University Press. [邦訳]石川裕二訳，ブレイン・アーキテクチャ――進化・回路・行動からの理解，東京大学出版会(2010).
Tononi, G.(2008). Consciousness as integrated information: A provisional manifesto. *Biological Bulletin,* 215, 216–242.
Tononi, G.(2012). *PHI: A Voyage from the Brain to the Soul.* New York: Pantheon Books.
Tononi, G., & Koch, C.(2008). The neural correlates of consciousness: An update. *Annals of the New York Academy of Sciences,* 1124, 239–261.
Tsuchiya, N., & Koch, C.(2005). Continuous flash suppression reduces negative afterimages. *Nature Neuroscience,* 8, 1096–1101.
Turner, M. S.(1999). Large-scale structure from quantum fluctuations in the early universe. *Philosophical Transactions of the Royal Society of London. Series A: Mathematical and Physical Sciences,* 357(1750), 7–20.
Tyndall, J.(1901). *Fragments of Science*(Vol. 2). New York: P. F. Collier and Son.
van Boxtel, J. A., Tsuchiya, N., & Koch, C.(2010). Consciousness and attention: On sufficiency and necessity. *Frontiers in Consciousness Research,* 1, 1–13.
Varki, A.(2009). Human uniqueness and the denial of death. *Nature,* 460, 684.
Vyas, A., Kim, S.-K., Giacomini, N., Boothroyd, J. C., & Sapolsky, R. M.(2007). Behavioral changes induced by Toxoplasma infection of rodents are highly specific to aversion of cat odors. *Proceedings of the National Academy of Sciences of the United States of America,* 104, 6442–6447.
Watanabe, M., Cheng, K., Murayama, Y., Ueno, K., Asamizuyu, T., Tanaka, K., & Logothetis, N.(2011). Attention but not awareness modulates the BOLD signal in the human V1 during binocular suppression. *Science,* 334, 829–831.
Wegner, D. M.(2003). *The Illusion of Conscious Will.* Cambridge, MA: MIT Press.

参考図書

Zeki, S.(2001). Localization and globalization in conscious vision. *Annual Review of Neuroscience* , 24, 57–86.